高次脳機能障害の
リハビリテーション
実践的アプローチ

第3版
DVD付

編集
本田哲三　栗山会 飯田病院リハビリテーション科部長

執筆（執筆順）
武田克彦　文京認知神経科学研究所所長
本田哲三　栗山会 飯田病院リハビリテーション科部長
田丸冬彦　長野県立総合リハビリテーションセンター脳神経内科・内科
遠藤てる　元 首都大学東京准教授
倉持　昇　東京都リハビリテーション病院リハビリテーション部作業療法科科長
上久保　毅　国立研究開発法人国立成育医療研究センターリハビリテーション科診療部長
坂爪一幸　早稲田大学教授・教育・総合科学学術院教育心理学教室
立石雅子　一般社団法人日本言語聴覚士協会副会長
豊倉　穣　前 東海大学医学部付属大磯病院リハビリテーション科教授
船山道隆　足利赤十字病院神経精神科部長
水野勝広　東海大学医学部専門診療学系リハビリテーション科学教授
原　元彦　帝京大学医学部附属溝口病院リハビリテーション科教授
山里道彦　筑波記念病院精神科
本田玖美子　前 高齢者協同企業組合泰阜 地域交流センター悠々
橋本圭司　はしもとクリニック経堂院長
蜂須賀研二　独立行政法人労働者健康安全機構九州労災病院 門司メディカルセンター名誉院長
生方克之　前 神奈川県総合リハビリテーションセンター

医学書院

高次脳機能障害のリハビリテーション［DVD付］
─実践的アプローチ

発　行	2005年11月15日　第1版第1刷
	2009年 4月 1日　第1版第5刷
	2010年 5月15日　第2版第1刷
	2015年 4月 1日　第2版第4刷
	2016年 6月 1日　第3版第1刷Ⓒ
	2024年 2月 1日　第3版第5刷

編　集　本田哲三
　　　　ほんだ　てつみ

発行者　株式会社　医学書院
　　　　代表取締役　金原　俊
　　　　〒113-8719　東京都文京区本郷1-28-23
　　　　電話　03-3817-5600（社内案内）

印刷・製本　アイワード

本書の複製権・翻訳権・上映権・譲渡権・貸与権・公衆送信権（送信可能化権を含む）は株式会社医学書院が保有します．

ISBN978-4-260-02477-8

本書を無断で複製する行為（複写，スキャン，デジタルデータ化など）は，「私的使用のための複製」など著作権法上の限られた例外を除き禁じられています．大学，病院，診療所，企業などにおいて，業務上使用する目的（診療，研究活動を含む）で上記の行為を行うことは，その使用範囲が内部的であっても，私的使用には該当せず，違法です．また私的使用に該当する場合であっても，代行業者等の第三者に依頼して上記の行為を行うことは違法となります．

｜JCOPY｜〈出版者著作権管理機構　委託出版物〉
本書の無断複製は著作権法上での例外を除き禁じられています．複製される場合は，そのつど事前に，出版者著作権管理機構（電話 03-5244-5088, FAX 03-5244-5089, info@jcopy.or.jp）の許諾を得てください．

第3版の序

　本書が，わが国の土壌に根ざした高次脳機能障害リハビリテーション（以下リハ）の実践的テキストを目指して出版され，はや11年近くの歳月が経過しました．このたび，幸いにも第3版が出版の運びとなったことは編者望外の喜びです．

　今版では，前版以降の高次脳機能障害リハ医療・医学の発展および社会状況の変化をふまえ，以下の点を中心に改訂を行いました．

1. 全体を見直し加筆・修正したのに加え，新たに脳画像所見・若年脳外傷者へのアプローチ・自動車運転の章を追加しました．
2. 本書はリハ現場のスタッフの利便性を最優先にしています．今版では，東京都医師会のご厚意によりDVD動画を添付することができました．また，患者さん・ご家族・職場関係者をはじめ一般の方々へこの障害を説明する際お役に立てるようにパンフレット（見本）も収載しました．

　本年4月の診療報酬改定により，通勤場面・職場など医療機関外での医療的リハが可能となりました（p.266，**表7-1**参照）．本書で強調し続けてきたように，高次脳機能障害は本来社会活動場面での障害が顕著です．今回の改定により高次脳機能障害リハが飛躍的に充実していくことが期待されます．

　本書が，医療・福祉・介護現場で高次脳機能障害リハの臨床に関わるすべての皆様のお役に立てることを祈念しております．

　幸い本書が版を重ねることができたのは，一重に医学書院北條立人氏の粘り強いご尽力の賜物でした．記して深甚の謝意を表します．

　2016年4月

本田哲三

初版の序

　高次脳機能障害のリハビリテーションは，近年特に脚光を浴びている分野です．高次脳機能障害自体は，古くは19世紀から精神医学・神経科学・生理学分野で大脳病理学，20世紀に入ると神経心理学と呼ばれて研究されてきました．わが国では，高次皮質機能，高次神経機能，あるいは高次脳機能という表現が一般的に用いられています．

　一方，高次脳機能障害のリハビリテーションの歴史は浅く，1970年代に脳血管障害の劣位半球へのアプローチとして端を発した後，治療対象を脳外傷に広げ，注意や遂行機能などの認知機能全般を対象としつつ，本人から家族の問題まで扱う包括的な分野に発展し現在に至りました．わが国ではこの数年，脳科学の著しい興隆を背景に全国的な広がりをみせています．

　本書の特徴は以下の二点にあります．第一に，本来リハビリテーションの立場では，高次脳機能障害を単に「機能障害(impairment)―神経心理学的症状」のみならず，「能力低下(disability)―日常生活上の障害」および「社会的不利(handicap)」として生活全般から把握します．そのため，本書では高次脳機能障害者の日常生活に注目しました．具体的には，実際の訪問調査結果に基づいて高次脳機能障害の方々の日々の暮らしぶりを取り上げました（第2章）．さらに，各障害ごとに日常の生活場面での現れ方を詳説しました（第4章）．第二に，本書は医療・福祉専門職の方々と一般の方々が高次脳機能障害について共通の理解に役立つことを目指しました．実際，高次脳機能障害は「目に見えない障害」であり，一般の家族・職場の方々はもとより非医療専門職の方々にとっても理解することは容易ではありません．本書では，ふだん生活の場で接している家族の方に向けて必要な援助法を具体的に記載するとともに，家庭でできる訓練方法を例示し，さらに復職への対応についても提示しました．以上により，高次脳機能障害にかかわる方々全員が，家族と力を合わせて社会復帰へ向けてのアプローチができるように配慮しました．

　なお，2001年より開始された厚生労働省の高次脳機能障害支援モデル事業では，行政的に高次脳機能障害の診断基準として「現在，日常生活または社会生活に制約があり，その主たる原因が記憶障害，注意障害，遂行機能障害，社会的行動障害などの認知障害である」と規定しています．しかし，本書では従来の学術的使用法にのっとり，失語・失認・失行症を含め，さらに鑑別診断として認知症も加えました．

　本書が，わが国の土壌に根ざした「実践的」高次脳機能障害リハビリテーション発展に寄与できることを期待しています．

　2005年10月

本田哲三

目 次

1 高次脳機能障害概論 …………………………………………… 1

1 高次脳機能障害とは ………………………………〔武田克彦〕 1

2 高次脳機能障害者実態調査結果 ………………………〔本田哲三〕 3
障害者数—「リサーチ・リテラシー」の必要性　3／ 高次脳機能障害の症状　8／
原因疾患　9／ 原因疾患と高次脳機能障害の特徴；脳血管障害と脳外傷の比較　9

3 高次脳機能障害を引き起こす主な原因疾患と症状……〔田丸冬彦〕 11
脳血管障害　11／ 頭部外傷による脳損傷　14／
脳のエネルギー代謝の危機による障害　16

2 高次脳機能障害者の暮らしぶり
………………………………………〔遠藤てる・倉持　昇〕 18
日常生活の状況　18／ 社会的・文化的活動　21／ 職業　22／ 経済状態　23／
日常生活上で困っていること　24／ まとめ　25

3 高次脳機能障害の脳画像所見 ………〔上久保　毅〕 26
画像診断のポイント　26／ 画像診断に用いる検査　26／ 脳画像所見の読み方　28／
高次脳機能障害の各症候と画像　29／ まとめ　34

4 各障害の診断とリハビリテーション …………… 35

概要 ……………………………………………〔坂爪一幸〕 35
高次脳機能障害の診断の概要　35／
高次脳機能障害のリハビリテーションの概要　38

1　失語症 〔立石雅子〕　42
概念　42／病巣　43／日常生活での現れ方　44／診療場面での現れ方　44／
診断のポイント　46／鑑別診断　46／補助診断　47／
リハビリテーションの方法　47／日常生活への援助　55／
失語症リハビリテーションの課題　56

2　注意障害 〔豊倉　穣〕　64
概念　64／病巣　66／日常生活での現れ方　67／診療場面での現れ方　71／
診断のポイント　71／鑑別診断　74／補助診断　76／
リハビリテーションの方法　82／日常生活への援助　88

3　記憶障害 〔坂爪一幸〕　95
概念　95／病巣　99／日常生活での現れ方　100／診療場面での現れ方　102／
診断のポイント　103／鑑別診断　103／補助診断　104／
リハビリテーションの方法　105／日常生活への援助　108

4　行動と感情の障害 〔船山道隆〕　116
概念　116／行動の障害　116／脳卒中後うつ病　122／嫉妬妄想　124

5　半側空間無視（半側身体失認を含む） 〔水野勝広〕　127
概念　127／症状　128／リハビリテーションの方法　135

6　遂行機能障害・アパシー 〔坂爪一幸〕　144
概念　144／臨床症状　145／病巣　147／日常生活での現れ方　148／
診療場面での現れ方　150／診断のポイント　152／鑑別診断　153／
補助診断　155／リハビリテーションの方法　156／日常生活への援助　161

7　失行症 〔坂爪一幸〕　169
概念　169／病巣　171／日常生活での現れ方　172／
診療場面での現れ方　172／診断のポイント　174／鑑別診断　175／
補助診断　175／リハビリテーションの方法　176／日常生活への援助　182

8　地誌的障害 〔武田克彦〕　192
概念　192／病巣　192／日常生活での現れ方　192／診療場面での現れ方　193／
診断のポイント　193／鑑別診断　193／補助診断　194／
リハビリテーションの方法　194／日常生活への援助　194

9　失認症（視覚失認）　〔武田克彦〕196
概念　196／病巣　197／日常生活での現れ方　198／診療場面での現れ方　198／
診断のポイント　198／鑑別診断　200／補助診断　201／
リハビリテーションの方法　201／日常生活への援助　203

10　障害の無自覚　〔坂爪一幸〕208
概念　208／病巣　209／日常生活での現れ方　210／診療場面での現れ方　210／
診断のポイント　211／鑑別診断　212／補助診断　213／
リハビリテーションの方法　214／日常生活への援助　216

11　認知症　〔原　元彦〕222
概念　222／日常生活での現れ方　223／診療場面での現れ方　224／
診断のポイント　227／認知症の治療　232／鑑別診断　234／その他　235

⑤ 回復期リハビリテーション病棟における チームアプローチ　〔本田哲三〕236

統合的リハビリプログラムの概要　236／統合的リハビリプログラム実施結果　241／
事例紹介（症例1）　242／まとめと今後の課題　244／

⑥ 高次脳機能障害のリハビリテーションと 薬物療法　〔山里道彦〕246

薬物療法の意義とエビデンス　246／各薬剤の特徴　247／各症状への対応　256／
投薬にあたっての注意　263／

⑦ 高次脳機能障害者の就労へのアプローチ　〔本田哲三，倉持　昇，本田玖美子〕265

就労支援におけるリハチームの役割分担　265／就労支援に必要な診断・評価　266／
当事者・家族・職場スタッフへの障害の説明（カンファレンス）　270／
介入計画書の作成と契約　270／
職場スタッフへの指導（外来および職場訪問指導）　271／外来でのフォロー　272／
医療機関での就労援助結果　272／おわりに　274／

8 若年脳外傷者への包括的リハビリテーションの実践......〔橋本圭司〕275

はじめに 275／包括的リハビリテーションのはじまり 275／
プログラムの論理的基盤 277／「治療環境」という考え方 277／
神経心理循環 278／基本的なルール 279／
包括的リハビリテーションに求められること 283／

9 高次脳機能障害者の自動車運転.......〔蜂須賀研二〕284

はじめに 284／自動車運転再開の取り組み 284／
自動車運転に関する法制度 286／自動車運転再開の指針と判断基準案 288／
まとめ 291

10 高次脳機能障害者を支える諸制度......〔生方克之〕292

社会制度の枠組 292／架空事例から社会制度を知る 293／各制度の概要 298

11 関係諸機関.........〔生方克之〕305

高次脳機能障害支援拠点施設 305／障害者福祉関連の機関 306／
地域内の相談支援機関 306／就労支援関連機関 307／当事者団体 308／
その他 309

付録 「高次脳機能障害」を正しく理解するために........................... 311

索引 315

付録DVDについて

- 本DVDは東京都医師会ならびに東京都リハビリテーション病院の企画，BBプロモーションの制作によるものを，東京都医師会から使用許諾を得て，(株)医学書院が一部編集を行ったものです．
- 本DVDは書籍の付録のため．ユーザーサポートの対象外とさせていただきます．ご了承ください．

装丁　糟谷一穂

1 高次脳機能障害概論

① 高次脳機能障害とは

　高次脳機能障害とは，中枢神経系，特に大脳の損傷によって高次脳機能が障害された状態のことです．ここでいう高次脳機能とは，言語・記憶・思考・行為など人間を人間たらしめている複雑な活動で，かなり広範囲なものです．それらの機能を可能にする神経学的構造が中枢神経系にあるわけです．

　もう少し詳しく高次脳機能障害を述べてみましょう．主に大脳の器質的損傷によって，失語，失行，失認がおきます．これらの障害は，それを生じさせる大脳の病巣部位がわかっているものが多く，高次脳機能障害に含まれます．それ以外にも，半側空間無視，記憶，脳梁の離断症状など，その症候の定義や病巣部位が比較的はっきりしているものがあります．注意，情動，行動，意欲などの障害は，その定義も難しく病巣部位も必ずしも明らかではありませんが，高次脳機能障害に含まれます．

　高次脳機能障害には今まで述べた内容と少し異なる定義があります．2001年度から推進されてきた厚生労働省の「高次脳機能障害支援モデル事業」で規定されている高次脳機能障害は，より狭い範囲の障害を指します．すなわち，外傷性脳損傷などによる記憶障害・注意障害・遂行機能障害・情動障害・行動異常のことで，上記の失語・失行・失認などは除かれた定義になっています．失語を有する患者は身体障害の認定を受けられる可能性があります．しかし今述べた記憶障害以下の障害を有する患者は，施策の対象となりにくかったのです．このため患者やその家族から適切な対応を求める声が大きく，国が事業を立ち上げました．

　このように，異なる2種類の用い方がなされているので，どちらの意味かよく確認する必要があります．ただどちらの意味を用いるにしても，高次脳機能障害自体にはいくつかの特徴があります．運動麻痺などと異なり，この障害が外見上目立たないことがまず挙げられます．家族，医療関係者であっても気づきにくく，脳外傷後など患者が退院して自分で生活し社会復帰をする際に，はじめてその障害が明らかになることがまれではありません．2つ目は，この障害が日常生活や社会生活に大きな支障となることです．この障害によって，たとえば入浴をする，銀行で手続きをする，職場に復帰するなどといった行為・行動がうまくできないことになります．3つ目は，患者本人もこの障害に対する自覚がな

いことがしばしばあります．そのため，この障害に対するリハビリテーションを行う際に支障をきたすことがあります．

（武田克彦）

2 高次脳機能障害者実態調査結果

障害者数—「リサーチ・リテラシー」の必要性

　高次脳機能障害者の実数・生活状況は，過去20年間にいくつかの大規模な社会調査が実施されてきました(**表1-1**).

　これらの大規模調査は「高次脳機能障害」の社会的認知度を高め，結果として行政の施策を推進してきました．現在では全国に「高次脳機能障害支援拠点病院」が設置され，高次脳機能障害者の方も障害者総合支援法サービスを利用できるようになりました．また，「高次脳機能障害」は流行語となりマスコミはもちろん，医学分野から一般向け書物にいたるさまざまなテキスト，マニュアル，解説書，体験記が出版される賑わいを呈しています．

　しかし，**表1-1**からもわかるように各調査の結果は必ずしも一致していません．さらに高次脳機能障害者の方々があいかわらず医療と福祉のはざまで社会参加が困難である実態からも，従来の調査が不十分であったことは明らかです．

　一般に社会調査では「偏向(バイアス)」はつきものであり，読者には調査の手法・結果の分析から総合的に真実を判断する能力(リサーチ・リテラシー research literacy)が求められています．

　以下，リサーチ・リテラシーの立場から主な調査結果を概説します(注：用語や名称は発表当時のものをそのまま用いています)．

1 若年痴呆実態調査

　1996(平成8)年，(旧)厚生省は初めて全国5地域で「若年痴呆実態調査」を実施し，1998(平成10)年に処遇の提言を行いました．その結果，若年(18〜64歳)痴呆(認知症)は全国で25,000〜37,000人と推定されました．さらに，若年痴呆(認知症)の原因疾患(脳血管障害48％，アルツハイマー型認知症17％など)，および精神症状・異常行動の頻度(尿・便失禁35.2％，徘徊24.8％など)が抽出されました．しかし，本調査の対象者は記憶障害を主症状とする認知症者であり，提言された処遇も主に精神医学・医療の立場からの福祉や介護制度が中心でした．

表1-1 高次脳機能障害社会調査

(注：用語や名称は発表当時のものをそのまま用いた)

調査名	実施主体	期間	目的	調査母集団
若年痴呆の実態に関する研究[1] 若年痴呆の処遇に関する研究[2]	厚生省（若年痴呆研究班）	平成8年8～10月 平成10年	「若年痴呆」の実数調査 「若年痴呆」の処遇提言	米国精神医学会診断基準DSM-Ⅲ-Rの認知症診断基準
東京都高次脳機能障害者実態調査[3-5] 　一次調査 　二次調査	東京都	平成11年10月～平成12年1月	都内高次脳機能障害者実数推定 都内高次脳機能障害者の生活実態調査	「10の障害（本文参照）」および「その他」 （18～64歳，発症後3か月以上，認知症を除く）
高次脳機能障害支援モデル事業[6,7]	厚生労働省（国リハ）	平成13～17年	「評価基準」「訓練プログラム」「社会復帰・生活・介護支援プログラム」の検討	「記憶・注意・遂行機能・社会的行動障害など」(18～65歳)
高次脳機能障害全国実態調査[9] 　一次調査 　二次調査	日本高次脳機能障害学会	平成17年3～5月 平成17年6～8月	高次脳機能障害者の有無，サービス内容などの基本的情報を多くの施設から得る 高次脳機能障害の多寡を調査する	「10の障害（本文参照）」および認知症
東京都高次脳機能障害者実態調査[10,11] 　医療機関調査 　本人調査	東京都	平成20年1月	高次脳機能障害者数の推計 障害の状況や生活状況の実態把握	意識障害者（入院時）および「10の障害（本文参照）」(退院時)

調査名	調査対象(施設・本人)		標本抽出法	実施方法	回収率(%)	おもな調査結果
若年痴呆の実態に関する研究[1]	全国5地区（青森県，群馬県，八王子市，徳島県，北九州市）	病院・診療所 保健所・福祉事務所 老人保健施設 精神薄弱者援護施設	全数調査	郵送（施設職員が調査）	63.2～84.0	（18～64歳）認知症者は25,000～37,000人
東京都高次脳機能障害者実態調査[3-5] 　一次調査	全都（通院・入院患者）	リハ総合施設，福祉施設	全数調査	郵送（施設職員が調査）	68	都内高次脳機能障害者総数推計4,200名 本文1章-2および2章「高次脳機能障害者の暮らしぶり」参照
		精神病院	無作為抽出			
	3地区（墨田区，新宿区，府中市）（通所者・通院患者）	福祉施設・診療所	全数調査			
二次調査	全都	高次脳機能障害者	無作為抽出	留置き・訪問面接調査	22	
高次脳機能障害支援モデル事業[6,7]	国リハ・全国地方拠点病院（13施設）		有意抽出（縁故法）	電子媒体（施設職員が調査）		全国高次脳機能障害者数総数推計30万人

- 国リハ：国立障害者リハビリテーションセンター
- リハ：リハビリテーション

〔章末の文献1～7)および9～11)をもとに作成〕

(つづく)

表 1-1 高次脳機能障害社会調査(つづき)

(注:用語や名称は発表当時のものをそのまま用いた)

調査名	調査対象(施設・本人)		標本抽出法	実施方法	回収率(%)	おもな調査結果
高次脳機能障害者全国実態調査[9] 一次調査	全国	脳神経外科・神経内科・リハ科・精神神経科を標榜する医療機関(4,864施設)	全数調査	郵送(施設職員が調査)	32	サービスでは認知リハ,職種では臨床心理士が少ない
二次調査	全国	脳神経外科・神経内科・リハ科・精神神経科を標榜する医療機関(408施設)	全数調査	郵送(施設職員が調査)	76	失語症が最も多く,認知症,記憶障害が続く
東京都高次脳機能障害者実態調査[10,11] 医療機関調査	全都(退院患者)(入院患者)(通院患者)	病院(651) 精神病院(113) 病院(651)・診療所(287)	全数調査	郵送(施設職員が調査)	64	都内高次脳機能障害者総数推計49,508名 全国高次脳機能障害者数総数推計50万人
本人調査	全都	高次脳機能障害者(病院・診療所)受診者	有意抽出(縁故法)	アンケート・託送	21	

- 国リハ:国立障害者リハビリテーションセンター
- リハ:リハビリテーション

〔章末の文献1~7)および9~11)をもとに作成〕

2

平成11年東京都調査

1999(平成11)年,東京都はリハビリテーション医学・医療の立場から「高次脳機能障害」を「おもな10の障害(失語症,注意障害,記憶障害,行動と感情の障害,半側空間無視,遂行機能障害,失行症,半側身体失認,地誌的障害,失認症)およびその他(認知症を除く)」に分類し都内の全医療施設および福祉施設を対象に実数調査(以下,平成11年都調査)を実施しました(図1-1,2).さらに,生活実態を把握するために在宅訪問調査を行いました.当時は「高次脳機能障害」の認知度が低く,一般の医療従事者および福祉スタッフによる簡便なマニュアルを用いた診断には限界がありました.しかし調査の結果,全都の高次脳機能障害者数は4,200名(18~64歳)と推定され,さまざまな生活上の問題点が抽出されました(2章「高次脳機能障害者の暮らしぶり」を参照,▶p.18).

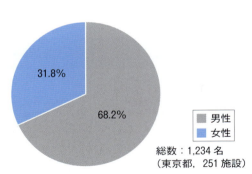

図 1-1 障害者実数
（平成 11 年　都調査による）

〔東京都高次脳機能障害者実態調査研究会：平成 11 年度高次脳機能障害者実態調査報告書．東京都衛生局医療計画部医療計画課，2000 より〕

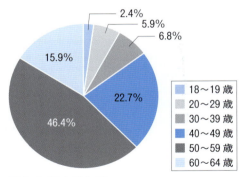

図 1-2 発症時年齢
（平成 11 年　都調査による）

〔東京都高次脳機能障害者実態調査研究会：平成 11 年度高次脳機能障害者実態調査報告書．東京都衛生局医療計画部医療計画課，2000 より〕

表 1-2 高次脳機能障害者の原因疾患
（モデル事業と平成 11 年都調査による）

	モデル事業	平成 11 年都調査
脳血管障害	17.0	79.7
脳外傷	76.2	10.1
脳腫瘍	1.2	4.2
脳炎	1.7	1.5
低酸素脳症	2.8	1.1
アルコール依存症	0	0.6
その他	0.9	2.1
不明・無回答	0.2	0.7
総計	100（%）	100（%）
総数	424 名	1,234 名

〔本田哲三・他：東京都における高次脳機能障害者調査について―第 1 報　実態推定調査報告．リハ医学 38：986-992，2001 および中島八十一，寺島彰（編）：高次脳機能障害ハンドブック―診断・評価から自立支援まで．pp 6-7，医学書院，2006 をもとに作成〕

3

高次脳機能障害支援モデル事業

　2001（平成 13）年，厚生労働省は国立身体障害者（現国立障害者）リハビリテーションセンターおよび地方拠点病院を対象に全国実態調査「高次脳機能障害支援モデル事業」（以下，モデル事業）を実施し，全国の高次脳機能障害者数は推定 30 万人（18～65 歳）と発表しました．この調査では失認・失行・失語を含む従来の学術的用語とは異なり，「高次脳機能障害」は「記憶障害・注意障害・遂行機能障害・社会的行動障害など」と定義されました（1 章①「高次脳機能障害とは」を参照，▶ p.1）．実際，調査結果も平成 11 年都調査とは原因疾患や症状で大きく相違する内容となっています（**表 1-2**）．その後，この定義に基づいた「高次脳機能障害」は行政的用語として診療報酬請求などに広く用いられています．

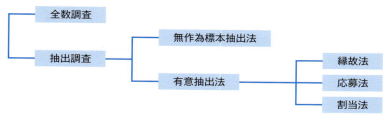

図 1-3 標本抽出法

注・有意抽出法：調査者の意図(主観)により母集団にふさわしいサンプルを抽出する
　・縁故法：調査者が知り合いの施設を通じて標本を抽出する

〔黒田宣代，東　巧：新版よくわかる社会調査法―基礎から統計分析まで．pp 28-29，大学教育出版，2008 より一部改変〕

4 高次脳機能障害学会調査

　2005(平成 17)年，日本高次脳機能障害学会は全国の医療機関(脳神経外科，神経内科，リハビリテーション科，精神神経科)4,864 施設に依頼し，うち 408 施設(8%)で認知症を含む高次脳機能障害(年齢は問わず)の調査を実施しました．その結果，①原因疾患は脳血管障害が 73%，脳外傷は約 5%，②症状では失語症が最も多く，次いで認知症，記憶障害，注意障害，遂行機能障害の順でした．年齢構成から高齢者で認知症が多くなる点を考慮すると平成 11 年都調査とほぼ同様の結果となっています．

5 平成 20 年東京都調査

　2008(平成 20)年，東京都は 2 回目の高次脳機能障害者推計調査(以下，平成 20 年都調査)を実施しました．本調査では，調査期間内(2 週間)に発生した高次脳機能障害者〔年齢は問わず，一定の意識障害あるいは 10 の高次脳機能障害(前述)を認める者を対象〕の調査から性別年齢別年間発生数を推計し，都内の高次脳機能障害者総数を 49,508 名と推定しました．本結果では都内高次脳機能障害者総数は平成 11 年都調査の約 10 倍に相当します．しかし，急性期における高次脳機能障害の診断は容易ではなく，さらに 60 歳以上が 67% を占めた結果より，認知症者が多く含まれている可能性があります．

　以上，過去の主な大規模調査を概説しました．各調査間で最も相違が大きい項目が高次脳障害者実数であり，東京都調査でも都内で 4,200(平成 11 年都調査)→49,500 人(平成 20 年都調査)，全国推計では 25,000〜37,000 人(「若年痴呆」調査)→30 万人(モデル事業)→50 万人(平成 20 年都調査)とさまざまな数値が示されています(**表 1-1**，▶p.4)．

　このばらつきの要因として，調査における高次脳機能障害診断精度と標本抽出方法〔全数調査，無作為抽出，有意抽出の別(**図 1-3**)〕によるバイアスに加え，対象となる母集団(「高次脳機能障害」の診断基準，認知症を含めるか否かなど)，発症後期間(急性期か維持

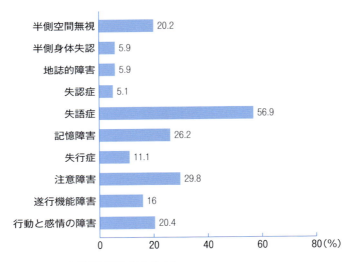

図1-4 高次脳機能障害の症状
〔東京都高次脳機能障害者実態調査研究会：平成11年度高次脳機能障害者実態調査報告書．東京都衛生局医療計画部医療計画課，2000 より〕

期か，急性期は意識障害回復により症状改善の可能性がある），年齢（高齢者は認知症が多い），調査施設（医療施設以外に福祉施設を含めるか否か）などの調査諸要件の相違が挙げられます．

一方，高次脳機能障害の原因や各症状の頻度に関しては，ほぼ定説が確立されてきています．

以下，平成11年都調査に基づき高次脳機能障害の原因・症状の頻度を述べます．なお，この調査では認知症は除外されています．

高次脳機能障害の症状

高次脳機能障害の症状で最も多かったものは，失語症で56.9％，次いで注意障害(29.8％)，記憶障害(26.2％)，行動と感情の障害(20.4％)，半側空間無視(20.2％)の順に多くみられました（図1-4）．

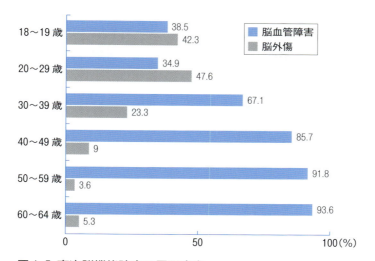

図 1-5 高次脳機能障害の原因疾患
　　　　　─発症時年齢別にみた脳血管障害と脳外傷の占める割合
〔東京都高次脳機能障害者実態調査研究会：平成 11 年度高次脳機能障害者実態調査報告書．東京都衛生局医療計画部医療計画課，2000 より〕

原因疾患

　疾患別では，脳血管障害が約 8 割(79.7％)を占め，次いで脳外傷 1 割(10.1％)，脳腫瘍(4.2％)，脳炎(1.5％)，低酸素性脳症(1.1％)，などがみられました(表 1-2，▶p.6)．原因疾患については男女別にみた場合の差はありませんでした．発症時の年齢別にみると，18〜29 歳では脳外傷が約 42〜47％を占めますが，30 歳以上では脳血管障害が 6 割以上を占め，高齢になるほど脳血管障害の占める割合が多くなる傾向がみられました(図 1-5)．なお，18〜29 歳では脳炎，脳腫瘍が 4〜10％程度を占めています．

原因疾患と高次脳機能障害の特徴；脳血管障害と脳外傷の比較

　高次脳機能障害の原因となる代表的な疾患である脳血管障害と脳外傷でみられる障害を比較したところ(図 1-6)，脳血管障害では失語症が 62.6％と最も多く，次に注意障害(27.4％)，半側空間無視(22.4％)が多くみられました．一方，脳外傷では記憶障害が 58.8％で最も多く，次に行動と感情の障害(43.7％)，注意障害(41.2％)，失語症(36.1％)，遂行機能障害(34.5％)が多くみられました．

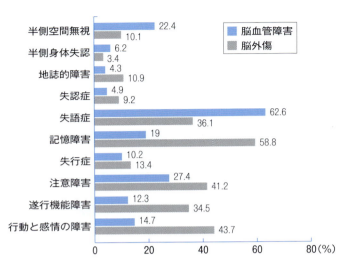

図 1-6 脳血管障害と脳外傷における高次脳機能障害の症状の比較
〔東京都高次脳機能障害者実態調査研究会：平成11年度高次脳機能障害者実態調査報告書．東京都衛生局医療計画部医療計画課，2000より〕

[参考文献]
1) 一ノ渡尚道(主任研究者)：若年痴呆の実態に関する研究(厚生科学研究費補助金)．平成8年度研究報告書，1996
2) 宮永和夫(主任研究者)：若年痴呆の処遇に関する研究(厚生科学研究費補助金)．平成10年度研究報告書，1998
3) 東京都高次脳機能障害者実態調査研究会：平成11年度高次脳機能障害者実態調査報告書．東京都衛生局医療計画部医療計画課，2000
4) 本田哲三，遠藤てる，髙橋玖美子，他：東京都における高次脳機能障害者調査について—第1報　実数推定調査報告．リハ医学 38：986-992，2001
5) 遠藤てる，本田哲三，髙橋玖美子，他：東京都における高次脳機能障害者調査について—第2報　生活実態調査報告．リハ医学 39：797-803，2002
6) 国立身体障害者リハビリテーションセンター：高次脳機能障害支援モデル事業実施報告書—平成13年〜平成15年のまとめ．国立身体障害者リハビリテーションセンター，2004
7) 中島八十一，寺島　彰(編)：高次脳機能障害ハンドブック—診断・評価から自立支援まで．医学書院，2006
8) 初の診断基準策定　記憶力が低下，高次脳機能障害障害者認定を推進　厚労省方針，朝日新聞 2005年7月18日朝刊記事
9) 種村　純，伊藤元信，大槻美佳，他：高次脳機能障害全国実態調査報告．高次脳機能研究 26：209-218，2006
10) 東京都高次脳機能障害者実態調査検討委員会：高次脳機能障害実態調査結果のポイント(概要)，2008
11) 渡邉　修，山口武兼，橋本圭司，他：東京都における高次脳機能障害者総数の推計．リハ医学 46：118-125，2009
12) 島崎哲彦(編)：社会調査の実際—統計調査の方法とデータの分析．第2版，学文社，2002
13) 谷岡一郎：「社会調査」のウソ—リサーチ・リテラシーのすすめ．文春新書，文藝春秋社，2000
14) 岩田　誠：市民講座—高次脳機能障害を考える．p 56，日本高次脳機能障害学会抄録集，2006
15) 黒田宣代，東　巧：新版よくわかる社会調査法—基礎から統計分析まで．pp 28-29，大学教育出版，2008

(本田哲三)

3 高次脳機能障害を引き起こす主な原因疾患と症状

脳血管障害

1 脳梗塞

　脳卒中データバンクでは脳梗塞の病型は，アテローム血栓性脳梗塞30％，心原性脳塞栓症28％，ラクナ梗塞28％，およびその他の脳梗塞に分類されます．

　脳梗塞では中大脳動脈領域梗塞が41.8％と最も多く，片麻痺を伴う失語や半側空間無視，構成障害など古典的な高次脳機能障害が目立ちます．しかし大脳深部病巣が側脳室に沿った領域に及ばなかった場合やローランド(Rolando)動脈領域だけが生き残った場合には，麻痺がなく高次脳機能のみが障害されることがあります（図1-7）．

　前大脳動脈領域梗塞は脳梗塞全体の2.5％と少数です．脳梁膝や前部帯状回の一側性病変で，病的把握現象や物品の強迫的使用現象，環境依存症候群を呈する場合があります．両側前大脳動脈領域の梗塞の場合には，前頭葉症状としての発動性の低下，脱抑制的行動，健忘，遂行機能障害などが現れることがあります．前大脳動脈領域の脳梗塞は，社会的高次脳機能障害者像を呈する可能性が高くなります．

　後大脳動脈領域の梗塞は全脳梗塞の5.8％を占めます．古典的な純粋失読を呈する場合や，両側性の障害による視覚失認，人物の視覚的認知の障害である相貌失認，視覚失調，バリント(Bálint)症候群など，視覚認知障害をベースとしたさまざまな病型を呈します．また，側頭葉内側や後部帯状回が梗塞に陥った場合，パペッツ(Papez)の回路の障害による健忘がみられることがあります（図1-8）．側頭葉型の健忘では前向性健忘の重篤さに比べ，逆行性健忘が比較的軽いことや，作話を伴わないといった特徴があるといわれています．

　ラクナ梗塞で高次脳機能障害を呈する例としては，視床近傍の病変によるものが知られています．視床極動脈の一側の閉塞で視床前核，前腹側核，乳頭視床路，内髄板前部が冒され，記憶障害や遂行機能障害，意欲の低下をきたします．また傍正中視床動脈領域の閉塞によりしばしば両側性に中脳被蓋から視床前内側部に梗塞を生じ，意識障害，瞳孔異常，垂直性眼球運動障害を発症し，慢性期には記憶障害や前頭葉症候群を呈します．

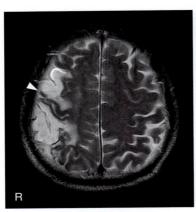

図1-7 中心溝周辺のみが免れた中大脳動脈領域梗塞（脳塞栓）のCT画像

麻痺はないが，左半側空間無視や人格の変化（退行）が遺残した．

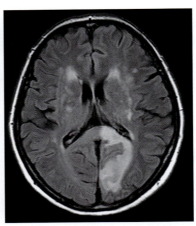

図1-8 後大脳動脈領域の脳梗塞のCT画像

右同名半盲で気づき受診した．失読，失書がみられた．

2 脳出血

「脳卒中データバンク」によると，出血性脳卒中の6割強を占める高血圧性脳内出血の生じる部位は，被殻・尾状核30％，視床26％，脳幹・小脳17％，皮質下19％でした．皮質下出血以外の場合，皮質脊髄路の損傷による運動障害，脊髄視床路の損傷による感覚の障害，脳幹・小脳損傷による球麻痺症状や失調を伴うことが多く，高次脳機能障害のみのケースは比較的少数です．しかし被殻や視床は大脳皮質と密接なつながりをもっており，これらの部位の損傷によって，片麻痺に伴って失語症や注意障害などがみられ，身体機能の障害のみの症例に比べリハビリテーションに困難を伴いやすくなります．特に，脳室穿破をきたした場合には重症化しやすく，予後も不良です．

皮質下出血では，病巣部位に応じて，特定の高次脳機能が障害される可能性があります．皮質下出血は，その他の部位より発症年齢が高いこと，男女差がないことなどから，高血圧性以外の原因，特に脳アミロイドアンギオパチーが関与しているケースも多いと考えられています．脳アミロイドアンギオパチーは，大脳髄膜や皮質の動脈への加齢によるアミロイド沈着に起因するものであり，再発・多発しやすく進行性の認知症の重要な原因のひとつとなっています．一方，若年者の場合は脳動静脈奇形からの出血も重要な原因となっています．

小脳は運動調節や運動学習以外に，認知機能にもかかわっていると推測されており，実際に小脳の出血でも注意障害などの認知機能障害を伴っている症例をみかけます．

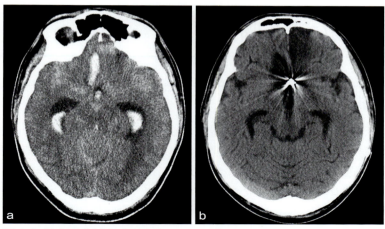

図1-9 前交通動脈瘤破裂直後のCT画像
　a. くも膜下出血および右前頭葉底面の脳実質内への出血がみられる.
　b. 前大脳動脈の血管攣縮による梗塞が生じ, 重篤な健忘を残した.

3

くも膜下出血

　くも膜下出血の代表的な原因である脳動脈瘤は, 前交通動脈, 内頸動脈後交通動脈分岐部, 中大脳動脈分岐部に多くみられます. くも膜下出血発症後数日程度で脳動脈の攣縮を起こし, 3割程度の症例ではその灌流域に脳梗塞や虚血性の変化を残します. その後, 半数弱の症例で, 側脳室で産生された髄液が脳室内に貯留するために水頭症が生じます. 水頭症によって脳実質の圧迫が生じると, 歩行障害, 尿失禁, 意識障害などが起きますが, 脳室腹腔シャントなどの治療により脳室の圧力が下がればそれらの症状は軽快します.

　脳血管攣縮による虚血性変化は不可逆的であり, さまざまな行為障害の原因となります. 前交通動脈瘤破裂では前頭葉眼窩面から内側面にかけての障害が生じやすく, 記憶障害, 無為や脱抑制, 遂行機能障害などを生じる一方, 運動面については下肢の軽度の麻痺や歩行・バランス障害に限定されるため, 典型的な高次脳機能障害者像を呈します(図1-9). 一方, 中大脳動脈瘤破裂の場合は, 破裂した動脈瘤が左右いずれにあるのかに応じて, 失語症や半側空間無視などの高次脳機能障害を伴う片麻痺となることが多く, そういう場合には身体障害者手帳(失語症や麻痺を伴う場合), 精神障害者保健福祉手帳(麻痺を伴わない半側空間無視などの高次脳機能障害の場合)での支援が利用可能です.

頭部外傷による脳損傷

1 局所性脳損傷

　衝撃を受けた部位の直下の脳が直接破壊される直撃損傷，頭蓋内で頭蓋骨の動きとずれて揺れ動く脳が受傷部位の反対側の頭蓋骨に衝突するなどして起きる対側損傷があります（図 1-10）．前頭葉や側頭葉の先端部の損傷が多く，記憶障害や遂行機能障害，発動性の障害や欲求コントロール障害が目立つことになります．

2 びまん性軸索損傷

　脳の広い範囲にわたって，衝撃によって神経線維が切断された場合，画像診断では血腫や目立った挫傷がないのに重い意識障害が続き，しばしば予後不良です．そういったケースの慢性期の MRI T2*強調画像で，脳幹や脳梁などに微小出血痕がみられることがあります（図 1-11）．

3 出血性病変

Ⓐ 急性硬膜外血腫

　頭蓋骨折によって硬膜にある動脈が破断すると，受傷直後は意識清明でも，受傷後数時間程度で頭蓋内に大きな血腫ができ，脳ヘルニアを起こし死に至る危険があります（図 1-10）．そうなる前に発見して手術を行えば，予後は良好なことも多いタイプです．

Ⓑ 急性硬膜下血腫

　大脳表面の血管や架橋静脈の破綻により，硬膜下腔に血腫が起きます．脳実質の損傷（脳挫傷）を伴うことが多いので，受傷直後から意識障害を伴い，後遺症が残りやすいタイプです．

Ⓒ 外傷性脳内出血

　脳挫傷や脳実質内の血管の損傷により，脳実質内に血腫が起きます．側頭葉や前頭葉に多くみられます．

③ 高次脳機能障害を引き起こす主な原因疾患と症状

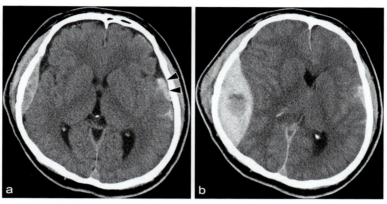

図 1-10 局所性脳損傷
a. 頭部打撲例．受傷側には急性硬膜外血腫がみられる．また受傷対側には，脳表の挫傷とくも膜下出血がみられる(▼)．b. 数時間後，急性硬膜下血腫の増大により大脳は対側へと強く圧排されている．

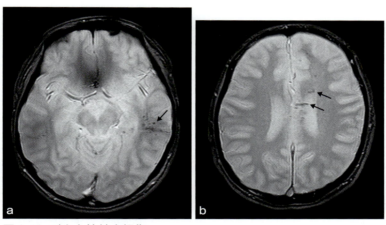

図 1-11 びまん性軸索損傷
a. 慢性期中脳レベル(→)，b. 同脳梁レベル．一見，脳実質には目立った損傷はなさそうであるが，T2画像でみると多数の微小出血の痕跡(→)があり，びまん性軸索損傷であったことがわかる．

4 軽度外傷性脳損傷

　軽微な頭部外傷歴，つまり受傷当時の意識障害はない場合か，軽度で30分以内に正常に回復したもののなかに，高次脳機能障害が残るケースがあります．受傷時に医療機関を受診して軽度であっても脳挫傷などが認められる場合ならともかく，受傷直後には何ともないからと受診せずに帰宅してしまい，相当な日数が経ってから様子がおかしいと受診したものの，CTやMRIで異常が見つからない場合が問題となります．痕跡が見つからな

くても軸索が断裂している可能性は否定できませんが，訴訟が絡んでいる場合も多く，器質性脳損傷としてよいかどうか，診断に苦慮する症例があります．このような症例についてポジトロン CT で機能低下部位を検出しようとしたり，拡散テンソル法で軸索断裂などの異常をとらえようとする試みがなされています．

脳のエネルギー代謝の危機による障害

1 酸素欠乏性脳症（無酸素性脳症）

心室細動や心停止などから蘇生救命されたあと，脳への一時的な虚血による酸素とブドウ糖の供給不足により大脳皮質，海馬，線条体，小脳などの灰白質に脳損傷が生じます．海馬 CA1 領域は特に虚血には脆弱とされています．海馬の損傷により，しばしば著しい健忘を残すことが経験されています．

2 一酸化炭素（CO）中毒

火災，換気の不十分な室内で調理器具・暖房器具を使用したり，マンホールでの作業，自殺目的での排気ガス吸引など，わが国での中毒死の原因では CO 中毒が最多です．正確な調査はなされていませんが，年間の急性 CO 中毒患者数は 58,000 人，死亡率は 1％程度，全患者の 33％程度に高次脳機能障害が生じ，3％ほどは重症という推計があります．吸引した CO がヘモグロビンに結びつくと，血液が酸素を運搬できなくなります．酸素療法で救命されていったん元気になっても，数日ないし数週間して遅発性神経障害による淡蒼球壊死（図 1-12）や大脳白質変性を生じることがあり，間欠型 CO 中毒と呼ばれています．後遺症状として大脳白質病変の結果の認知機能低下，大脳基底核病変によるパーキンソニズムなどがみられます．

3 ウェルニッケ脳症

ビタミン B_1 は解糖系の補酵素としてミトコンドリアでの ATP（アデノシン三リン酸）産生に重要な役割を果たします．アルコール依存，胃切除，妊娠悪阻，認知症患者やひきこもりなどによる飢餓，高カロリー輸液などによりビタミン B_1 が欠乏すると ATP が十分産生できなくなります．急性症状としての意識障害時にビタミン B_1 投与がなされないと，乳頭体，視床内側部，中脳水道，第四脳室周囲に壊死が生じ，慢性期には下オリーブ核や視床の変性が起きます．乳頭体は記憶にかかわるパペッツ（Papez）の回路の一部を構成し

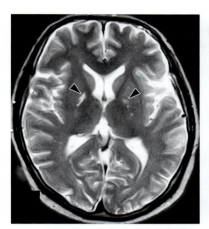

図1-12 一酸化炭素中毒の慢性期 MRI T2強調画像
両側淡蒼球(▲)の変性がみられる.

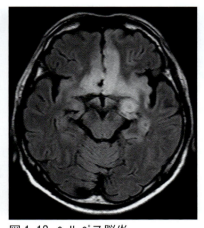

図1-13 ヘルペス脳炎
一般的には一側性とされるが,本症例は比較的まれな両側性の例.側頭葉内側面と前頭葉底面に高信号病巣がみられる.記憶障害,発動性低下などを呈した.

ており,しばしば作話,人格変化,病識の欠如を伴う重い前向性および逆行性健忘〔コルサコフ(Korsakoff)症候群〕を呈します.

4

脳炎(図1-13)

単純ヘルペスウイルス1型の感染によるヘルペス脳炎は,日本における脳炎全体の約20％程度を占め,年間に人口100万人あたり3.5人発病するとされています.アシクロビルなどの抗ウイルス薬による治療が行われても致命率は約10％程度と重篤な疾患です.発熱,意識障害,けいれんなどとともに障害部位に応じてさまざまな神経症状がみられます.大脳のさまざまな部位にみられますが好発部位は側頭葉内側面や前頭葉底面であり,後遺症として記憶障害,行動異常,てんかんなどがみられることがあります.

［参考文献］
1) 小林祥泰編：脳卒中データバンク2015. 中山書店, 2015
2) 合志清隆, 石竹達也, 星子美智子, 他：一酸化炭素中毒による社会医学的な課題—社会的損失の推計から. 日職災医誌 60：18-22, 2012

(田丸冬彦)

2 高次脳機能障害者の暮らしぶり

　1章でも述べた通り，高次脳機能障害者の生活実態に関する大規模調査はわずかです．1999（平成11）年，わが国で初めて東京都において，高次脳機能障害者全般について，訪問の上，面接により聞きとり調査が実施されました．

　その後，国によって2001（平成13）〜2005（平成17）年まで高次脳機能障害支援モデル事業が実施されましたが，障害者の在宅生活の詳細は明らかにされていません．また，2008（平成20）年に東京都では，2回目の調査を行っていますが，書面によるアンケート調査です．主として配偶者や両親などの親族が回答し，高次脳機能障害者本人の回答は21.1％でした．加えて初回で調査されていた手段的日常生活活動（instrumental activities of daily living；IADL）についての調査は行われていません．

　したがって，本章では高次脳機能障害者の在宅生活の状況が具体的に明らかにされている，1999（平成11）年に実施された東京都の調査に基づいて述べていきます．

　対象は，都内に居住している高次脳機能障害者66名（男性51名，女性15名）で，調査時年齢47±12.6歳（18〜64歳），発症後期間3.51±3.79年（0.5〜17年）です．原疾患の内訳は，脳血管障害41名，頭部外傷14名，脳炎3名，低酸素脳症2名，その他6名です．また高次脳機能障害の内訳（重複あり）は，失語症32名，注意障害32名，記憶障害29名，行動と感情の障害19名，遂行機能障害18名，半側空間無視15名，地誌的障害3名，失認症3名，失行症3名，半側身体失認2名です．なお，対象者は東京都高次脳機能障害者実態調査（一次調査）で選びだされた1,234名（無記名）の中から無作為に抽出し，プライバシーに配慮しながら訪問調査の依頼をして同意を得た方々です．

日常生活の状況

1 日常生活の状態

　高次脳機能障害者の日常生活の特徴として，第一に基本的な日常生活活動（activities of daily living；ADL）に比べて社会的な活動である手段的日常生活活動（IADL）の自立が困難であり，多くの介助を必要としていることがあげられます．

　ADLの各項目で自立している人の割合をみると，入浴の項目が54.5％とやや低いですが，整容，更衣，食事，トイレ動作，屋内移動では60％を超え，かなり高い割合を示し

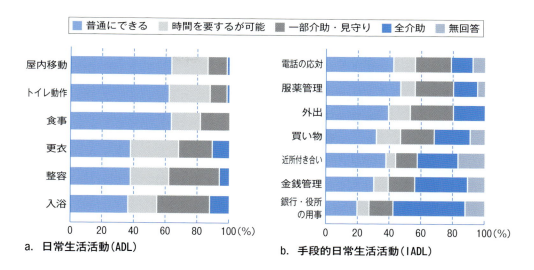

図 2-1 日常生活の状態

ています(図 2-1).

　IADL については，ADL とは対照的に自立している人の割合は低く，「電話の応対」「服薬管理」「外出」の 3 項目が 60％以下と低い割合を示し，特に「買い物」「近所付き合い」「金銭管理」「銀行・役所の用事」の 4 項目が 50％以下です．

　なお，これらの項目の中には 10％以上の無回答を含む項目がありますが，調査結果をみると，ほかの項目も全介助であることから，介護者ができないと判断して行ってもらっていない対象者がいることが想定されます．したがって，実際にはもっと多くの対象者が介助を受けていると考えられます．

　家事動作(炊事，洗濯，掃除)については，対象者に女性が少なく役割を担っていない可能性があるものの，自立している人は洗濯と掃除が 33.3％，炊事は 30.3％と少数です．

2 各高次脳機能障害と IADL との関係

　調査の中で症例数の多い半側空間無視，注意障害，記憶障害，失語症，遂行機能障害，行動と感情の障害についてみてみます．

　IADL の項目からみると，「銀行・役所の用事」は，共通して介助を要していた人の多い活動です．高次脳機能障害者にとっては，この活動が最も高次の認知機能を必要としていると考えられ，日常生活上，最も困難な IADL といえます．「金銭の管理」も失語症を除くほかの障害で介助を要している人が多い活動です．

　また，各高次脳機能障害についてみると，記憶障害では「服薬管理」と「外出」，失語症では「外出」，行動と感情の障害および遂行機能障害では IADL 全般，半側空間無視では「買い物」と「外出」で介助を要する人が多くいます．これらの障害の中で，遂行機能

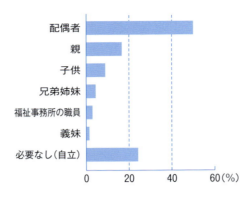

図 2-2 介護担当者（重複あり）

障害と行動と感情の障害が最も介助を要する項目が多く，IADL を行うのが著しく困難であることがわかります．

3

介護担当者

　介護を担っている人が，配偶者と答えた対象者は約 50.0％で，この数は介助を要する人の 66.0％です．次が親（16.7％），子供（9.0％）です．家族以外の介護担当者は福祉事務所の職員 2 名のみです（図 2-2）．この結果から，日常生活上の介護は約 96％を障害者の家族が担っていて，介護を家族に全面的に依存している生活状況がわかります．つまり「銀行・役所の用事」「金銭管理」は他人に依頼することが困難であり，家族の介護負担が過重であることを示しています．この傾向は後に述べる自由記述で，介護者が負担と述べる回答が多い（43.9％）ことからもうかがえます．

4

日中の過ごし方と外出の状況

　日中の過ごし方として，「テレビを見て過ごす」対象者が 84.8％と最も多く，次に「通院（72.7％）」「家族との会話（57.6％）」「散歩（53.6％）」「昼寝（45.5％）」と続きます．自宅内で過ごす時間の長さがうかがわれます．一方，「仕事」と答えた人は 19.7％と少数です（図 2-3）．
　外出頻度については，「ほとんど毎日」と答えている対象者が 57.6％と最も多くなっています．次に「週 2～3 回（24.2％）」「週 1 回（12.1％）」となります．主な外出先（複数回答）は，「病院」と答えた人が 89.4％と最も多くなっています．続いて「コンビニエンスストア（51.4％）」「デパート・ショッピングセンター（34.8％）」となっています．また外出の方法は，「自立して電車・バスを利用する」が 47.0％と最も多くなっています．次に

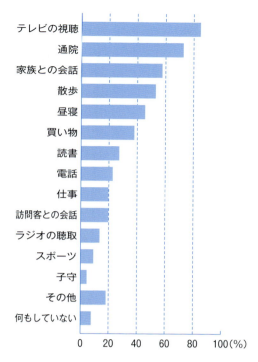

図 2-3 ふだんの活動状況（重複あり）

「介助してもらいタクシー・自家用車を利用する（30.3％）」「介助してもらい電車・バスを利用する（21.2％）」となっています．「介助してもらいリフトタクシーを利用する」と答えた人は 4.5％，「自ら自家用車を運転して外出する」と答えた人は約 3％ と少数です（図2-4）．以上の結果から，身体的な移動能力はそれほど問題がなくても，高次脳機能障害のために自家用車を運転して外出することができない姿が浮かび上がってきます．

日中の過ごし方と外出の状態からは，半数の人が毎日外出しているが，外出先は病院を除けば買い物や散歩であり，日中はテレビの視聴や家族との会話など家庭内で多くの時間を過ごしていることがわかります．

社会的・文化的活動

前述した「4. 日中の過ごし方と外出の状況」で述べたように，高次脳機能障害者の主な外出先としては病院とコンビニエンスストアがあげられ，保護的就労を含めた職場や学校に行っている人は少ない状況です．また，障害者の集まりや美術館・博物館・映画館などに出かけている人も少ないのが実態です．繰り返しにはなりますが，社会的・文化的活動に参加する機会が少なく，家庭内で多くの時間を過ごしていることがわかります．

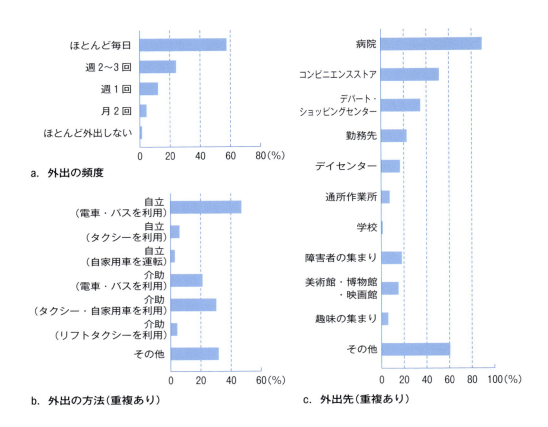

図 2-4　外出の状態

職業

　対象者の現在の職業は，無職と答えた人が 45.5％です．発症時，無職であった人は 3.0％ですので，多くの人が障害をもったことにより職業を失ったことがわかります（図 2-5）．

　さらに，現在勤務している人はパート・アルバイトを含め 39.4％となっていますが，日中の過ごし方の中で「仕事」と答えている人が 19.7％（図 2-3），外出先の中で「勤務先」と答えている人が 22.7％です（図 2-4）．これらのことから多くの人が休職中などの理由で，実際に働いていないことが考えられます．したがって現在職業をもっていても今後の職業生活が厳しい状況であることが推測されます．

　本調査の対象者の約 80％は 20～59 歳までの若年から中高年者であり，いわば「働き盛り」の人であるといえます．それにもかかわらず，後に述べる自由記述の「日常生活上で困ったこと」として「職業（仕事がない）」をあげた人は 16.7％と少数でした．このことから，後に述べるように経済状態が困難な状況にあっても，職を失った人たちが高次脳機

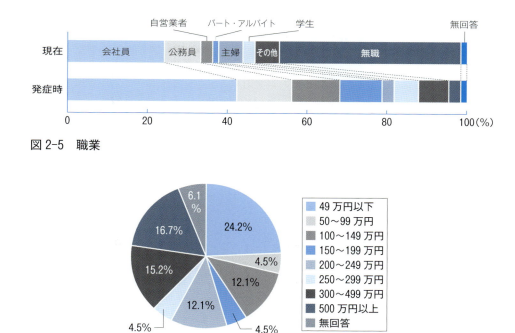

図 2-5　職業

図 2-6　収入

能障害があることにより職業復帰をあきらめている状況がうかがえます．

経済状態

　年金については54.5％の人が何も受けていないと答えています．「障害基礎年金」は発症から1年半を経過しないと受給できないため，発症から1年半経過した人についてみると，「障害基礎年金」を28.9％の人が，「障害厚生年金」を10.5％の人が受給しています．しかし，44.7％の人が何も受けていないと答えています．

　本人の年間の税込み収入は49万円以下の人が24.2％と最も多く，299万円以下の人が約6割を占めています（図2-6）．また，発症からの経過が長くなるほど，収入が少なくなっている実態があります．

　これらのことから高次脳機能障害者は障害をもったことにより職業を失い，その結果収入が減少し，年金も受けられずに経済的に困難な状況に置かれていることがわかります．

　このことは後で述べる障害者および家族の自由記述からも裏付けられます．

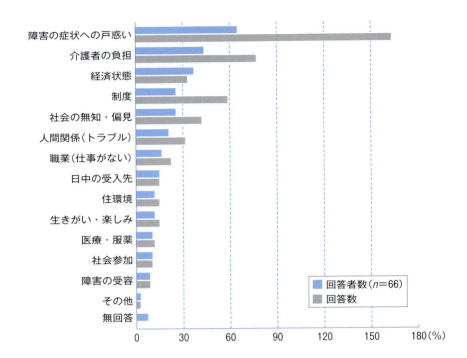

図 2-7　自由記述（日常生活上で困っていること，重複あり）

日常生活上で困っていること

　自由記述において，家族や障害者が日常生活上で困っていることをあげてもらったところ，「障害の症状への戸惑い」が回答者の 65.2％と最も多くありました．内容は，集中力が乏しい，同じことを繰り返し行う，物と用途が結びつかない，興奮したり気持ちが沈んだりするが 1 日中何もしない，などとなっています．次に，介護者がいないとひとりでは何もできないのでいつも見守りが必要で自分の用事ができない，気の休まる暇がない，身体障害より心のケアに困っている，などの「介護者の負担（43.9％）」をあげています．続いて，「経済状態（37.3％）」となり，本人の収入がない，介護者も働けず生活が成り立たない，マンションのローンを払うのが大変，といったことがあげられています（図 2-7）．

　特に「障害の症状への戸惑い」の回答数は，回答者数の 2.5 倍の 108 件と多数の回答が得られています．このことから介護者にとって障害の理解が困難で，出現した症状に困惑している状況がうかがえます．

まとめ

以上の調査結果から高次脳機能障害者の暮らしぶりをまとめてみます．

①社会的な活動であるIADLが障害されており，遂行機能障害と行動と感情の障害をもつ人の多くが介護を必要としています．そして，介護の内容から介護者は家族に限られています．

②社会的・文化的な活動に参加することは少なく，毎日外出していても外出先は病院を除けば近隣であり，日中はテレビの視聴などをして家庭内で多くの時間を過ごしています．また，外出の手段としては自立して電車・バスを利用している人が半数近くいます．しかし，自家用車を運転して外出する人は少なく，身体的な移動能力にはそれほど問題ありませんが高次脳機能障害による影響が強く現れています．

③現在の職業を無職と答えた人が半数近くいます．発症前無職であった人はごくわずかであって，障害をもったことにより職を失っています．しかも，この人たちは復職をあきらめています．

④年間の税込み収入は299万円以下が半数以上を占め，発症からの経過が長くなるほど収入が減っています．また，半数の人は年金が受給できていない状況があります．失職した結果，収入が減り，年金も受けられず経済的に困難な状況に置かれています．

⑤家族は介護負担に加え，「障害の症状への戸惑い」を多くの人が訴えており，高次脳機能障害の理解が困難で，出現した症状に大変困惑しています．

［参考文献］
1) 東京都高次脳機能障害者実態調査研究会：平成11年度高次脳機能障害者実態調査報告書．東京都衛生局医療計画部医療計画課，2000
2) 本田哲三，遠藤てる，高橋玖美子，他：東京都における高次脳機能障害者調査について 第1報—実数推定調査報告．リハ医学 38：986-992，2001
3) 遠藤てる，本田哲三，高橋玖美子：東京都における高次脳機能障害者調査について 第2報—生活実態調査報告．リハ医学 39：797-803，2002
4) 高次脳機能障害支援モデル事業地方支援拠点機関等連絡協議会：平成17年度高次脳機能障害支援モデル事業実施報告．国立身体障害者リハビリテーションセンター，2006
5) 東京都高次脳機能障害者実態調査検討委員会：高次脳機能障害者実態調査報告書．東京都福祉保健局障害者施策推進部精神保健・医療課，2008

（遠藤てる・倉持　昇）

3 高次脳機能障害の脳画像所見

　高次脳機能障害の診断には，厚生労働省の診断基準にあるように，発症の事実があること，主要症状があること，そして画像診断で確認できることが前提となります．

画像診断のポイント

①立体的に病巣範囲が構成できるか？
　画像を見たときに，それを三次元的にイメージしてみます．
②病巣の範囲はどこか？　どの血管支配領域か？
　前頭葉なのか，頭頂葉なのか．または，中大脳動脈領域なのか読影してみます．

画像診断に用いる検査

画像は，向かって右側が左脳，左側が右脳です．

1 CT検査

- 単純CT（computed tomography）検査は急性期の脳出血，くも膜下出血や脳外傷に対して有効です．出血部位は脳実質と比較して高吸収域に描出されます．また脳梗塞などの虚血性病変は低吸収域に描出されます．
- 造影CTは脳血流動態の観察や脳腫瘍との鑑別に用いられます．CT angiographyでは，脳動脈瘤の三次元描出などが可能です．

2 MRI検査

- MRI（magnetic resonance imaging）検査は，CTに比べ骨のアーチファクトがなく，分解能がすぐれ，脳幹部や後頭蓋窩の情報をみるのに用いられます．

- 撮像法にはT1強調画像，T2強調画像，T2*強調画像，拡散強調画像，FLAIR画像，拡散係数画像などがあります．
- 脳実質と比較して高信号，低信号と表現します．
- 脳梗塞の急性期ではCT検査で異常を認めなくても，MRIの拡散強調画像では早期に脳梗塞の診断が可能です．
- FLAIR像では脳脊髄液が低信号を呈するので脳室周囲の病変を容易に検出することができます．
- T2*強調画像は，慢性期のヘモジデリンの検出に有効で，通常のMRIで検出困難な脳外傷や微小出血の診断に有効です．

3 核医学検査

- 核医学検査SPECT(single photon emission computed tomography)は，CTやMRIでは検出困難な局所の血流低下を描出することができます．
- CTやMRIが主に形態をみる検査に対して，SPECTは循環動態などの機能的評価をする検査です．
- 画像解析法のeasy Z-score imaging system(e ZIS)は正常画像データベースとの比較により相対的な血流低下部位が容易に描出できます．

脳画像所見の読み方

ここでは，画像診断の読影に必要な水平断と左大脳半球における主な局所解剖を紹介します．

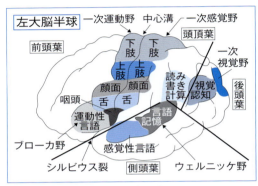
外側面における主な機能局在

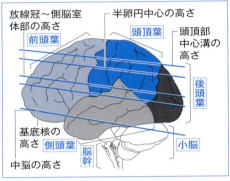
水平断での機能局在（下図）

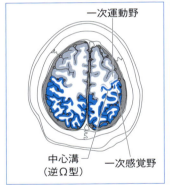
頭頂部中心溝の高さ

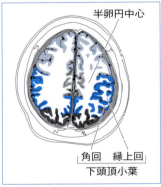
半卵円中心の高さ

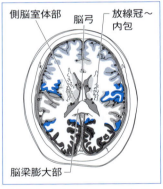
放線冠～側脳室体部の高さ

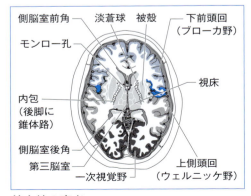
基底核の高さ

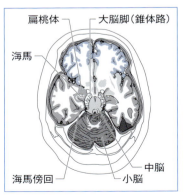
中脳の高さ

高次脳機能障害の各症候と画像

ここでは，画像所見を三次元的にとらえるために，解剖学的視点から症候別に呈示します．

1 病巣の局在が明瞭な高次脳機能障害

A 左大脳半球を中心とする症候

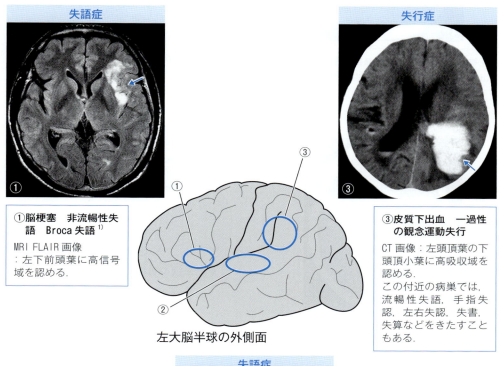

失語症

①脳梗塞　非流暢性失語　Broca失語[1]
MRI FLAIR画像：左下前頭葉に高信号域を認める．

失行症

③皮質下出血　一過性の観念運動失行
CT画像：左頭頂葉の下頭頂小葉に高吸収域を認める．
この付近の病巣では，流暢性失語，手指失認，左右失認，失書，失算などをきたすこともある．

左大脳半球の外側面

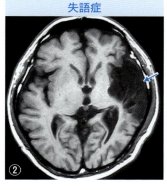

失語症

②脳梗塞　流暢性失語　ウェルニッケ失語
MRI T1強調画像：左上側頭葉に低信号域を認める．

診断名　症候
検査名：画像所見

1) 安保雅博（監修），橋本圭司，上久保毅（編）：脳解剖から学べる高次脳機能障害リハビリテーション入門．p.57，診断と治療社，2009より

B 右大脳半球を中心とする症候

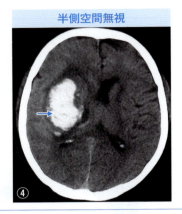

④被殻出血　左半側空間無視　注意障害[2)]
CT画像：右被殻に高吸収域を認める．

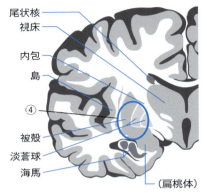

大脳基底核の断面（冠状断）

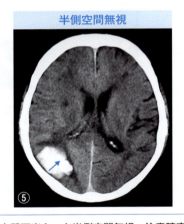

⑤皮質下出血　左半側空間無視　注意障害
CT画像：右頭頂後頭葉に高吸収域を認める．

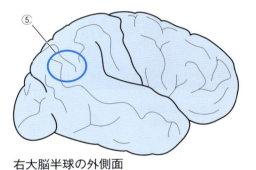

右大脳半球の外側面

double daisy の模写
用紙の右に偏っている．
またそれぞれの花の左側が欠損している．

2) 上久保毅（分担執筆）：画像所見．米本恭三（監修），渡邉　修，橋本圭司（編）：高次脳機能障害対応マニュアル—初回面接から長期支援までのエッセンシャルズ．p.63，南江堂，2008 より

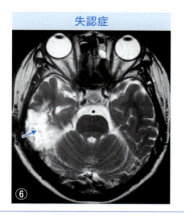

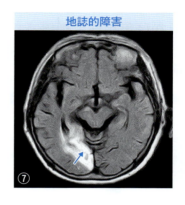

⑥皮質下出血　相貌失認[3]
MRI T2強調画像：右側頭葉下面の紡錘状回に高信号域を認める．

⑦脳梗塞　地誌的障害
MRI FLAIR画像：右側頭後頭葉内側面に高信号域を認める．

❸ 側頭葉を中心とする症候

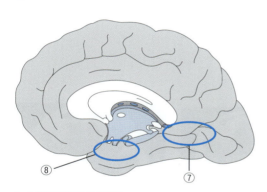

右大脳半球の内側面

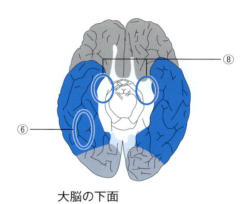

大脳の下面

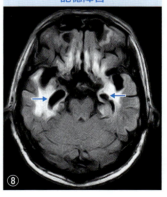

⑧ヘルペス脳炎　記憶障害　注意障害　行動と情緒の障害[4]
MRI FLAIR強調画像：両側側頭葉内側に高信号域の病巣を認める．

---

3) 安保雅博（監修），橋本圭司，上久保毅（編），：脳解剖から学べる高次脳機能障害リハビリテーション入門，p.62, 診断と治療社，2009より
4) 安保雅博（監修），橋本圭司，上久保毅（編），：脳解剖から学べる高次脳機能障害リハビリテーション入門，p.78, 診断と治療社，2009より

2 病巣がびまん性に損傷されやすい高次脳機能障害

Ⓐ 前頭葉を中心とする症候

注意障害・記憶障害・遂行機能障害・行動と感情の障害

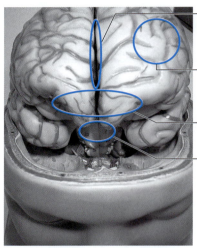

内側面の障害：
無動性無言，発話や運動開始の障害，記憶障害，他人の手徴候

背外側面の障害：
自発性低下，ワーキングメモリーの障害，注意障害
遂行機能障害（プランニングや問題解決能力の低下）

眼窩面の障害：
社会的行動や感情の障害，脱抑制，易怒性

前脳基底部の障害：
記憶障害

前頭葉を持ち上げた正面像

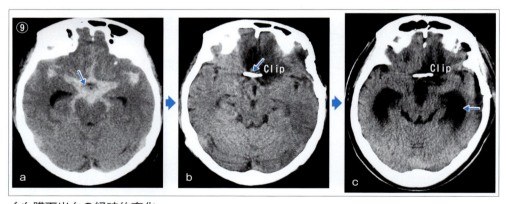

くも膜下出血の経時的変化

⑨ **くも膜下出血　前交通動脈瘤の破裂**
CT画像：
a．急性期の画像．脳槽内に高吸収域の出血を認める．
b．クリッピング術後の画像．クリップの周囲の左前頭葉眼窩面に低吸収域を認め，脳血管れん縮による脳梗塞をきたしている．
c．脳室（側脳室下角）の拡大を認め，水頭症と診断された．

前交通動脈瘤によるくも膜下出血では，前脳基底部の損傷をきたしやすい．
くも膜下出血では，出血，脳血管れん縮による脳梗塞，水頭症という経過を，しばしばきたす．

安保雅博（監修），橋本圭司，上久保毅（編）：脳解剖から学べる高次脳機能障害リハビリテーション入門．p.64，診断と治療社，2009 より

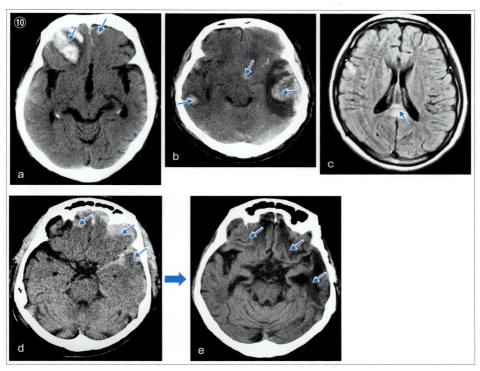

脳挫傷とびまん性軸索損傷／脳外傷の経時的変化

⑩外傷性脳損傷（脳外傷）
CT画像（a, b, d, e）　MRI FLAIR画像（c）：
a. 両側前頭葉に高吸収域の脳挫傷の所見を認める．
b. 外傷性くも膜下出血と両側側頭葉に高吸収域を認める．
　これは直撃損傷と反衝損傷による挫傷の所見と診断された．
c. 脳梁体部の後半部から脳梁膨大部にかけて高信号域を認める．
　びまん性軸索損傷と診断された．
d. 急性期の両側前頭葉眼窩面の挫傷，左側頭葉先端部の挫傷を認める．
e. 慢性期では，挫傷部分が低吸収域に変化し，全体的に脳の萎縮がみられる．
　側脳室下角が拡大して見えるが，これは脳萎縮に伴う相対的変化として考える．

このように脳外傷では，経時的に脳の萎縮をきたすことがしばしばみられる．

b, c：安保雅博（監修），橋本圭司，上久保毅（編）：脳解剖から学べる高次脳機能障害リハビリテーション入門，pp 71-72，診断と治療社，2009 より

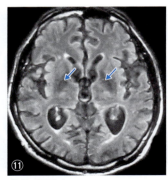

蘇生後脳症

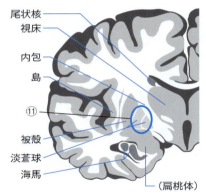

大脳基底核の断面（冠状断）

⑪蘇生後脳症（低酸素脳症）
MRI FLAIR画像：両側淡蒼球の信号変化を認める．全体的に脳萎縮を認める．

近年の救急医療の進歩に伴い，心筋梗塞で一命を取り留めたが，蘇生後脳症をきたす場合が少なくない．

安保雅博（監修），橋本圭司，上久保毅（編）：脳解剖から学べる高次脳機能障害リハビリテーション入門．p.79，診断と治療社，2009より

まとめ

　高次脳機能障害をきたす病巣を，画像所見と神経解剖からまとめてみました．
　脳血管障害では，局所性の損傷といわれる失語症，失行症や失認症が代表的です．これに対して，脳外傷や蘇生後脳症などでは，びまん性の損傷に伴い，前頭葉系を中心とした注意障害，記憶障害，遂行機能障害および行動と感情の障害がみられやすいことが特徴です．そして，交通外傷後の高次脳機能障害の診断においては，画像所見と神経心理学的検査による高次脳機能障害の診断と一致しないこともしばしば経験します．

［参考文献］
1）真柳佳昭（訳）：脳の機能解剖と画像診断．医学書院，2008
2）市川博雄：症状・経過観察に役立つ脳卒中の画像のみかた．医学書院，2014

（上久保　毅）

4 各障害の診断とリハビリテーション

概要

高次脳機能障害の診断の概要

1 高次脳機能障害とは

　高次脳機能障害は脳の損傷が主な原因で生じた心理機能(過程)の障害です．高次脳機能障害には，失語症(言語障害)，失認症(知覚・認知障害)，失行症(動作・行為障害)，健忘症(記憶障害)，注意障害，前頭葉機能障害，感情障害，意欲障害，知能障害，人格障害などがあります．意識障害(昏睡)，感覚障害(盲・聾など)，運動障害(麻痺・震えなど)は除きます．認知症は記憶障害を中心に言語障害や視空間認知障害など，高次脳機能障害が複数生じて日常生活に支障が起きた状態です．

2 脳病変の確認

　高次脳機能障害の症状は脳の特定の領域に生じた病変に依存します．脳病変の有無や部位を神経学的所見や画像診断などで確認します．
　脳病変の主な原因には次のものがあります．①脳出血や脳梗塞など，脳への血液供給が阻害される脳血管障害，②アルツハイマー(Alzheimer)病やパーキンソン(Parkinson)病など，神経細胞が死滅する脳変性疾患，③交通事故や転倒など，強い外力で脳が傷つく脳外傷，④内臓疾患や酸欠やガス中毒など，脳への栄養や酸素の供給が妨げられて脳機能が低下する代謝性疾患．

3 脳の構造と血管支配

　高次脳機能障害の症状と脳の病変部位（病巣）の関係を知るには，脳の構造と脳に血液を送る血管の支配領域を理解する必要があります．どの血管に梗塞や出血が起きたかで影響を受ける脳領域は違います．

　脳は大脳・脳幹（間脳・中脳・橋・延髄）・小脳に大別されます．高次脳機能に関係する大脳は左右半球とそれらをつなぐ脳梁，また各大脳半球は前頭葉・頭頂葉・側頭葉・後頭葉に分けられます．

　脳は血液で養われています．血液を送る血管が血液の供給を担当している脳領域（血管支配）は血管によって異なります．大脳は内頸動脈から分かれる前大脳動脈と中大脳動脈，また椎骨動脈から分かれる後大脳動脈で養われています．前大脳動脈は前頭葉と頭頂葉の内側面，中大脳動脈は側頭葉を中心に大脳の外側面，後大脳動脈は後頭葉を灌流しています．

4 脳の病変部位と高次脳機能障害

　脳領域の違いで脳の機能は異なります（図4-1）．大脳を左右・前後・内外で分けた場合，各脳領域に生じた病変（病巣）で現れやすい主な高次脳機能障害とその代表的な症状は次のようになります．

Ⓐ 左大脳半球前方領域の病巣

- 非流暢性失語：ブローカ（Broca）失語が代表的です．発話が短くたどたどしくなります．
- 口部顔面失行：舌を出すなど口舌部の動作がぎこちなくなります．
- 行動と感情の障害：うつ状態や破局反応が現れやすくなります．

Ⓑ 左大脳半球後方領域の病巣

- 流暢性失語：ウェルニッケ（Wernicke）失語が代表的です．会話を理解できません．
- 観念運動失行：合図や象徴的な動作や道具を使う動作がうまくできません．
- 観念失行：複数の道具を正しい順序で使えません．

Ⓒ 右大脳半球前方領域の病巣

- 行動と感情の障害：感情の平板化や無関心や多幸状態が現れやすいです．

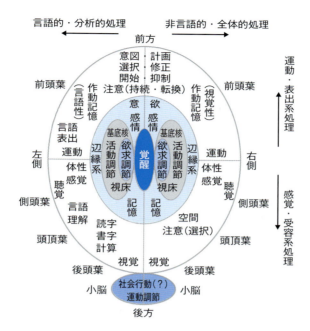

図4-1 脳の主な機能と領域と処理様式
〔坂爪一幸：脳イメージングと臨床心理学．臨床心理学 3：275-281, 2003 より一部改変〕

D 右大脳半球後方領域の病巣

- 左半側空間無視：左のほうに注意が向きません．左にあるものを無視します．
- 左半側身体失認：左半身への気づきや認識が低下します．
- 構成障害："形作る"ことができません．
- 注意障害：対象への注意の方向づけや切り替えが低下します．
- 地誌的障害：方向がわからなくなり道に迷います．
- 障害の無自覚：病態への気づきが低下します．障害に無関心になります．

E 両側大脳半球前方領域の病巣

- 遂行機能障害：考えや行動に計画性がなくなります．誤りを修正できません．
- 脱抑制症候群：こらえやがまんができません．衝動的になります．
- 注意障害：注意を配分できません．複数の作業を同時にこなせません．
- 障害の無自覚：考えや行動の誤りへの気づきが低下します．誤りを修正できません．

F 両側大脳半球後方領域の病巣

- 視覚失認：見えていても見たものが何かわかりません．

- 相貌失認：見知ったはずの人物の顔がわかりません．

Ⓖ 両側大脳半球内側部領域の病巣

- 記憶障害：覚えたり思い出したりができません．時間や場所がわからない場合（失見当識）や，事実と違ったことを話す（作話）場合もあります．
- アパシー：意欲や自発性がなくなります．重度の場合，全く話さず動かない無欲無動状態になります．

高次脳機能障害のリハビリテーションの概要

1 高次脳機能障害の評価

　高次脳機能障害へのリハビリテーション（以下，リハ）には診断で障害を分類するだけでなく，リハ対象を明確にする神経心理学的な評価が必要です．神経心理学的評価では，高次脳機能の強み（健常）と弱み（障害）を区別するプロフィール分析と症状の発現機序を解明するプロセス分析を実施します．これらがわかれば対象を定めた効果的な治療介入を策定できます．

2 高次脳機能障害「者」の描出

　リハの実施には高次脳機能障害のある「者」の「5W1H」を明確にします．誰が（Who：患者の状態），いつ（When：リハの時期），どこで（Where：リハの場所），何を（What：リハの内容），どのように（How：リハの方法），そしてなぜ（Why：リハの理由）を明確に描かなければなりません．

3 リハビリテーションの実施手順

　リハは，①障害の確認，②対象の特定，③目標の設定，④治療介入の選択と策定，⑤実施前評価，⑥治療介入の実施，⑦治療介入効果の監視，⑧治療介入の必要に応じた変更，⑨実施後評価とフォロー・アップ，という手順で実施します．

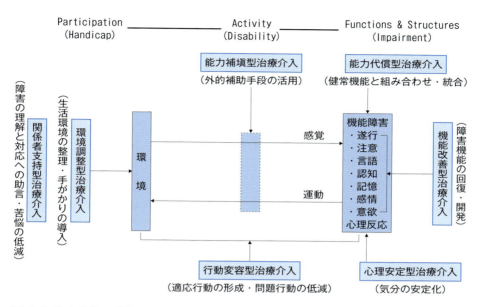

図 4-2 治療介入の枠組みと種類
〔坂爪一幸：高次脳機能の障害心理学―神経心理学的症状とリハビリテーション・アプローチ．p 161，学文社，2007 より一部改変〕

4 リハビリテーションの時期別役割

　発症からの時期でリハの役割は異なります．発症初期は全般的な刺激期です．覚醒レベルの向上と周囲への応答性の改善が必要です．発症中期は機能障害への治療介入期です．機能障害の回復や改善が重要です．発症後期は日常生活への適応期です．実際の生活の場への適応能力の獲得が大切になります．

5 リハビリテーションの治療介入型

　高次脳機能障害への治療介入は次のようにまとめられます（図 4-2）．患者の状態に応じてこれらを適宜に使い分けます．

Ⓐ 機能改善型治療介入

　障害された機能に直接働きかけます．機能を繰り返し使用して改善します．機能の反復使用で損傷された神経回路を刺激して神経細胞の軸索の再生や発芽を促し，神経回路を再び形成します．リハの基本になります．

❷ 能力代償型治療介入

　障害された機能と健常な機能とを組み合わせて生活に必要な能力を実現します．損傷された神経回路に健常な神経回路を介在，あるいは両者を統合して損傷前と同様の能力を実現します．

❸ 心理安定型治療介入

　患者は不安やフラストレーションや落ち込みなど負の心理反応や苦悩を抱えがちです．心理状態への配慮と対応が必要です．心理的な安定はリハを自発的また効率的に進めるためにも重要です．

❹ 能力補填型治療介入

　外的な補助手段（道具）を活用して低下した能力を補います．患者と周囲との関係を適切に確保するために補助手段を利用します．周囲との適切なつながりは低下した能力を補うだけでなく，心理的な安定ももたらします．

❺ 行動変容型治療介入

　ある行動を形成または除去する治療介入です．問題行動の除去に利用される場合が多いです．「行動のきっかけ（先行）刺激→実際の行動→行動の維持（後続）刺激」の関係を明らかにして，それらを操作（刺激の付加や撤去）して行動を変えます．

❻ 環境調整型治療介入

　高次脳機能障害の状態に合わせて生活環境を整えます．環境内の情報を正確に理解できるように整理（構造化）します．情報のあいまいさやわかりづらさをできるだけ少なくします．患者が混乱せずに活動できる情報を環境に配置します．

❼ 関係者支持型治療介入

　高次脳機能障害のある患者と生活を長期に共にする関係者（家族）が障害や心理状態を正確に理解して的確に対応できるように助言・指導します．関係者が抱える苦悩の軽減も重要です．理解の不足や誤った理解は誤解と間違った接し方を招きます．これらの予防や解決が大切です．

［参考文献］
1) Heilman KM, Valenstein E(eds)：Clinical Neuropsychology. 5th ed, Oxford University Press, 2012
2) Parsons MW, Hammeke TA(eds)：Clinical Neuropsychology; A pocket handbook for assessment. 3rd ed, American Psychological Association, Washington DC, 2014
3) 坂爪一幸：認知リハビリテーション．渡辺俊之，本田哲三（編）：リハビリテーション患者の心理とケア．pp 236-249，医学書院，2000
4) 坂爪一幸：高次脳機能障害について―若年から成人まで．本田哲三，坂爪一幸，高橋玖美子（編）：高次脳機能障害のリハビリテーション―社会復帰支援ケーススタディ，pp 13-40，真興交易㈱医書出版部，2006
5) 坂爪一幸：高次脳機能の障害心理学―神経心理学的症状とリハビリテーション・アプローチ．学文社，2007
6) 坂爪一幸：心理療法・行動療法．鹿島晴雄，大東祥孝，種村　純（編）：よくわかる失語症セラピーと認知リハビリテーション，pp 124-135，永井書店，2008

〔坂爪一幸〕

1 失語症

概念

　失語症とは一度習得された言語記号の体系が後天性の脳損傷により障害されて起こる言語障害のひとつです．大脳の言語機能を司る言語領域が障害を受けると，思考や概念を言語記号に置き換えることや，言語記号を解読して意味を理解することが難しくなります．すなわち，聴く，話す，読む，書くという言語機能が障害されます．このような状態を失語症といいます．

　個々の状況により異なりますが，発症前には意識することなく，ほぼ自動的に行ってきた他者とのコミュニケーションが，発症を境として突然困難となり，日常生活を営む上で，また職業生活を送る上で支障をきたすことになります．

　失語症患者の示す言語症状は損傷された部位や程度により異なり，いくつかのタイプに分類されます（図4-3）．

　まず発話の流暢性によって大きく2つに分けられます．非流暢なタイプと流暢なタイプです．発話が流暢であるとは，通常の発話と同様に自然でなめらかな話し方のことを指します．話す速さやリズム，抑揚も自然であり，違和感がありません．ただし，内容も正確かというとそうではありません．遠くで聞いていると自然な話し方であり，問題がないように思われますが，よく聞いてみると，発話量が多いのにそれと比較して情報量が乏し

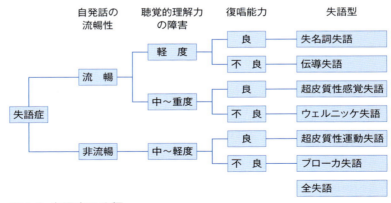

図4-3　失語症の分類
〔Benson DF, Ardila A: Aphasia: A Clinical Perspective. Oxford University Press, 1996より一部改変〕

かったり，意味のわからない内容を話していたり，言い誤りがたくさん出現したりします．
　これに対し，非流暢なタイプの失語症では，全体にぎこちなく，努力していることを感じさせる話し方が特徴です．発話の量は総じて少なく，自分から話すことが全くない場合もあります．話す速さは遅く，リズムや抑揚は平板となります．日本語が達者でない外国の方が話しているように感じられる場合もあります．
　さて，流暢性の次に聴覚的了解，つまり聞いて理解することの障害がどの程度であるかによって，失語症はさらにいくつかのタイプに分けることができます．非流暢なタイプの失語症は，一般的には話すことの障害に比べれば聞いて理解することの障害は重度ではありません．もちろん完全に保たれているというわけではなく，話すことに比べれば聞いて理解することの障害が軽いという相対的な意味です．このタイプの失語症はブローカ失語，あるいは運動失語と呼ばれています．流暢なタイプの失語症では聞いて理解することの障害が極めて重い場合があります．聞いたことばを真似て言うこと（復唱）もできない，すなわち音は聞こえていても音として聞き取れていない場合（ウェルニッケ失語，あるいは感覚失語）と，音としては聞き取れていても意味にならない場合（超皮質性感覚失語）とに分けられます．また発話が流暢で聞いて理解することの障害が軽度である場合もあります．ことばの機能の障害の程度が軽いということになりますが，このなかには物自体はわかっていても，その名前がうまく浮かんでこない喚語障害と呼ばれる症状を中心とする失名詞失語（健忘失語）とか，聞いたことばの意味はわかっていても，そのとおりに真似て言うことができない，復唱のみ困難な伝導失語と呼ばれる失語症のタイプも含まれています．

病巣

　失語症は大脳，特に左側の大脳半球の損傷によって生じます．左側の大脳半球にはことばに関係する中枢（言語中枢）があるとされています．すなわち，失語症患者が右利きである場合は，そのほとんどは，左側の大脳半球に損傷を受けた結果として失語症が生じていることになります．また左利きの場合は，その約65％が左半球の損傷によって失語症を生じているといわれています．
　先にあげた，発話が非流暢でことばの理解は総じて良好なブローカ失語は，左半球の前頭葉を中心とした領域の損傷によって起こります．一方，発話は流暢ですが聞いて理解することの障害が重度なウェルニッケ失語は，側頭葉を中心とした領域の損傷によって生じます．全失語など聞いて理解することの障害も，話すことの障害もいずれも重い失語症は，前頭葉や側頭葉を含む，比較的広い範囲の損傷で生じます．このほか，話し方は流暢で聞いて理解することの障害も軽度で，喚語障害が中心の失名詞失語では，左半球の後方の領域に損傷があることが多いといわれています．ことばの機能の障害は全体に軽度ですが，復唱の障害が特徴的な伝導失語では，右利きでは左大脳半球の弓状束あるいはウェルニッケ野付近が病巣であるといわれています．

日常生活での現れ方

　それまでは何気なく話をし，人の話を聞き，新聞を読み，手紙を書くなど，ごく普通にことばを使っていた方が，大脳の損傷によって突然ことばの障害を生じることがあります．その結果，話すことが少なくなる，ことばがぎこちなく，努力して話すような感じになる，あるいは家族の名前を言い間違える，ものの名前が出づらくなる，言い間違いが多くなる，意味のわからないことばを話し続けるなど，話し方の問題が生じてきます．また複雑な内容は聞いても理解できない，うなずいているので理解したと思っていたら理解していない，聞こえてはいるようなのに，こちらの話がうまく通じなくなる，など聞くことの障害が現れる場合もあります．このような，話しことばのやりとりにおける問題だけでなく，新聞の文字を読んでも意味がわからなくなる，自分の名前の文字が思い出せずに書けなくなる，九九が思い出せない，繰り下がりで誤るなど，書きことばのやりとりや計算もうまくできなくなることがあります．

診療場面での現れ方

　失語症患者の示すさまざまな言語症状を，聞く，話す，読む，書くという4つの言語様式に，さらに計算という項目を加えてまとめると次のようになります．

1 聞くこと

　「ドアを指さしてから鉛筆をとってください」「右手で左の肩にさわってください」などことばの指示に従えるかどうか確認します．このような複雑な指示に的確に従えるようであれば，ことばを聞いて理解することはかなり良好であるといえます．これらの指示に従えない場合は，「時計」と言われて実物を指さすなど，短いことばの理解が可能かどうか確認します．長く，複雑な文の理解では複数のことばを一時的に記憶しておく（聴覚的把持力）必要があります．しかし失語症では程度の差はあっても，ほとんどの患者でこの聴覚的把持力の低下が認められます．そのため長い文を聞いて理解することが難しくなる場合があります．このような場合でも短いことばであれば正しく理解できることがあります．また，ことばの復唱ができるかどうかも確認が必要です．かなり長い文章でも正しく復唱できるにもかかわらず，意味が理解できていない場合があります．また一方で，復唱が正しくできない場合もあります．何度か繰り返すうちに正しく復唱ができ，実物を正しく選ぶことができたとしたら，それは語音として正しく認知されたことによって意味も正しく理解できたことを示しています．

2 話すこと

「お名前は」「朝ご飯は何を召し上がりましたか」など，会話で簡単な質問をしてみます．自発話がみられるか，話し方は流暢か非流暢か，また内容が適切か不適切かについても確認します．失語症では語彙が減少することが知られているので，日常的な品物，あるいは普段はあまり使わない物などについて，名前を言ってもらうことも失語症の診断には重要です．重度の症例では日常よく使う名称（高頻度語）の想起も困難となります．軽度の症例では高頻度語は良好ですが，日常的に使用することの少ないことば（低頻度語）の想起が難しいことがあります．また一口に喚語障害といっても，全く喚語できない無反応という状態もあれば，別のことば（錯語）を言ってしまう場合，目標語の名前を言う代わりに用途や形状などの説明をする（迂遠な表現）場合など現れ方はさまざまです．

話すことに重度の障害がある場合は「はい」「いいえ」で答えられる質問にすることも必要です．復唱については「1. 聴くこと」のところでも触れましたが，文章が長くなったり，単位の数が増えると復唱が難しくなります．

3 読むこと

読むということには，読んで理解することと音読の2種の側面があります．まず読んで理解することでは，「新聞」「鉛筆」「コップで水を飲む」など短いことばや文で表された内容を理解できるかどうか確認します．具体的には，文字と対応する事物を選ぶことができるか，指示に従えるかをみます．聴くことの障害とほぼ同程度であることが多いようです．日本語には漢字と仮名の2種の文字があって，表意文字である漢字の理解と表音文字である仮名の理解との間に差が認められることがあります．読むことのもうひとつの側面である音読では，声に出して文字を読むことができるかどうか確認します．なお，読んで意味を理解することと音読とは必ずしも一致しません．

4 書くこと

たとえば新聞の絵を見て名前を書く，あるいは住所を書くなど，自分で文字を書くことができるか，また言われたとおりに書き取ることができるかどうか確認します．書き取りは，自分で文字を書く場合に比べて多くの場合，良好です．失語症の場合ほかの言語機能に比べて，書くことの障害は最も重篤です．また，話すことと同様に，書き誤りが出現することがあります．たとえば「犬」と書くべきところ「太」と書く，あるいは「えんぴつ」と書くべきところ「えんぷつ」と書くなどは，そのような書き誤りの例です．読むことと同様に，漢字と仮名の間では差がみられる場合があります．

5 計算

　失語症では計算の障害を伴う場合が多いので，加減乗除の筆算などについても調べます．重度の例では数の多い少ないが理解できないなど，数の概念も障害される場合があります．

診断のポイント

　ここまで述べてきたように，言語症状を詳細にみることが失語症の診断では最も重要な事柄です．加えて，CT，MRI，SPECT，PET（陽電子放射断層撮影）など放射線学的画像診断を用いて病巣の位置を確認することも必要です．失語症との鑑別診断が必要になるものを次の項目で示します．

鑑別診断

1 構音障害

　構音障害とは発声発語器官（呼吸器，喉頭，軟口蓋，舌，顎，口唇）の運動の障害により正しい発音ができなくなった状態をいいます．発音（構音）にかかわる種々の器官は，本来，呼吸や食事摂取に使用されるもので，構音障害は呼吸パターンの異常，嚥下障害など呼吸機能，食事摂取機能の障害を伴っていることが多く見受けられます．

　構音障害は失語症とは異なりますが，失語症において話し方がぎこちない，音のひずみや音の置換が目立つと，構音障害と考えられてしまうことがあります．そこで，どちらの問題によるものか確認する必要があります．

　通常，構音障害では，聞いて理解すること，物の名前を言うこと，読み，書字などといった，失語症の場合には障害されている機能には問題がありません．すなわち，構音障害では原則として言語機能の問題が現れることはなく，あくまでも音声や発音上の症状だけです．したがって失語症と構音障害の鑑別のためには，言語機能について調べてみることが有効です．たとえば，事物の名前を言い，同時に書いてもらい確認します．構音障害の場合には，発音において音の歪みが生じるとしても，文字で書いた場合には正しく書けることになります．一方，失語症では，先にみたように，発音だけでなく，書いた場合にも文字の誤りが出現する可能性があります．また構音障害と紛らわしいのは，音韻が極度に変わる場合ですが，症状が構音障害のみの場合には，音が全く違う音に入れ替わる，あるいは意味が違う単語に入れ替わるなどという症状は出現しません．

2 認知症

　大脳の広範囲な病巣，あるいは散在する病巣により全般的な知的活動水準の低下が引き起こされます．このような状態では，ボーッとして反応が遅い，場所や日時を間違える，食事のメニューをすぐ忘れる，状況と全く無関係なことを話す，表情が暗く沈みがちである，気分が変わりやすい，種々の働きかけに無関心である，促されないと自分から何かすることがない，自分の障害についてほとんど理解していない，徘徊や興奮といった行動がみられるなど，さまざまな症状を示します．一方，失語症の患者に対して，今日の日付を質問してすぐに答えられない場合，日時も答えられないのだから，全般的活動水準が低下している，あるいは認知症があると診断するのは早計です．聞いて理解することの障害があれば，質問の意図がよく理解できない場合があるし，話すことの障害があれば，質問の意味はわかっていても，即座に言うことができない場合があるからです．逆に，失語症だけの場合には，認知症の患者が示す記憶障害は通常は出現しません．また失語症の患者の場合には，ことばの理解の面では障害があっても，場面を理解することができ，状況に適合した行動をすることができます．つまり，認知症の患者とは異なり，反応を動作で行う動作性課題やことばを用いない課題などは適切にこなすことができるのです．

補助診断

失語症の診断に用いられる総合的な検査をあげておきます．
- 標準失語症検査(Standard Language Test for Aphasia；SLTA)
- WAB(Western Aphasia Battery)失語症検査(日本語版)
- 老研版失語症鑑別診断検査

リハビリテーションの方法

1 失語症の言語リハビリテーションの背景

　機能の改善を目的とする失語症に対するリハビリテーション(以下，リハ)は，20世紀半ばに本格的に始まりました．その背景には，脳損傷により障害された大脳機能に回復が認められることが，多くの研究者により立証されたことがあげられます．機能が回復するという事実を説明するための仮説がいくつか立てられました．Rosner(1970)によれば，これらの考え方は再構成あるいは再編成という仮説とならびに再建という仮説にまとめることができます．

大脳の機能は多くの中枢によって制御されており，機能は以前と同じ形で取り戻されるのではなく，全く別の形として出現するというのが再構成ないしは再編成という仮説です．一方，神経系は変化し，損傷を受ける前の状態に機能が再構築されるという再建の考え方があります．1970年代以降になるとSPECTやMRIなどの画像が利用できるようになりました．それらの研究による知見から，回復過程に関して，上述のような再編成や再建という単純な図式ではない，より複雑な理論が提案されるようになったのです．機能回復に関するこれらの理論的背景に基づいて，失語症のリハが行われてきました．

　2001年にWHO総会で採択された国際生活機能分類(international classification of functioning, disability and health；ICF)の普及に伴い，障害についてより中立的に考える流れが定着してきています．その中で失語症のリハも脳損傷の結果として生じた言語機能の障害そのものに対するアプローチ，言語機能の代替手段の獲得や使用を含む日常的なコミュニケーションに対するアプローチ，さらには社会参加を促すという観点からのアプローチまで，さまざまな広がりをみせています．同時にICFの考え方では個別性ということが重視されています．失語症や高次脳機能障害では従来，たとえ機能障害の程度やタイプが類似している場合でも，合併している障害や背景にある状況はそれぞれに異なっていることが多いので，対応やリハにおいても個別性ということが尊重されてきました．

　失語症への対応はまず言語機能の評価に始まり，知的機能や学習能力，認知や注意，記憶など高次脳機能の評価も必要に応じて行います．評価結果に基づいて，障害の重症度の判定や合併する問題の有無の判定を行い，大まかな予後の見通しを立てます．家族から得た病前の生活習慣，言語習慣，教育歴などに関する情報も勘案して，一人ひとりの失語症患者の状態に応じた訓練目標を立て，訓練法を選択し，実施するという流れで行われます．さらには外から見えにくい，理解されにくい障害という失語症の特性から，失語症患者本人あるいは家族の心理面に対する援助，また患者への接し方や留意点に関する家族やかかわる人々への情報提供や指導など環境への働きかけも重要なリハの側面となります．このように失語症のリハは多岐にわたります．

2 機能的アプローチ

　言語機能そのものに対するアプローチとは，失語症のリハのなかで最も日常的に行われ，言語機能の改善を目指す訓練を指します．聴覚的理解，読解，発話，書字など言語のモダリティ別に働きかけを行います．従来よく用いられてきた方法はSchuell(1964)により体系化された刺激法です．失語症者では良好なモダリティで正答した後，一定時間内であれば障害された言語モダリティでも正答が可能となることを利用して，良好に保たれている経路から十分な刺激を与え，重篤な障害を有する経路の回復をはかる遮断除去法という治療法もあります．また障害された機能の代償として残存機能を活用することをねらうLuriaの訓練法は機能再編成法と呼ばれています．これは最も効果的に機能していた経路が障害されても，訓練によりそれまで抑制されたり，未開発であったりした経路が，新たに開発され編成されて機能するようになるという現象を背景としています．慢性期には特

に有効とされています．日本では仮名文字の操作能力が特に低下している失語症患者に対して，漢字を媒介として音－漢字－仮名の連合を学習させる方法を用いた経過が複数，報告されています．人間の記号操作能力や情報処理能力のモデルを手がかりとする認知心理学的アプローチなども用いられています．以下に失語症のリハの基礎となっているSchuellの訓練法，また認知心理学的なアプローチを取り上げます．

Ⓐ Schuellの訓練法

　Schuellは聴覚的刺激を重視した訓練法を体系化しました．Wepman(1951)の脳におけるパターンを構成し，貯蔵したり回収したりするためには反復感覚刺激が不可欠であるとする刺激法を基本としています．Schuellは言語訓練の原則として，以下のような事柄をあげています[15]．①身近な言語刺激を与える：失語症のタイプ，重症度を考慮すると同時に失語症患者本人にとって関心のあることば，それまで使い慣れてきた高頻度のことばを用います．②複数の入力回路の使用など強力な言語刺激を与える：たとえば，聴覚刺激と同時に視覚，触覚，嗅覚などを組み合わせたもの（例：実物）を用いると，単一回路の刺激（例：絵カードのみ）を用いる場合に比べ，正反応の可能性が増します．③刺激を反復して与える：1回の刺激では正反応が得られない場合も，数回の反復刺激によって正しい反応が得られる可能性が増します．④刺激に対する何らかの反応を引き出す：提示した刺激に対してたとえば，指差し，復唱，音読，発話，書字反応などを引き出すことにより，刺激－反応－刺激のフィードバック回路全体を活性化させ，次の反応を促進します．⑤正反応をほめるなど，得られた反応を選択的に強化する：Schuellは特にpositive reinforcement，すなわち正しい反応に対してはほめたり，励ましたりすることの効果を強調しています．⑥誤反応に対しては矯正するよりも刺激の適切さを再考する：正しい反応が得られないのは，刺激の提示方法が不適切であったり，不十分であったりすることの反映です．矯正することは失語症患者本人のフラストレーションを逆に増大させる結果につながる可能性が多いことに留意します．

　これらの原則は失語症のリハ全般に共通する原則と考えられています．Schuellの訓練法は現在もほかの訓練法と組み合わせて多く用いられています．

Ⓑ 認知心理学的アプローチ

　認知心理学的アプローチは，1970年代に発展した認知神経心理学における情報処理過程のモデルに基づいて失語症状を分析し，言語処理過程のいずれの部分の障害であるかを同定し，それに基づいて治療計画を立てるという方法です．単語の情報処理モデルにはロゴジェン・モデル，ニューラル・ネットワーク，などがあります．失語症の臨床ではロゴジェン・モデル(図4-4)がよく用いられます．単語レベルの読み書き，あるいは呼称に関する処理過程のモデルは研究者間でおおよその一致が得られる状況となっており，訓練に関する報告も行われています．また1992年には語彙障害の解析を目的としたPALPA (Psycholinguistic Assessments of Language Processing in Aphasia)と呼ばれる評価システムが開発され，使用されています．認知心理学的アプローチは失語症状を厳密に分析することに優れており，また治療効果の判定を客観的に行うことができるという利点があ

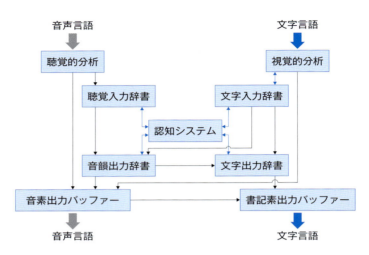

図 4-4 ロゴジェン・モデル
〔Patterson K, Schwell C: Speak and spell: Dissociations and word-class effects. Coltheart M, Sartori G, Job R(eds): The Cognitive Neuropsychology of Language. pp 273-294, Lawrence Erlbaum Associates, 1987 より一部改変〕

ります．一方で，具体的な訓練方法ということになると，決定することが難しいとも指摘されています．ニューラル・ネットワーク・モデルや相互活性化モデルなどの活用も検討されており，さらなる研究の進展が望まれています．

ⓒ コミュニケーションの側面へのアプローチ

　コミュニケーションの側面へのアプローチは，当初，言語機能の改善に限界があり，言語機能に代わる手段が必要となった重度失語症者に対する代償手段の獲得を目的とした訓練から始まりました．Helm-Estabrooks ら(1982)は代償手段としてのジェスチャーの獲得訓練として Visual Action Therapy(VAT)を開発し，わが国では田中，中条らが VAT を用いた報告を行っています．言語機能の代償手段としては，このほか，コンピュータを用いたアイコンやサイン，描画，コミュニケーションボードなどを用いる方法が試みられています．失語症が重度の場合にも非言語的伝達手段の獲得は可能であることが明らかとなっていますが，同時にコミュニケーションのレベルにより実際に使用する際の汎化が難しいなど，症例による差が認められることが指摘されています．

　近年，生活の質(quality of life；QOL)が重視されるようになり，コミュニケーションの側面へのアプローチは対象範囲が拡大されています．代償手段を実際のコミュニケーションの場で使用するためには，使用訓練が必要であるといわれています．また訓練室における成果が実際の生活場面でのコミュニケーションに活かせない，言語機能とコミュニケーション能力との間に乖離がみられる場合などにも，コミュニケーションの側面へのアプローチが重視されるようになっています．

　Promoting Aphasics' Communicative Effectiveness(PACE)は獲得した代償的手段を

表 4-1 PACE の原則

1. 臨床家と患者がメッセージの受け手と送り手として対等な立場で情報伝達を行う．
2. 新しい情報の交換により治療関係が成立する．
3. 患者はメッセージの伝達手段を自由に選択できる．
4. 患者が伝達できたメッセージに基づき臨床家はフィードバックをする．

実際のコミュニケーションの場で使用するための前段階的な訓練法と位置づけられるものです．日常のコミュニケーション場面に近い場面を設定し，対話方式を重視する訓練法であり，改善した機能を実際の会話では十分発揮できない場合にも有効です．PACE の原則を示します(表 4-1)．

まず①臨床家と患者がメッセージの受け手と送り手として対等な立場で情報伝達を行う：時にはコミュニケーションの過程において送り手と受け手という役割を途中で交代することもあります．②新しい情報の交換により治療関係が成立する：そもそもコミュニケーションは個々人の間で新しい情報を交換する手段として生じるという前提があります．通常の言語聴覚療法の場面ではたとえば，絵カードを見せて患者に呼称させる場面を考えると，絵が言語聴覚士と患者の双方の前に提示されているので，言語化された情報は既に双方に共有化されています．PACE ではこのような余分な状況を避けることに焦点があります．すなわち，訓練の手続き上，カードは言語聴覚士もしくは患者の片方にしか見えないようになっており，「新しい情報」を作り出すことを試みています．③患者はメッセージの伝達手段を自由に選択できる：通常の訓練では失語症患者は言語的反応を求められ，言語的反応に常に焦点が当てられています．しかし実際の会話場面ではいつも発話を必要とするとは限りません．そこで PACE では，発話によらない，効果的な方略についても練習ができる機会を提供するようにしています．④患者が伝達できたメッセージに基づき臨床家はフィードバックをする：機能障害に対する働きかけに分類される訓練では，言語聴覚士のフィードバックは積極的な強化や言語学的な適切な応答による刺激を意味しています．たとえば，ヒントを与えるということは，言語聴覚士にとって患者が伝達しようとする内容を知っているから可能となります．曖昧なメッセージについては情報の多いフィードバックをします．「わかりません．何か描いているのですか」などです．また患者が用いた伝達手段で最初に応答することが大切です．その後で理想的な受信フィードバックを供給することを勧めています．

D 環境に対する働きかけ

急性期から慢性期までのそれぞれの時期に，失語症患者本人を取り巻く家族や友人，スタッフ，職場の関係者などに対し，障害の状況，接し方，留意すべき点などについて理解を促す働きかけをします．周囲の理解の有無は重要なポイントです．関連する病棟では主として看護師に対し，失語症のごく簡単な評価法，および失語症患者と接する際にどのような点に留意すべきか，といった点についてマニュアルを配布することもあります．また

個々の失語症患者にかかわるスタッフに対し，情報伝達の機会をできるだけもつことも重要です．そのためには本人が拒否しない限りは訓練場面への家族の同席を勧めます．百聞は一見に如かずで，実際に言語聴覚士とのかかわりの場面に同席することは，家族にとっては，ことばで説明されるよりも有益であることが明らかとなっています．

E 心理的アプローチ

　心理面への援助とは，失語症患者本人に障害の理解を促し，カウンセリングや患者同士の交流，ゲームや趣味活動を通じ，本人の喪失感，挫折感を軽減することを目的とする働きかけのことです．言語機能の障害はほかの身体機能の障害に比べ障害の状況が本人にも十分理解されにくいという側面があります．このため発症からのいずれの段階においても，心理的な側面に対する援助は欠かすことができません．

　急性期には，集中的訓練期にリハ病院に転院してからスムーズに訓練が実施できるように，初期のうちに何が問題であるのか，なぜ訓練をしなければならないか，失語症患者本人に理解させることが重要です．まだ十分な耐久性のついていない時期に，あるいは自分の障害の状況が十分理解されていない時点，または言語機能の障害に加えて認知の問題や集中，注意の問題があるときに，言語訓練を強行しようとすることは百害あって一利なしです．本人の問題を明確にすること，これから改善が期待できること，そのためには訓練が必要であること，これらを理解しておいてもらう必要があります．そのために時間を要し，訓練の開始に多少の時間的遅れを生じるとしても，長い目で考えた場合には有益であることが多く，配慮すべき点であると思われます．

　慢性期になると，失語症患者の中に，病前と同じ状態に戻ることにこだわったり挫折感や喪失感，無力感から抜けられない，などの状態を示す場合があります．そのような失語症患者には，発症からの経過がより長い失語症患者との面談，地域の友の会への参加などを促します．ほかの患者との交流により自己を客観視することができる場合があります．また関心を外に向ける試みが効を奏することもあります．この時期になると，個々人の生活背景などにより症例ごとに有効な対応は異なります．

3 発症からの時期によるアプローチの違い

　上述のように失語症に対してはさまざまな側面からのリハが行われています．どのような組み合わせでどのようなアプローチが行われるかという点については，発症後の経過時期，また個々の状況に応じて異なります．発症からの時期によって以下のような一般的特徴があります．

　発症からの経過が短い急性期ないし亜急性期，リハが集中して行われる回復期，そして機能レベルの改善には限界があるもののコミュニケーション能力へのアプローチが中心となる維持期（慢性期）の3つの時期に分けられます．検査や機能訓練，拡大代替手段の検討を含むコミュニケーション能力への働きかけ，スタッフや家族への指導など，それぞれの段階に応じた失語症に対するリハを言語聴覚士が中心となって行います．

Ⓐ 急性期ないし亜急性期

　発症後1〜2か月という時期には，言語機能の障害に加え，注意持続の問題，集中力の欠如，全般的な知的活動水準の低下，易疲労性，全身状態の不安定さなどさまざまな問題があります．急性期・亜急性期では言語障害の有無が明らかでない場合もあります．生命の危機を一応脱した時期になると，全身状態は安定してきます．しかし1日のうちで状態が変動する場合や，非常に疲れやすい場合なども多く認められます．発症直後に現れていた症状のうち，時間の経過とともに改善し，消失するものもあるし，逆に言語障害，認知の障害，行為の障害など，全身状態や全体の活動性が改善するにつれて，明確になる問題もあります．そして，これらの問題に対するリハが開始されることになるのです．ベッドサイドで言語聴覚療法が実施されることも多く，この時期は短時間で実施できるものとすべきです．まず，障害の性質や程度を把握し，確実なコミュニケーション手段を確保する，障害に対する本人，家族ならびにスタッフの理解を深める，突然の異常な事態に直面して本人や家族が陥った不安に対する心理的側面の支持を行うことが目標となります．

■ コミュニケーション手段の確保

　コミュニケーション手段の確保を行うには，まず障害の性質や程度を把握しなければなりません．この時期はベッドサイドで訓練が開始されます．全身状態が安定しないことが多く，長時間にわたる評価や訓練は疲労を招き，効果は期待できません．働きかけの時間は短くし，その上で次の点について確認するようにします．

1) 理解の状況

　周囲の人から話しかけられたとき，日常会話程度の内容は聞いて確実に理解できるか．簡単な日常会話の理解が不十分ではあるが，文字（特に漢字）を提示すると理解されやすいか．あるいは実物を示すと理解されやすいか．

2) 表出の状況

　伝えようとする内容があるとき，ことばで十分伝えられるか．一部分であれば単語を発話することで表出できるか．一部分を漢字など文字を使用して伝えることができるか．身振りや手振り，あるいは描画で伝えることができるか．聞き手があれかこれかというようにひとつずつ確認していかないと伝えることが難しいか．

　これらの状況を確認することで，確実にコミュニケーションがとれる方法は何かということがわかってきます．

　たとえば理解について，日常会話程度の内容は聞いて理解することができるが，表出面については発話量は少なく，ことばによる伝達は難しい，ただし一部分は漢字を書くことができるということが評価結果から明確になったとき，コミュニケーションを確実にとるためには，発話に加えて積極的に漢字を書くことを勧め，伝達の補助手段とすることが重要です．

　一方，表出では錯語は多いものの，断片的な情報の伝達については発話が可能ではあるものの，簡単な文の理解も困難であり，わからなくてもうなずくといった場合には，実物や文字を提示しながら理解されたかどうか，ひとつずつ確認することが必要となります．

■障害に対する本人，家族ならびにスタッフの理解を深める

　言語機能の症状について，また確実なコミュニケーション手段について，本人，家族，ならびスタッフで情報を共有します．コミュニケーションは日々，さまざまな場面で行われるので，周りにいる家族やスタッフがコミュニケーションの状況を同じように理解し，留意すべき点を守って患者本人とコミュニケーションをとることが重要です．ある人は書字を促すが，ある人は発話させようとするなど，人によって接し方が異なると，本人の不安は募ることになります．何に注意してコミュニケーションをとるのがよいかを理解し留意することでコミュニケーションを円滑にとることができるようになります．

■心理的側面の支持

　自由に話をし，人の話を聞き，新聞を読み，手紙を書くなど，それまで何不自由なくことばを使用していた人が突然，それができない状況に陥ったと想定してみます．機能を喪失したことに対する挫折感や喪失感をもち，すべてのことに対して自信喪失の状態に陥ったとしても不思議はありません．また，病気や障害の予後に対する不安や焦燥にかられることもあります．

　ことばはそれほど人間の生活に重要な役割を果たしている機能なのです．したがって，障害があるのはことばであり，それ以外の機能や知識は損なわれていないこと，実際にどのような点に留意すればコミュニケーションが可能となるかということを本人と家族に伝え，実践してみます．このようにすれば相手に自分の意図を伝えることができる，このようにすると相手の言っていることがよりわかりやすいなどということをひとつずつ確認していくことが重要です．

❸ 回復期

　回復期には全身状態が安定し，障害された機能の改善を目的とする機能訓練が集中的に行われます．患者は自己の状況をある程度，客観的に理解するようになることで，むしろこの時期に機能を喪失したことに対する挫折感，病気や障害の予後に対する不安や焦燥に陥ることがあります．この時期には，リハへの意欲を高める働きかけや自己の障害を客観的にとらえられるよう促す働きかけも継続して必要となります．

　訓練は通常，患者本人に対する言語機能の改善を目的とした働きかけと，患者を取り巻く家族など環境への働きかけの2つに分かれます．

■患者本人に対する訓練

　座位保持もある程度でき，耐久性もつき，反応も安定した時点で，言語機能の検査を実施します．詳細な言語機能の評価結果に基づき，訓練目標を立て障害のある言語モダリティ別に訓練が行われます．以下に，聴覚的理解力を高めることを目標とする訓練を行う場合を例にとり説明します．

　身近な物品名を言われて絵カードを指さす訓練を行い，はじめは4枚の絵カードの中から1枚選ぶ，次に絵カード6枚から1枚選ぶ，絵カード4枚から続けて言われた2枚を選ぶ，あるいは3枚を選ぶというように，順次難易度を上げていきます．このように課題の

条件を統制して，短い単位から長い単位へ，具体的なものから抽象的なものへ，刺激の回数が多いものから少ないものへと変化させていきます．一定期間訓練を行ったあと，言語機能の評価を再び行い，訓練効果の判定と訓練目標の修正を行うというサイクルが繰り返されます．時間の経過に伴い言語機能の改善は鈍ってきます．改善の伸びが停滞した時点で言語機能の改善を目的とした訓練から生活の中でどのようにコミュニケーションをとるか，その改善を目的とする訓練に移行します．

■環境に対する働きかけ

　身体的な障害では，障害の存在はほとんどの場合他者には一目瞭然です．これに対し，言語機能の障害は，ことばを使用して初めて問題に気づきます．これは，何ができて，何ができないかが見えにくいということを意味しています．この点は言語障害の特徴といえます．そのため発症当初は，本人の心理的安定のためにも患者を取り巻く家族や医療スタッフが，患者の言語機能の状態について理解し，的確なコミュニケーションを確立することが必要であることは既に述べました．回復期に機能レベルの改善が進み，職業への復帰が可能と判断された場合には，職場の人々にも正しい理解を促し，過大な要求をする，逆に過小評価することがないよう働きかける必要があります．

　この回復期までは，リハは主として病院などの医療機関において行われます．

❸ 維持期（慢性期）

　維持期（慢性期）に入ると言語機能の改善は緩徐となり，訓練終了後，復職が可能かどうかという問題が検討されることになります．この時期，多くの患者は入院から在宅になっており，訓練は医療機関において，あるいは介護保険制度の枠組みの中で継続されます．

　この時期は，機能レベルの回復を目指す段階から，実際の生活場面において，回復した言語機能を最大限に生かすことを目的とする段階へと移行します．したがって，コミュニケーション能力に対する訓練，活動半径を広げる働きかけが行われます．障害が残存する場合には，その障害を補い，代償する方法の検討や使用訓練を行います．それらのリハを通して本人が障害を受容し，よりよい社会適応が可能となるよう援助を行います．

　日常の生活において，趣味であれ，地域活動であれ，何か生きがいとなる事柄を見つけることも必要です．地域の福祉センターや老人センターなどが行う種々の企画などは近年増加しており，このような社会資源の活用を促すのもひとつの方策です．あるいは，各地にある失語症友の会も活用することができます．同じ障害をもつ者同士という安心感から，地域での活動より親しみやすい場合もあります．

日常生活への援助

　家族が失語症患者と接する際の留意点は**表4-2**のようにまとめられます．

　基本的に重要なことは，第1に患者の言語機能の状態や重症度を十分理解して，その上

表 4-2 失語症患者と接する際の留意点

1. 注意を喚起してから話し始める．
2. 短い文で簡潔に，具体的にゆっくりと話しかける．
3. 患者が使い慣れたことばや，簡単なことばを使う．
4. 話題を唐突に変えない．
5. 1回で理解できないときは，もう1度繰り返すか，表現を変える．
6. 患者が関心をもっている話題を選び，話す．
7. 必要に応じて身ぶり，文字，実物の提示などを併用しながら話す．
8. 重要な事柄はメモに書いて渡す．
9. 患者が話すための時間を十分とり，ゆっくり辛抱強く聞く．
10. 話すことを強制したり，誤りを訂正したりしない．
11. 話すことが難しい場合には，聞き手がYES-NOで答えられる質問で聞く．
12. 話しことばにこだわらず，文字や絵，身ぶりなどの方法を促す．
13. 常に勘を働かせて，患者の話そうとしていることを理解しようと努める．
14. うまく伝えられたときは一緒に喜ぶ．
15. 患者を子ども扱いせず大人として接する．

で聞き方，話の引き出し方の工夫を行うこと，第2に患者の人格を十分尊重した接し方をすることです．また，失語症患者の抱える問題は言語機能の障害に加え，心理的問題，身体的問題など多岐にわたっています．それを踏まえてコミュニケーションがとりやすい環境を整えることが重要です．

失語症リハビリテーションの課題

　言語機能の改善のみがリハの焦点であった時代があります．現在は，障害の背景にある言語処理機能の解明を基に問題点を分析し，訓練の方略を考えるという方向性の出現，そしてQOLが重視されるという時代の流れに従い，日常生活でどれほどコミュニケーションをとることができるかという側面に注意が向けられるようになりました．言語聴覚士に求められるものは，個々の失語症患者に対して，適切な組み合わせを迅速に選択することです．
　失語症に対する訓練の効果については十分明快な答えが出されないままです．言語症状の改善が訓練を行った効果であるか，あるいは自然回復によるものであるか，明確な区分は難しいです．また言語症状，大脳の損傷部位，失語型，重症度，年齢，性別，発症からの経過月数，言語訓練の内容など，統制すべき条件が多いために，特定の訓練をある群に行い，別の群には行わずに訓練前後の成績を両者で比較するというタイプの研究には向きません．そこで，平均値で表されるものは何かということが問題になります．言語リハでは定量的な手法になじまない要素があります．その中で神経心理学的アプローチが導入され，多くの患者の言語治療を検討することには適していないが，より厳密に訓練効果を判

定できる単一症例実験計画法などが用いられるようになってきています．

　科学的根拠を求めることは，効率の良いサービスを多くの患者が受けられるようになることにつながると考えれば，失語症に対するリハについてもこの視点を取り入れることは重要です．個々の患者に適した訓練法を，さまざまに組み合わせ選び取ることは，言語聴覚士にとって極めて重要な命題でもあります．

　さまざまなアプローチが行われるようになった現在も最終的には 1 例 1 例の個別の症例について，障害を分析し，最も適切な訓練方法を選び取った結果が最も重要であり，それを地道に集積していくことが求められています．

[参考文献]
1) Davis GA & Wilcox MJ: Incorporation parameters of natural conversation in aphasia treatment. Chapey R (ed): Language Intervention Strategies in Adult Aphasia. Williams & Wilkins, 1981
2) De Partz M: Reeducation of a deep dyslexic patient: Rationale of the method and results. Cogn Neuropsychol 3: 149–177, 1986
3) 波多野和夫(編著)：失語症のホームケア．医歯薬出版，1999
4) Helm-Estabrooks N, Fitzpatrick PM, Barresi B, et al: Visual action therapy for global aphasia. J Speech Hear Disord 47: 385–389, 1982
5) 柏木敏宏，他：失語症の改善機序―機能再編成を中心に．失語症研究 8：105–111，1988
6) 柏木敏宏(監修)：新・失語症患者の看護．メディカ出版，1996
7) Kay J, Coltheart M, Lesser R et al: Psycholinguistic Assessments of Language Processing in Aphasia. Lawrence Erlbaum Associates, 1992
8) 高次脳機能障害者リハビリテーション等調査研究会(編)：高次脳機能障害の診断・リハビリテーションマニュアル．東京都衛生局，2002
9) Luria AR: Restoration of Speech: Restoration of Function after Brain Injury. Pergamon Press, 1963
10) 日本言語療法士協会学術支援局専門委員会失語症系(編)：言語聴覚士のための失語症訓練ガイダンス．医学書院，2000
11) 物井寿子：ブローカタイプ失語症患者の仮名文字訓練について―症例報告―．聴覚言語障害 5：105–117，1976
12) 中条朋子，他：慢性期重度失語症患者に対するジェスチャー訓練の検討．第 2 回言語障害臨床学術研究会発表論文集，pp 59–73，1993
13) Patterson K, Schwell C: Speak and spell: Dissociations and word-class effects. Coltheart M, Sartori G, Job R (eds): The Cognitive Neuropsychology of Language, pp 273–294, Lawrence Erlbaum Associates, 1987
14) Rosner BS: Brain functions. Annu Rev Psychol 21: 555–594, 1970
15) Schuell HM, Jenkins JJ, Jimenez-Pabon E: Aphasia in Adults: Diagnosis, Prognosis, and Treatment. Harper & Row, 1964
16) 鈴木　勉，他：失語症患者に対する仮名文字訓練法の開発―漢字一文字で表記する単音節語をキーワードとし，その意味想起にヒントを用いる方法．音声言語医学 31：159–171，1990
17) 田中純平：1 全失語症患者に対するジェスチャー訓練の試み．神経心理学 8：100–109，1992
18) 立石雅子(編)：言語聴覚士のための失語症訓練教材集　ハイブリッド CD-ROM 付．医学書院，2001
19) Wepman JM: Recovery from Aphasia. Ronald Press, 1951
20) Weigl E: Neuropsychology and Neurolinguistics: Selected Papers. 1981

（立石雅子）

訓練課題 1

読解力の訓練

目　　的 ▶ 読解力を改善する
用　　具 ▶ 鉛筆，課題シート1
手続き ▶ 新聞記事と設問が書かれたシートを用います．
指　　示 ▶ この問題をご覧ください．これは新聞の記事を読みとる力をつける課題です．上に書かれた記事を読み，下の設問に答えてください．
評　　価：所要時間，正答数

バリエーション ▶
1. 設問に対する答えを口頭で言う．
2. 設問を作らずに全体を要約して書く．
3. 読解は可能で，書くことが難しい場合には，設問に対する答えを選択肢から選ぶ形で用意する．
4. 記事の長さを調節する．

結果の解釈 ▶
まとまりのある文章を読んで理解する力をみます．正答数が少ない場合，理解が不十分であるのか，あるいは理解できていても表現が難しいのか，見極める必要があります．理解が難しい場合は文章を短くするなどの工夫が有効です．表現できない場合は選択肢を用意する，口頭で答えるなど解答方法を変えます．

バリエーションの例

設問1 ▶ この記事の中心となる話題は何ですか．次の中から適切なものを選びましょう．

> フィラデルフィアの話　　母の日の花の話
> 「母の日」が制定されるまでの話　　政治運動の話

課題シート 1

　5月の第2日曜日は「母の日」である．母への感謝の念を表す日として現在あるような形に定着させたのはアメリカ，フィラデルフィアの女性である．日曜学校の教師をしていた母を尊敬していたこの女性は，母が5月9日に亡くなったあと，世の中で母親に対する子どもたちの思いやりが十分でないとして，議員や知事などの政治家，新聞などのマスコミに手紙を書き，母の日を制定するための運動を展開した．その努力が実り，1910年にようやくオクラホマ州，ワシントン州などの州が5月の第2日曜日を州の休日として指定した．これが他の州，世界各地にも広がり，日本でもこの日が「母の日」として定着した．

設問1 ▶ この記事の中心となる話題は何ですか．

設問2 ▶ 5月の第2日曜日はどのような日ですか．

設問3 ▶ 現在のような形で「母の日」が決まったのはいつのことですか．

設問4 ▶ フィラデルフィアの女性が運動をしたのはなぜですか．

設問5 ▶ どこの国で始まったことですか．

設問6 ▶ フィラデルフィアの女性の母親は何をしていたのですか．

訓練課題 2

自発書字の訓練

目　　的▶書字能力を改善する
用　　具▶鉛筆，課題シート 2，ストップウォッチ
手続き▶課題シートを用います．
指　　示▶これは書く力をつける課題です．昨日のできごとを思い出しながら，空欄になっているところを埋めて書きましょう．
評　　価▶所要時間，正答数

バリエーション▶
　　1. 空欄を埋める形でなく，自発的に日記を書く．
　　2. 空欄を埋めることが難しい場合は，選択肢を用意し，そこから抜き出して書き入れるようにする．
　　3. 問われた内容に口頭で答える．

結果の解釈▶
　　毎日書いていると書き慣れた部分はスラスラ書けるようになるが，同じ内容が繰り返されることもある．パターン化しないように注意が必要である．できごとの部分を文で書くことが難しい場合は単語で書くことをすすめる．

バリエーションの例

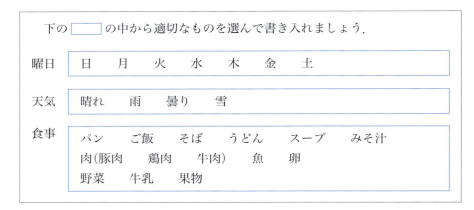

① 失語症

課題シート2

昨日は何をしましたか．空所を埋めてください．

日付(曜日)▶　　年　　月　　日(　　)

天　気▶

朝　食▶

昼　食▶

夕　食▶

できごと▶
1.

2.

3.

訓練課題 3

コミュニケーション能力改善の訓練

目　的▶伝達能力を高める
用　具▶鉛筆，事物の写真〔絵カード（課題シート 3）〕，白紙
手続き▶事物の写真（絵カード）を伏せて重ねておきます
指　示▶ここに写真（絵カード）が何枚かあります．1 枚ずつとって，その内容を説明するゲームをします．ことばでも，文字でも，絵でも，ジェスチャーでも，何を使っても結構です．それでは私がやってみます（絵カードを 1 枚，相手に見えないように取り，その内容を音声，文字，ジェスチャー，描画のいずれかで示す．相手にたくさん使ってもらいたい表現方法があればそれで示す，発話にこだわる場合はほかの手段もあることを強調する表現方法を用いるなど，相手の状態に合わせ，自分の順番の時に表現手段を選ぶとよい）
評　価▶所要時間，内容を相手に伝達できた数

バリエーション▶
1. 写真（絵カード）の内容をより複雑なものに変えて行う．
2. 特定の伝達手段を練習する場合には伝達手段を限定する．
3. グループで実施する．

結果の解釈

口頭で伝える（名称を言う）ことにこだわると，出るか全く出ないかのいずれかになります．いずれの方法を用いてもよいという促しが必要となります．この切り換えがスムーズにできるようになるとコミュニケーション能力は改善したといえます．

写真（絵カード）を伏せて重ねておきます．
ゲームは向かい合って行います．
自分の引いたカードは相手に見せないようにします．

カードの例

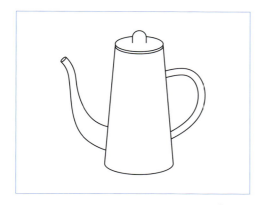
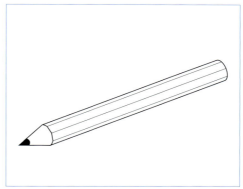
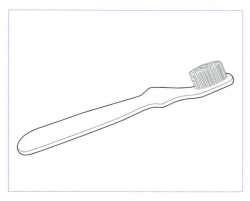
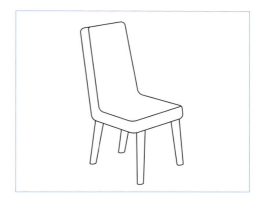
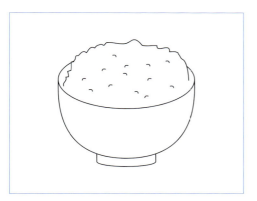
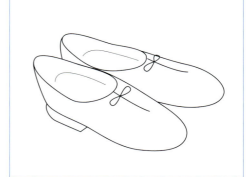

注意障害

概念

1 注意とは

　注意とは特定の対象に意識を振り向けるプロセスを指しますが明確な定義はなく，神経生理学と心理学でもそのとらえ方に相違があります．ここでは「特定の標的を選択的，優先的に認識，処理し，ほかの刺激に対する処理を抑制する機能」とします．注意は種々の精神活動の根幹をなす機能であり，その障害によって認知，思考，行為，言語，記憶に何らかの影響が生じます．注意は全般性（汎性）注意と方向性注意（半側空間無視）に分けられますが，本項では主に前者の注意障害について述べます．

　注意障害は意識障害の延長上に位置する症候で，軽度意識障害の症状ともいえます．脳外傷，脳炎，脳卒中，変性疾患（前頭側頭型認知症など）をはじめ種々の脳疾患・外傷で出現します．脳外傷では記憶障害と並んで高頻度にみられる後遺症といわれています．

2 注意の特性とその障害

　注意にはいくつかの特性やコンポーネントが提唱されています．しかし，これにもいくつかのモデルが考えられており，諸家の意見は必ずしも一致していません．同じ用語でありながら，人によってその意味が微妙に異なることもあります．

Ⓐ Whyte らによる注意コンポーネントのプロセス（表4-3）

　Arousal（覚醒）とは環境刺激に対して反応できる状態のことを指します．あるレベルを維持しながらゆっくりとした変動（tonic arousal）を呈しますが，環境からの要求に応じて短時間に変調する（phasic arousal）こともできます．Selection（選択性）〔focused attention（注意の集中性）ともいわれる〕は特別な刺激や反応に注意を集中させる能力で，ある空間における刺激の抽出など空間的操作における事象も含みます．Strategic control of attention（注意の戦略的制御）には注意の持続，妨害因子の抑制，注意のシフトや転換，作動記憶，2つ以上の課題の同時処理などの諸機能があります．Speed of information processing（情報処理速度）は神経システム内を情報が伝達，処理される速度のことです．

表 4-3 注意の特性とその障害

> Arousal
>   感覚情報を受容し，反応する準備にある状態
> Selection
>   特定の刺激や反応に注意を集中させる能力．空間的，非空間的に分けられる
> Strategic control of attention
>   目標を達成するために必要な注意に関する「戦略上」の能力
> Speed of information processing
>   認知プロセスにおける情報処理速度

〔Whyte J: Neurologic disorders of attention and arousal:assessment and treatment. Arch Phys Med Rehabil 73: 1094-1103, 1992 より〕

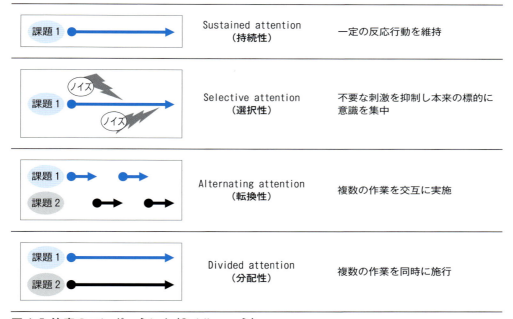

図 4-5 注意のコンポーネント(Sohlberg ら)

B Sohlberg らの注意コンポーネント

歴史的に注意は心理学の分野で論じられることが多かったため，その概念モデルは社会生活上の具体的症候に還元しにくい欠点がありました．そこで Sohlberg らは脳障害者の症状や訴えを取り入れて，現実の臨床に即したモデルを提唱しました(図 4-5)．

① Focused attention(焦点性注意，注意の集中性)

環境からの刺激に対して個別に反応できる能力で，意識障害からの回復過程にしばしば障害されます．Whyte らの arousal に近い概念といえます．障害されても一時的で，通常，臨床的に注意障害が問題となるのは以下の4つのコンポーネントです．

② Sustained attention（持続性注意）

　一貫した対応行動を一定時間維持することです．作業記憶の概念も含まれます．持続性注意が障害されると，時間経過とともに作業量や作業効率が低下します．同じ作業量の処理時間が長くなる，単位時間でこなせる業務量が減る，同じ業務量に対して感じる精神的ストレスが増える，などの所見がみられます．場合によっては業務量が時間に比例せず，単位時間の処理量にばらつきが出ることもあります．

③ Selective attention（選択性注意）

　本来の標的と無関係の妨害・競合刺激（ノイズ）に対して，それに作業を阻害されずに認知構えを維持する能力を指します．外的（環境からの）ノイズ（周囲の会話，聞こえてくるテレビ・ラジオの音声など）以外に，心に浮かぶ心配事や関心事といった内的ノイズも注意を妨害することになります．この機能に障害があると不要な刺激にすぐ注意が逸れてしまい，作業の継続が困難となり業務効率が低下してしまいます．

④ Alternating attention（転換性注意）

　異なる認知的作業に対して注意の焦点を切り替えたり，シフトさせたりする能力です．簡単に言えば2つの作業を交互に行うことで，一方の作業中は他方を中断します（例：文書作成中に電話がかかってきたら，ワープロ業務をいったん中断して電話対応のみ行う）．処理プロセスの柔軟性が必須であり，作業記憶も関与します．転換性注意障害があると一度形成された認知プロセスから別の作業に移れなくなります．

⑤ Divided attention（分配性注意，分割的注意，以下，分配性注意とする）

　2つ以上の課題を同時に処理（先の例では書類作成を続けながら電話対応する）したり，ひとつの課題要求の中で2種以上の刺激を同時に監視・処理〔例：後述のPASAT（Paced Auditory Serial Addition Task）〕する能力です．あることを心に留め置いて，別の作業をするという意味で作動記憶と密接に関連する機能といわれています．会話しながらの自動車運転，会議中のメモ記録，乳児をみながらの家事作業など，日常生活の中でもさまざまな場面で稼働しています．

病巣

　注意自体が多くの機能体の上に成り立っているもので，多くの病変が注意障害に関連します．びまん性病変による脳機能障害においても注意障害は頻度の高い症候です．

1 びまん性あるいは広汎性病変

　脳外傷後のびまん性軸索変性をはじめとする全般的脳障害により注意障害が生じます．ほかの病因（電解質異常，代謝性脳症，中毒，感染，てんかん後など）による脳障害でも同様です．多発性硬化症に代表される脱髄疾患と注意障害との関連も示唆されています．

アルツハイマー(Alzheimer)病，レビー(Lewy)小体型認知症，前頭側頭葉変性症などの認知症も注意障害をきたします．レビー小体型認知症ではアルツハイマー病に比べ，注意の選択性，持続性，反応抑制性，セットの切替えなどに障害が目立ち，前頭側頭葉変性症では転導性が亢進し，すぐ注意が逸脱してしまうために持続性注意が損なわれやすいなど，疾患ごとの特徴も報告されています．

認知障害が主徴のひとつとされる正常圧水頭症にも注意障害がみられます．軽症例でも出現し，前頭葉関連障害といわれています．

2 限局性病変

前頭葉，頭頂葉，基底核，視床，脳幹網様体に関連した神経ネットワークが注意に関与します．意識，覚醒に関与する上行網様体賦活系は脳幹に存在し，感覚系の入力を受けて広く大脳皮質に投射線維を送ります．これによって脳全体の基本的活動水準が維持されます．意識障害の回復に従い，注意障害の症状が具現化してきます．

前頭葉では前頭前野や帯状回が注意と関連します．皮質下領域による症状は，皮質への投射回路に連携した皮質の遠隔徴候と考えられています．下頭頂小葉，下前頭葉，帯状回，下内側側頭葉は感覚連合野からの投射があり，注意の転換に重要な部位といわれています．また左右半球の特性という点では右半球と注意機能との関連が指摘されています．

日常生活での現れ方

患者自ら注意障害を訴える場合もあれば，他人が気づいて明らかになることもあります．患者が自覚していないことも多いので，社会生活上の諸症状を知っておく必要があります(表4-4)．また，構造化された行動観察は診断・評価ツールになります．後述する「補助診断」に位置づけされますが，日常・社会生活での諸問題を扱うのでここで述べることとします．

1 自覚症状

「注意がすぐ逸れてしまい集中できない」など明らかに注意障害とわかる場合もありますが，あくまで障害を疑うに留まる訴えのことが多いようです．後者の場合はほかの所見や検査結果などを踏まえて総合的に注意障害を診断します．

表4-4 注意障害に関連する症状，所見

- 物事に対して注意を集中できない，落ち着きがない．
- 物事を継続するのに促しが必要となる．
- 経過とともに作業の効率が低下する，ミスが目立つようになる．
- 同じことを何度も聞き返す．
- 作業が長く続けられない．
- 騒々しく気が散る場面では作業がはかどらない．
- （1対1の会話はよいが）グループでの討論についてゆけない．
- 反応や応答が遅く，行動や動作がゆっくり．
- 「すぐ疲れる，眠い，だるい」などと訴える．
- 活気がなくボーッとしている．
- すぐ注意がほかのものに逸れてしまう．
- 2つの事柄を同時に処理，実行できない．
- 授業や会議を聞きながらノートがとれない．
- 不注意によるミスがある．
- 物事の重要な部分を見落とす．

2 行動観察

　患者の行動や作業を他者が観察することで問題を拾い上げます．診断ツールとしても価値がある方法です．これらの評価法が提唱された背景には，失語やほかの認知・運動障害によって実施できない，成績が点数化されても実生活の問題にうまく還元できない，といった机上検査の問題点があったからです．「高次脳機能障害に精通したスタッフによる行動観察は注意障害の診断としてもっとも信頼できる」との意見もあります．

　しかし，患者行動の尺度化は報告が少なく，世界的に普及した評価法もほとんどありません．行動観察評価法にも，評価環境に影響を受ける，「注意」以外の要因も関与する，評価者にも知識が必要，などの問題があるからで，それらを理解した上で使うことが肝要となります．

Ⓐ Rating Scale of Attentional Behavior (RSAB)

　主に脳外傷者の評価として開発されました．観察行動として14項目があげられています．観察される頻度で尺度化します．総合重症度は各粗点を合算した値（0〜56点）で判断しますが，高得点ほど重度障害となります．注意障害に知識のある医療職による判定が望ましいとされ，Ponsfordの研究では1週間の作業療法場面から作業療法士が実施しています．評価環境（評価者の職種）が異なると（例：作業療法士と言語聴覚士）評価点に差がみられるので両者のスコアを単純比較することには問題があります．

　日本語訳も報告され，ある程度の信頼性と妥当性が得られています．脳卒中にも応用できる可能性が示されましたが，中には記載があいまいで採点しづらい項目があり，判定上の基準を工夫する必要性が指摘されています．

表 4-5 MARS

観察項目
1. （＊）何もしていないときには落ち着きがなく，そわそわしている．
2. 関連のない，または話題から外れたコメントを差し挟むことなく，会話を継続する．
3. 中断したり，集中力を失うことなく，数分間課題や会話を継続する．
4. （＊）ほかにしなければならないこと，考えなければならないことがあるときには，課題の遂行を中断する．
5. （＊）課題に必要な物が，たとえ目に見え，手の届く範囲内にある場合でもそれを見落としてしまう．
6. （＊）その日の早い時間，または休息後の作業能力が最もよい．
7. 他人とのコミュニケーションを開始する．
8. （＊）促さないと，中断後，課題に戻らない．
9. 近づいてくる人の方を見る．
10. （＊）中止するように言われた後も活動や反応を継続する．
11. 次のことを始めるために，スムーズに課題や段階を中断できる．
12. （＊）現在の課題や会話でなく，近くの会話に注意が向く．
13. （＊）能力の範囲内にある課題に着手しない傾向にある．
14. （＊）課題において数分後にスピードや正確性が低下するが，休憩後に改善する．
15. （＊）類似した活動における作業能力が，日によって一貫しない．
16. （＊）現在の活動を妨げる状況に気づかない（例：車椅子がテーブルに衝突する）．
17. （＊）以前の話題や行動を保続する．
18. 自身の作業の結果における誤りに気づく．
19. （適切か否かにかかわらず）指示がなくても活動に着手する．
20. 自身に向けられた対象物に反応する．
21. （＊）ゆっくりと指示が与えられた時，課題の遂行が改善する．
22. （＊）課題と関係のない近くにある物に触ったり，使い始めたりする．

〈評価法〉
- 出現頻度を点数化して合算
 1 点（明らかに当てはまらない）〜 5 点（明らかに当てはまる）
- （＊）は逆転項目のため以下が評価点
 評価点＝6－（上記点数）

〔Whyte J, Hart T, Bode RK, et al: The Moss Attention Rating Scale (MARS) for traumatic brain injury: further exploration of reliability and sensitivity to change. Arch Phys Med Rehabil 89: 966-973, 2008，および澤村大輔，生駒一憲，小川圭太，他：Moss Attention Rating Scale 日本語版の信頼性と妥当性の検討．高次脳機能研究 32：533-541，2012 より〕

B Moss Attention Rating Scale (MARS) (表 4-5)

　脳外傷患者を対象に Whyte らが作成したもので，22 項目からなります．急性期から慢性期まで利用できます．2 日以上の観察により，その出現頻度を点数化して合算します（22〜110 点）．RSAB と逆に低得点ほど重度障害が示唆されています．

　邦訳も報告されており，多職種で使用可能な優れた評価スケールといわれています．

```
BAAD (Behavioral Assessment for Attentional Disturbance)
注意障害の行動評価尺度

氏 名：_____   年 齢：_____   性 別：M・F
観察日：_____（計　　日）
評価者：_____
```

観察すべき問題行動	評価点
1. 活気がなく，ボーっとしている	0・1・2・3
2. 訓練(動作)中，じっとしていられない，多動で落ち着きがない	0・1・2・3
3. 訓練(動作)に集中できず，容易に他のものに注意がそれる	0・1・2・3
4. 動作のスピードが遅い	0・1・2・3
5. 同じことを2回以上指摘されたり，同じ誤りを2回以上することがある	0・1・2・3
6. 動作の安全性への配慮が不足，安全確保ができていないのに動作を開始する	0・1・2・3
合　計	/18

(備考)

〈評価点〉　問題行動の出現頻度を4段階で重み付け
0：全くみられない
1：時にみられる(観察される頻度としては1/2未満，観察されないほうが多い)
2：しばしばみられる(観察される頻度としては1/2以上，観察されるほうが多い)
3：いつもみられる(毎日・毎回みられる)

〈評価する上での注意〉
・原則として作業療法実施中の状況をOTが評価する．
・1週間程度の期間をかけ，繰り返し観察した上で評価する．それが困難な場合も1回の訓練のみで採点せず，複数回の訓練場面を観察して評価する．

図4-6　BAADの評価用紙
〔東海大学大磯病院リハビリテーション科，2006.6〕

● Behavioral Assessment for Attentional Disturbance (BAAD)（図4-6）

　前記の行動評価を用いてみたところ，実際のスコア付けが明快でなく判断に迷う項目がみられました．そこで，著者独自の行動評価尺度としてBAADを考案しました．評価の概要はほかの方法と同様です．観察行動の出現頻度で重み付けをしますが，判定しやすく「全くみられない，1/2未満の頻度，1/2以上の頻度，毎回みられる」の4件法としました．当初は，RSABなどを参考に12項目の評価表としましたが，因子分析(バリマックス法)により最終的に6項目の簡便なチャートとなりました．項目の内的構造として3つの因子が抽出され，累積寄与率は約70％でした(図4-7)．原則として，作業療法訓練場面を1週間ほど観察して評価します．

　RSABでは職種間の信頼性が良好とはいえませんが，BAADでは評価者・環境にあまり

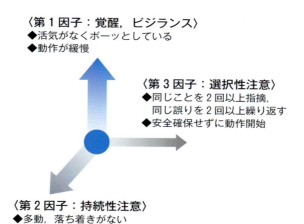

図 4-7 BAAD の因子構成

影響を受けずに高い信頼性が得られています．さらに家族による評価も検討しましたが，総合点については作業療法士との検査者間信頼性も良好(級内相関係数＝0.89)でした．外泊時の家族による評価などにも利用できそうです．BAAD スコアはほかの注意検査成績とも相関し，その妥当性が示唆されました．

診療場面での現れ方

　自覚症状の聴取や診察室内での行動観察が中心です．患者にとっては白衣を着た医師の前，という気負いもあって症状が出にくいことがあります．その意味では，通常の診療場面で注意障害が示唆されなくても，その存在を否定してはいけません．

診断のポイント

　注意障害の診断および治療の流れを図 4-8 に示します．

1 原疾患の診断

　脳外傷は頭部受傷の有無がわかれば参考になります．しかし，頭部外傷が必ずしも脳外傷をきたすとは限りません．各種疾病の診断については成書を参照してください．

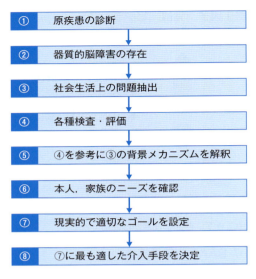

図 4-8 注意障害の診断，治療のフロー

2
器質的脳障害の存在

　次に脳に器質的障害が存在するか見極めます．画像や電気生理学的検査が参考となりますが，限界もあります．臨床症状・所見から明らかに脳外傷が示唆されながら，画像所見に異常がみられないことがあります．意識障害の存在が診断に重要ですが，軽症では意識の変容にとどまる例や搬送時には意識障害が回復していることもあるので注意します．画像や検査で異常がみられないからといって高次脳機能障害の存在を否定してはいけません．一方，内科的疾患の場合はその病態から，多くは脳障害の存在を推測するに留まります．

　脳の器質的障害については，その存在が証明されれば注意障害の診断に大きな示唆を与えてくれますが，客観的に証明できないまま次の診断ステップに進まざるを得ないこともあります．

3
社会生活上の問題抽出

　注意障害に限らず高次脳機能障害のリハビリテーション（以下，リハ）を考える上で重要なプロセスです．まず日常生活あるいは就業，学業の現場でどんな問題が生じているのか明らかにします．具体的内容は前述の表 4-4（▶p.68），4-5（▶p.69），図 4-6（▶p.70）などが参考になります．業務上に支障がある場合は，職務内容やその具体的問題を明確にします．これらは治療プログラムの決定に重要な情報となります．

　病識がはっきりしており，明確に自己認識ができる場合は患者本人から聴取できます．

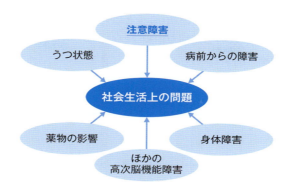

図4-9 社会生活上の問題に影響する要因

　そうでない場合は家人，知人や職場の人から聞くことになりますが，その人の考えや解釈ではなく，事実に目を向けます．その際，程度や頻度などはなるべく数値化してもらいます．本人の報告を聞いている限り，問題なく社会復帰しているようにみえても，実際は職場でトラブルが絶えない症例が少なくありません．第三者からの情報収集が非常に重要です．
　以上はあくまで受傷，発症後に生じた，あるいはより顕著になった問題です．よく話を聞くと同様の症状が以前からみられていたり，うつ病や自閉症など社会参加を阻害する要因が併存していることがあります．この場合は当時の様子を確認し，その変化を把握します．病前性格，趣味，クラブ活動，地域自治体活動なども聴取しておくとよいでしょう．

4 各種検査・評価

　一般的な神経心理学的検査や注意検査（後述の「補助診断」の項を参照，▶p.76）を行います．うつが疑われるときはそのスクリーニング検査〔ハミルトンうつ病評価尺度，うつ病自己評価尺度，ベックのうつ病調査表，日本語版POMS(Profile of Mood States)，日本語版PHQ-9(Patient Health Questionnaire)など〕も行うとよいでしょう．

5 社会生活上の問題の解釈

　社会生活上の問題と検査結果を踏まえて総合的に注意障害の診断を下します．可能なら前述した注意障害のどの特性，コンポーネントに問題があるかまで見極めます．
　患者の訴えによっては，注意障害の診断は容易です．「終業時に以前より疲労が強い」など漠然とした症状では，それが注意障害によるものなのか判然としません．ここでは図4-9にあげたようないくつかの要因を吟味します．そのポイントは次項で述べますが，しばしば注意障害を含めて複数の原因が加重します．一見軽微な運動障害，感覚障害なども業務効率に影響し得るので軽視してはいけません（これが先の訴えの主要因であるかもし

れません）．ここで正しく注意障害を診断（もっと広い意味では社会生活上の問題の背景要因を読み解くこと）しておかないと適切な治療プランが立てられません．

図 4-8 の⑥以降は治療に関する項目なので後述します．

鑑別診断

1 うつ

うつの併発はしばしば経験します．脳外傷後の患者では 1 年以内に約 60％がうつを呈するとの報告もあります．注意力や思考力の低下，やる気の消失，易疲労性など注意障害にみられる症状を呈するので判断がまぎらわしくなります．うつを見逃すと単にリハプログラムが進まないだけでなく，予後判定を誤る，適正なうつ治療の機会を逃して重症化させる，最悪の場合は自殺に至る，など多くの問題が生じてきます．

うつには反応性（心因性），外因性（脳の器質的損傷による），内因性の 3 つの病態が知られていますが，その鑑別はなかなか簡単にはいきません．現在ではこれらを区別せず症状から一括してうつと診断する傾向にあるものの，その治療方法は 3 者で異なります．身体障害を伴わないことも多いので，高次脳機能障害の社会的ハンディは他人から理解してもらえません．これによる多大なストレスは反応性うつの素地となっています．軽度の注意障害症例でもうつの発生は少なくありません．

リハ医療の現場では，まずうつの併発を念頭に置きます．診断基準の一部を表 4-6 に示しますが，うつを疑う上で参考になります．厳格に診断する必要はなく，疑われれば専門医に紹介すべきです．

うつは治療によって比較的短期間に改善することがあります（特に不安の要素が強い場合など）．しかし，うつ症状が強い時期に積極的リハや社会復帰プログラムは一時中断すべきです．精神科医との連携が重要であり，日本うつ病学会でも「かかりつけ医の方々は，可能な限り，精神科専門医と連携して治療を進めていただきたい」と提言しています．

2 軽度意識障害

注意障害そのものが軽度意識障害の症状といえます．しかし，軽度意識障害は一過性で改善することも多いので，その存在を吟味しておくとより正確な予後予測ができます．軽度意識障害の症状を表 4-7 にまとめました．最近まで意識障害を呈していた，症状に再現性が乏しく変動する，などの所見が診断のポイントとなります．基本的に軽度意識障害時の記憶はありません．したがって，そのときの記憶の有無から後に軽度意識障害であったことが判明する場合もあります．

表4-6 DSM-5によるうつ病の診断（DSM-5）

A. 以下の症状のうち5つ（またはそれ以上）が同じ2週間の間に存在し，病前の機能からの変化を起こしている．これらの症状のうち少なくとも1つは(1)抑うつ気分，または(2)興味または喜びの喪失である．

　　注：明らかに他の医学的疾患に起因する症状は含まない．
　(1) その人自身の言葉（例：悲しみ，空虚感，または絶望を感じる）か，他者の観察（例：涙を流しているように見える）によって示される，ほとんど1日中，ほとんど毎日の抑うつ気分
　　注：子どもや青年では易怒的な気分もありうる．
　(2) ほとんど1日中，ほとんど毎日の，すべて，またはほとんどすべての活動における興味または喜びの著しい減退（その人の説明，または他者の観察によって示される）
　(3) 食事療法をしていないのに，有意の体重減少，または体重増加（例：1カ月で体重の5%以上の変化），またはほとんど毎日の食欲の減退または増加
　　注：子どもの場合，期待される体重増加がみられないことも考慮せよ．
　(4) ほとんど毎日の不眠または過眠
　(5) ほとんど毎日の精神運動焦燥または制止（他者によって観察可能で，ただ単に落ち着きがないとか，のろくなったという主観的感覚ではないもの）
　(6) ほとんど毎日の疲労感，または気力の減退
　(7) ほとんど毎日の無価値感，または過剰であるか不適切な罪責感（妄想的であることもある．単に自分をとがめること，または病気になったことに対する罪悪感ではない）
　(8) 思考力や集中力の減退，または決断困難がほとんど毎日認められる（その人自身の説明による，または他者によって観察される）．
　(9) 死についての反復思考（死の恐怖だけではない），特別な計画はないが反復的な自殺念慮，または自殺企図，または自殺するためのはっきりとした計画

B. その症状は，臨床的に意味のある苦痛，または社会的，職業的，または他の重要な領域における機能の障害を引き起こしている．

C. そのエピソードは物質の生理学的作用，または他の医学的疾患によるものではない．

　　注：基準A〜Cにより抑うつエピソードが構成される．
　　注：重大な喪失（例：親しい者との死別，経済的破綻，災害による損失，重篤な医学的疾患・障害）への反応は，基準Aに記載したような強い悲しみ，喪失の反芻，不眠，食欲不振，体重減少を含むことがあり，抑うつエピソードに類似している場合がある．これらの症状は，喪失に際し生じることは理解可能で，適切なものであるかもしれないが，重大な喪失に対する正常な反応に加えて，抑うつエピソードの存在も入念に検討すべきである．その決定には，喪失についてどのように苦痛を表現するかという点に関して，各個人の生活史や文化的規範に基づいて，臨床的な判断を実行することが不可欠である．

〔日本精神神経学会（監修），髙橋三郎，大野　裕（監訳）：DSM-5 精神疾患の分類と診断の手引，p90，医学書院，2014より〕

表4-7 軽度意識障害に関連する症状

- 見当識障害
- 記憶障害（作話を伴うことあり）
- 知的機能，思考の障害（思考，会話の誤り，一貫性の欠如など）
- 言語の障害（発話不明瞭，語想起障害，書字障害，不注意による単語の言い間違いなど）
- 注意の障害（集中できない，注意が逸れるなど）
- 知覚の障害（病態失認，周囲の状況認知の障害，錯覚，幻覚）
- 情緒，人格の障害（変化）（多幸的，抑うつ的，不機嫌，気分の変調，パーソナリティの変化など）
- 精神運動の活動性異常，行動異常（無欲状，発動性低下，脱抑制と過働，精神運動性興奮など）
- その他（不注意による計算ミス，空間認知障害，構成障害など）

3 薬物の影響

　脳外傷，脳卒中をはじめ各種の脳疾患で用いられる薬物によって時に眠気，脱力感などが生じます．問題となり得る薬剤は，脳外傷を例にすると，抗てんかん薬，筋弛緩薬，睡眠薬，抗精神病薬，抗うつ薬，抗不安薬，鎮痛薬などです．投与後の経過から副作用か否かは推察できますが，断定できないことも多いです．薬剤が原因の場合は投与中止によって反応性が向上し，認知機能が改善します．一方，不利益を認めながらも投与を継続しなくてはならない場合も少なくありません．効果と副作用を吟味して使用薬剤を整理する必要があります．

4 ほかの高次脳機能障害

　ほかの高次脳機能障害については他章で詳述されるのでここでは触れません．注意障害では，特に職場などでの労務作業成績を論じる際に遂行機能障害との加重が問題となります．

補助診断

　注意障害の検査・評価は大きく机上検査と行動観察評価に分けられます．後者は既に述べたので，ここでは代表的な机上検査について概説し，最後に当院で開発した二重課題（以下，大磯二重課題）を紹介します．
　種々の机上検査が知られていますが，単純な情報の一時的把持から作動記憶に依存するもの，慣習的な反応を抑制する葛藤条件を負荷したもの，異なる複数処理を同時施行させるものなどさまざまです．多くの注意特性を用いたり，ほかの認知機能を駆使するものもあり，注意のどの側面をみているのかの解釈は単純ではありません．また，同じ検査が異なる注意特性の評価として用いられることもあり，検査結果は慎重に解釈する必要があります．

1 標準注意検査法（CAT）

　2006年，日本高次脳機能障害学会により開発された総合的評価キットです．**表4-8**に挙げた7つの下位検査があります．年齢別（20～70歳代）カットオフ値が設定されており，感度，特異度，妥当性，信頼性も検討された有用なツールです．

表 4-8 CAT の下位課題

1. Span
   - Digit span（2〜9 桁の数唱），Tapping span（視覚性スパン）があり，提示と同順，逆順で再現．
2. Cancellation and Detection Test（抹消・検出検査）
   - Visual Cancellation Task（視覚性抹消課題）：図形，数字，かな文字などの標的を線で消す．
   - Auditory Detection Task（聴覚性検出課題）：「ト」「ゴ」「ド」「ポ」「コ」の 5 音のうち「ト」に反応．
3. Symbol Digit Modalities Test（SDMT）
   - 9 つの「数字-記号」の組み合わせから，提示された記号に対応する数字を 90 秒で多く記入．
4. Memory Updating Test（記憶更新検査）
   - 口頭で提示された数字列（3〜10 桁）の末尾 3 ないし 4 桁の数字のみを復唱する．
5. Paced Auditory Serial Addition Task（PASAT）
   - 1 桁の数字が順次提示（1 ないし 2 秒間隔）されるので，連続する 2 数字の足し算（暗算）を行う．
6. Position Stroop Test（上中下検査）
   - 「上」「中」「下」の 3 語が位置的にも「高い」「中間」「低い」高さにランダムに配列された課題シートを見ながら，語が配置されている位置を回答する．
7. Continuous Performance Test（CPT）
   - パソコンにプログラム（CD で提供）をインストールして実施．
   - モニターに提示される 1 桁の数字を見て，標的に反応する．

2 トレイルメイキングテスト

　本検査は特に戦傷者の脳損傷後遺症の有無をスクリーニングする目的で 1950 年代に米国で開発されました．世界的に広く用いられています．課題は単純で，数字のみ（パート A）あるいは数字と文字（わが国では平仮名）（パート B）を順に一筆書きの要領で線結びします．パート A は 1〜25 までの数字，パート B では 1〜13 および「あ」〜「し」までの 25 ターゲットを「1-あ-2-い-3…」の順で線引きし終わるまでの時間を計測します．

　パート B の施行には視覚探査，転換性注意，作動記憶などを要し，前頭葉機能に強くかかわる課題とされます．セットの転換が障害されているとパート A に比べパート B のみが顕著に延長します．

　著者らの使用している課題シートを図 4-10 に，健常者データを表 4-9 に示します．両課題を A4 サイズに拡大すれば表 4-9 のデータが利用できます．なお，高齢者では個人間のばらつきが顕著で成績の判定には注意を要します．通常利き手で行いますが，運動障害などにより非利き手で施行することもあります．若年者における筆者らの分析では，施行手に関係なく左右とも同等の成績が得られました．また，本課題遂行に要する時間は（実際に線を引く）動作的成分と（標的の探索やセットの転換に要する）認知的成分に区分けできますが，課題成績はほぼ認知的成分に依存していました．

〈パート A〉

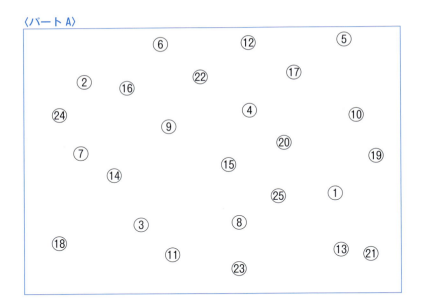

〈パート B〉

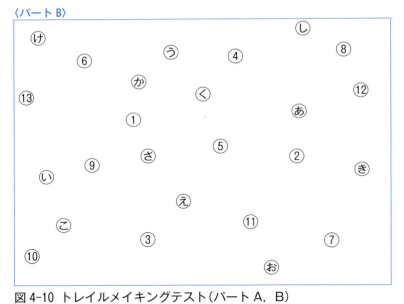

図 4-10 トレイルメイキングテスト(パート A, B)
　それぞれ紙面は A4 版. ともに「①」から始め, 間違えたらその場で修正させる.

表 4-9 トレイルメイキングテストの健常者データ

年齢	n	パート A(秒)	パート B(秒)	パート B/A
20歳代	91	66.9(15.4)	83.9(23.7)	1.25
30歳代	58	70.9(18.5)	90.1(25.3)	1.27
40歳代	48	87.2(27.9)	121.2(48.6)	1.39
50歳代	45	109.3(35.6)	150.2(51.3)	1.37
60歳代	41	157.6(65.8)	216.2(84.7)	1.37
全年代	283	—	—	—

図 4-10 の課題シートを用いたデータ．施行時間は平均値(標準偏差値)で示してある．
年齢差(分散分析)はパート A, B の施行時間に認めたが，その比には認められなかった．

3 仮名ひろいテスト

短時間で簡便に実施できる標的文字の抹消課題です．仮名ひろいテスト I と II があり，前者は無意味仮名文字綴り，後者は物語文となっています．前頭葉機能に関連した注意の評価とされ，特異度，偽陽性率，偽陰性率なども分析されています．

いずれも 2 分間になるべく多くの「あ，い，う，え，お」を探して○をつけてもらいます．テスト II では，物語の内容を読み取りながら行い，検査後に文意が把握できているか質問します．被検者の注意が持続しない，時間の制約がある，などの場合はテスト I を省略してもよいとされています．

4 ウェクスラー(Wechsler)記憶検査の「注意/集中力」指標

わが国でも普及している記憶検査ですが，記憶に加えて，「注意/集中力」の指標が得られます．精神的統制(20から1までの数字の逆唱など)，数唱(3〜8 桁の順唱，2〜7 桁の逆唱)，視覚性記憶範囲(CAT の視覚性スパンと同様の課題ですが，四角の数は同順 8 個，逆順 7 個)の 3 つの下位検査の成績から算出します．ほかの指標と同様，100 が平均値，15 が 1 標準偏差値に標準化されています．

5 大磯二重課題

A 開発の背景

社会生活上の問題から注意障害が示唆されながら，CAT をはじめ先に述べた検査で異常を認めない症例があります．この場合，多くの患者は「同時に 2 つの作業ができない」

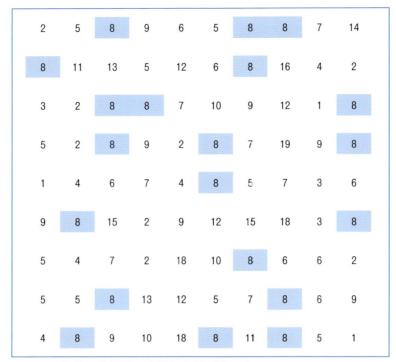

図 4-11 大磯二重課題の聴覚処理サブタスク
左上から右に向かって 2 秒間隔で音声提示し，「8」にのみ「ハイ」と応答してもらう．90 個の提示で 3 分を要する．

ことを訴えます．研究報告として二重課題をテーマにしたものは少なくありませんが，健常群と疾患群の成績を群間比較するのみでカットオフ値を定義して感度，特異度などを検討したものはほとんどありません．また検査には特別な装置や分析機器を要するものが多いため，現在，異なる 2 つの課題を同時に行う注意検査で臨床活用できるものはありません．そこで，著者らは簡便にどこででも実施可能な paper-and-pencil タイプの二重課題（大磯二重課題）を考案しました．

Ⓑ 検査法と判定

本課題は 1〜19 の数字を音声呈示し（当院では CD に録音して再生していますが，口頭で聞かせてもかまいません），標的数字「8」に「ハイ」と応答する聴覚処理サブタスク（図 4-11）と筆算による 4 桁加算（視覚処理サブタスク）（図 4-12）を同時に行ってもらいます．聴覚サブタスクでは 90 個の数字が 2 秒間隔で呈示されるので検査時間は 3 分です．個々のサブタスクは簡単なので，検査の概要を説明した後にすぐ実施できます．

図 4-12 の問題用紙をそれぞれ A3 サイズに拡大プリントして用いるとよいです．表 4-10 の判定基準に従って診断します．

計算課題 No.1

3254 + 5873	4387 + 2541	5341 + 3658	6342 + 4365	6351 + 4387	6387 + 3683	5376 + 4276	6347 + 4387	6124 + 4387	4762 + 4265
6326 + 3452	6324 + 2468	6275 + 3527	7426 + 3753	2547 + 4686	4276 + 7348	5387 + 3987	5324 + 3465	4436 + 3579	6387 + 3325
7532 + 2342	8731 + 5736	5265 + 6275	1536 + 5375	5387 + 2647	4373 + 2468	8842 + 2547	2257 + 5376	6641 + 2547	4368 + 2547
7762 + 2341	4762 + 2641	7535 + 4376	7587 + 3638	1985 + 5376	4760 + 5257	6231 + 3687	5547 + 3217	4365 + 2247	7635 + 5542

計算課題 No.2

2547 + 8531	7752 + 2998	1980 + 8424	2215 + 9864	6635 + 3809	6321 + 5546	8812 + 5328	3689 + 6412	2908 + 6798	3325 + 6654
3469 + 7426	8975 + 5532	7789 + 5436	8641 + 9908	8865 + 6431	9085 + 4326	7897 + 5467	2168 + 8975	3568 + 6314	7752 + 5246
7532 + 7897	8095 + 4326	6247 + 6647	7328 + 8863	8375 + 8852	7429 + 6648	8124 + 5287	9867 + 5357	5237 + 7753	6632 + 6621
8863 + 3267	6436 + 4368	6247 + 9987	7458 + 8569	7329 + 6438	5637 + 7357	6479 + 6095	2468 + 6753	8653 + 5278	9083 + 5326

図 4-12 大磯二重課題の視覚処理サブタスク
No.1，2とも A3 紙面横に 14 ポイントで印字された課題用紙を用いる．No.1 から始め，制限時間内に終了したら No.2 を行う．

表 4-10 大磯二重課題の「正常」判定基準

年齢	聴覚処理サブタスク正答率(%)		視覚処理サブタスク正解数
20歳代	95以上	かつ	21以上
30歳代	95以上	かつ	20以上
40歳代	95以上	かつ	16以上
50歳代	95以上	かつ	14以上

表の条件を満たすものが「正常」で，それ以外は「異常」と判定．

❸ 臨床的意義

　脳外傷患者44人の分析では，感度90.9％，特異度82.8％を呈しました．ほぼ同じ特異度を有しながら，どのCAT下位検査より優れた感度を呈していました．ほかの検査では全く問題を認めませんでしたが，大磯二重課題で初めて異常が検出された軽度の注意障害症例も経験しています．この点，日常生活上では特に問題がみられない軽症例の復職判定にも有用かもしれません．その反面，PASATなど難しい検査が行えない重症者でも最後まで完結できるので適応範囲は広いです．

　なお，ほかの注意コンポーネントの障害でも成績が悪化するので，大磯二重課題の「異常」がただちに分配性注意の障害を意味しているわけではありません．

リハビリテーションの方法

　先に診断・治療のフローを図4-8(▶p.72)として示しました．⑥以降が治療プロセスに含まれます．高次脳機能障害が理解できれば，次に本人や家族に今後の社会生活におけるニーズを確認します．推定される治療効果や患者の社会的状況なども加味して現実的で適正なゴールを設定します．最後にそれにもっとも適した治療手段を実行します．状況によっては同内容の高次脳機能障害に対して全く異なる対応法がとられることもあります．短絡的に考えて，誰にでも認知訓練をすればよいということではありません．症例によっては家族指導や環境整備をするだけで十分にQOLを高められます．常に，患者が何を求めているのかを第一に考えて，とるべき手段を検討することが大切です．

　ここでは，リハの中核となる認知リハについて述べます．

1 認知リハビリテーションの概略(図4-13)

　認知リハとは認知機能障害に対する体系的，機能的リハの総称です．さまざまな手法が

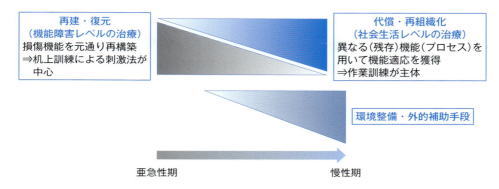

図 4-13 注意障害に対する認知リハ
大きく「再建・復元」「代償・再組織化」「環境整備・外的補助手段」の 3 つに分けて考えることができる.「再建・復元」は他 2 者より早期から行われる.

あり,治療効果のメカニズムも多様です.その位置づけや分類については諸家の考えがありますが,通常,注意障害の改善メカニズムとして以下の 2 つが大別されます.注意障害そのものに対して根本的に損傷機能を修復することと,機能障害の遺残を前提に残存機能を用いた処理プロセスを確立することです.前者は再建・復元,後者は代償・再組織化などといわれます.片麻痺による歩行障害を例に考えてみると,再建・復元は麻痺そのものの治療,代償・再組織化は麻痺の残存を前提にした歩行障害へのアプローチといえます.

再建・復元では,神経回路のシナプス再結合や抑制機構の解除などがそのメカニズムとして考えられています.一方,代償・再組織化では(以前と同じ処理プロセスは壊れているので)別の機能プロセスを確立させることになります.

上記 2 つに環境整備(外的補助手段を含む)を加えたアプローチが注意障害に対する認知リハの三本柱となります.これに,随時,補足テクニックを駆使してより有効なプログラムをカスタムメイドします.

2 再建・復元の訓練

刺激法といわれる訓練が中心となります.刺激を入れて反応を引き出すことを繰り返し,神経回路の再結合を促します.刺激法は便宜的に特異的訓練と全般的(刺激)訓練に分けられることがあります.両者の区別やその科学的根拠も必ずしも明確ではありません.

Ⓐ 特異的訓練

一般に注意課題を繰り返し実施することで,障害された機能の復活を期待することがあります.通常,亜急性期に行われます.Sohlberg らが開発した Attention Process Training

表4-11 APT Ⅱの訓練課題とその概要

A. 持続性注意
  a. Attention tapes(series A, B, C)：条件に合う標的語に反応する（例：「単語の連続呈示において前の単語より1文字多い語」「前述の地名より南にある地名」）．
  b. Paragraph listening exercise：テープ録音された物語を聞き，文意から最後に続く文として最もふさわしいものを選ぶ．
  c. Alphabetized sentence exercise：4〜6語文を聞き，意味を無視して語頭字のアルファベット順に単語を並べ替える．
  d. Reverse sentence exercise：上記課題で単語を逆順に並べ替える．
  e. Progressive sentence exercise：上記課題で構成文字数の少ない順に単語を並べ替える．
  f. Number sequence ascending：4ないし5個の数字列を聞き，小さいものから大きいものに並べ替える．
  g. Number sequence descending：上記課題で大きい数字から小さい数字に並べ替える．
  h. Number sequence reverse：上記課題で提示された順と逆にして並べ替える．
  i. Number sequence every other：上記課題で1つおきの数字を答える．
  j. Mental math activity：一度に提示された4つの数字に同じ計算処理（「2倍」「＋3」「＋4」「－2」のどれか）を行う．

B. 転換性注意
  a. Attention tapes(series D)：テープを聞きながら標的単語に反応する．標的語（2または3の倍数，偶数または奇数など）は途中で入れ代わる．
  b. Alternating alphabet exercise：アルファベット順に1つ前または1つ後の文字を書く．2つの操作は途中で入れ代わる．
  c. Serial number activity：加算と減算を2ステップ（「＋9，－4」「－7，＋3」など）または3ステップ（「＋8，－6，＋1」「－5，＋1，－3」など）で繰り返す．
  d. Sentence change exercise：Ac課題とAd課題を1文ごとに交互に行う．
  e. Number change exercise：口頭で提示された4または5つの数字列を昇順，降順の順で交互に並べ変える．

C. 選択性注意
  a. Attention tapes(series E, F, G)：A-aと同内容のテープ課題だが，騒々しいカフェテリア，物語の朗読，アルファベットの読み上げなどが背景ノイズとしてミキシング録音されている．
  b. Sustained attention activity with distractor noise：持続性注意の課題を背景ノイズ下に実施する．付属のテープや検者の自作テープ（食堂内の騒音，ラジオ放送，スポーツ中継などを録音）を流す，訓練場面でわざと検者が話しかけたりテレビをつけるなどして注意をかく乱させる．
  c. Sustained attention activity with distractor movement：上と同様の課題だが，被検者の周囲で注意を乱す動きを行う（机上訓練を実施している患者の周囲で検者が床や机でボールをつく，うろうろする，近くの椅子に座り書類整理をする，タイプをうつ，電話をかけるなど）．

D. 分配性注意
  a. Attention tapes with simultaneous task：聴覚的課題（主に持続性注意のテープ課題）と視覚的ワークシート作業を同時進行させる．
  b. Read and scan task：物語，記事を読んで内容を把握しながら標的文字を抹消する．
  c. Time monitoring task：課題（持続性注意課題でよい）を施行しながら一定時間（1分，5分など）が経過したら検者に知らせる．

(APT), APT II (表 4-11)(APT II は軽症例用で難易度が高い)は，独自のモデルや神経心理学的理論に基づき，障害された注意のコンポーネントに焦点を当てて特異的に注意障害を治療する訓練法です．インターネットを介して購入(個人輸入)できます．

　課題は階層構成されており，易しいものから始めます．訓練の繰り返しが重要で，通院が困難なら home program も導入します．"data-based treatment"，つまり作業成績を記録し経時的に分析します．これによって課題内容に変更を加えたり，患者に成績の変化をフィードバックすることができます．APT, APT II 課題は非機能的であり，日常行動や労務作業なども治療の対象として訓練します(下記「3. 代償・再組織化の訓練」の項を参照)．これを繰り返し実行させ，机上訓練の汎化を促進させます．訓練の目標はテストスコアの改善ではなく，仕事や日常生活上での能力アップにあります．

　Novack らは注意機能のレベルや改善に合わせて課題の特性や難易度を順次ステップアップする体系化された注意訓練を用いて，構造化されていない非特異的訓練(記憶課題，分類・異同などの論理的課題，ゲームなど)との効果を比較しています．訓練後，ともに注意検査で改善がみられましたが，両訓練法に効果の差はありませんでした．しかし，対象は発症後 6 か月の回復途上の症例で，PASAT なども十分に行えない症例でした．

Ⓑ 非特異的訓練〔全般的(刺激)訓練〕

　全般的，非特異的な認知機能の賦活課題を用いた訓練ですが，標的に素早く反応する単純(選択)反応時間課題や市販のドリル，ゲーム，パズル，バーチャルリアリティなど多くの手法・題材が利用可能です．治療に関する理論的根拠が明確でなく，効果も一様ではありません(少なくとも先の Novack らの知見は亜急性期における非特異的訓練の効果を示したものといえます)．しかし，興味をひきやすく導入が容易で，急性期，軽度意識障害には便利です．難易度も調整しやすいです．全くの自主訓練としないで，インストラクターによる指導や作業成績のフィードバックが望ましいでしょう．

3 代償・再組織化の訓練

　記憶障害における各種記憶術の獲得はこの治療手段のひとつといえます．注意障害の場合は，通常，社会生活の行動レベルに働きかけます．再建・復元の訓練と並行して行われますが，より慢性期にも適応があります．

　作業課題の実施にあたっては，構造化された訓練計画が重要です(表 4-12)．まず目的とする行為・作業を決め，作業成績や作業効率を評価できる指標(数値化できるもの)を選び，無理のない具体的目標を設定します．達成しやすい，興味をもっているような，得意な課題から始めるとよいでしょう．成果は必ず本人にフィードバックします．注意障害の重症度に合わせ，当初は注意に課せられる負担を軽減した方法や環境のもとで行います．徐々に難易度を上げて，実生活で要求されるレベルに近づけます．

表 4-12 作業課題訓練の概要と実施例

① 標的行動の抽出，決定
- 注意障害がどのように社会生活上の機能行動に影響しているかを見極める．
- 社会生活や職場で問題となる行為，作業を抽出する．
- 訓練課題を決定する．
- ➡例：職場でのワープロ作業（会議録の作成）

② プローベの選択
- 作業能力の変化をモニターする客観的指標（プローベ）を決める．
- 通常は一定業務量の所要時間，一定時間に実施可能な作業量，所定の作業を遂行する際に感じるストレスレベルなど．
- ストレスレベルの定量化は事前に患者，治療者が話し合って決めておく．
- ➡例：1 時間で入力できた文字数．

③ ベースラインを観察し，ゴール設定
- 先に定めたプローベを踏まえて治療前の作業レベル（ベースライン）のデータを収集する．
- ベースラインをもとに具体的なゴール（数値化された指標）を定める．
- ➡例：昼休み後の 1 時間に 2,000 文字の入力を行う．

④ スケジュールプラン，実行内容の記録
- 機能行動の実施状況を記録し，治療者とともにレビューする．
- 治療者は患者の前でコメントを記載．
- ➡例：今日は職場環境が騒々しく集中できなかったので 1,500 文字の入力にとどまった．選択性注意の強化が必要．

⑤ 必要に応じてスケジュール，ゴールの修正，新たな課題の導入
- 実施記録の分析からゴールの修正を行う．
- ゴールが達成できれば新たな課題を設定する．
- ➡例：作業訓練の実施を職場での人の動きが少ない時間帯に移す．

4 補足テクニック

　上記訓練法の効果を高めるために取り入れることができるテクニックです．本来，これらの手法はそれだけでも独立したひとつのアプローチ法として位置づけられ，注意障害の認知リハに限らず多くのリハ場面で用いられています．注意障害のリハとしては，特に作業訓練に際して一部の理論を適用するだけでも効果が期待できます．

Ⓐ 自己教示法（表 4-13）

　計画や行為の実行手順を自ら声に出して言語化することで正確な作業を定着させようとするものです．徐々に手がかりをフェードアウトします．遂行機能障害のリハによく用いられますが，注意障害の訓練にも利用できます．

Ⓑ 行動変容アプローチ

　行動変容理論に基づくアプローチです．詳細は割愛しますが，望ましい標的行動の出現を増やすことを目的としています．注意障害の認知リハに際しては，課題・作業成績を数

表 4-13 自己教示法

Stage 1：行おうとする個々の動作の内容とそれを行う理由づけを声に出して明らかにする．さらに動作を実践する際，先と同様にその内容を言語化する(overt self-guidance).
Stage 2：上記と同様のことをささやくようにして述べる(overt self-guidance → gradual internalization).
Stage 3：自分に話すように内言語する(covert, internalized self-guidance).

値やグラフで本人にフィードバックする，課題が完了したり，作業が成功したらトークンや賞賛といった強化因子を与える，などのテクニックを利用します．

5 環境整備（外的補助手段を含む）

　訓練を行う環境と実生活での環境という2つの側面があります．前者では病院，施設，家庭などいずれの場合でも環境設定自体が訓練そのものの一要素です．重度注意障害者では注意を妨害する要因を排除し，静かで集中できる環境を選びます．軽症例や（APTで述べたように）選択性注意障害の訓練に際しては，（重症度に応じて）あえて騒々しく，気が散るような環境下で行います．

　ホームプログラムを除くと，実生活での環境整備は安全で効率的な生活の確立が主目的です．歩行障害者の居宅に手すりを設置するのと同じ考えです．具体的にはテレビを消す，ドアを閉めるなど過剰な刺激を避け，静かな環境とします．整理整頓に配慮し，物を散らかしておかないなどの配慮も有用です．記憶障害に対するメモリーノートのような外的補償手段としては，スケジュール表，マニュアル，指示書，チェックリストなどを駆使した行動管理を試みるとよいでしょう．

6 注意障害に対する認知リハビリテーションのエビデンス

　以下にいくつかの見解を紹介します．分析方法のみならず病期や重症度など対象患者の特性が多様なこともあって，ある程度意見の相違がみられます．

　脳卒中治療ガイドライン（2015年）によると注意障害に対し，機能回復訓練と代償訓練が勧められますが，その永続的効果や日常生活活動への汎化について十分な科学的根拠はないとされています．また，注意障害を軽減する環境調整に配慮すべきことも謳われています．

　Ciceroneらのメタ分析（2011年）では，脳外傷後亜急性期の治療手段として高いエビデンスが示され，特異的訓練と補償や実生活への汎化を促進する包括的認知課題への取り組みを勧めています．脳外傷や脳卒中後リハの付加的手段としてセラピストがついて行うパソコン訓練も考慮されてもいいですが，セラピストが関与しないパソコン訓練は勧められ

表 4-14 注意障害者に対する日常生活上のコツと注意点

- 患者は何ができ，どこまでの行為が安全か知った上で，予想される危険行動に注意する．
- 可能なことは積極的に実施してもらい，社会的役割を担ってもらう．
- 1対1の会話，1つのテーマなど情報を絞ったコミュニケーション方法が望ましい．
- 患者への指示は簡潔で明確に伝える．
- 患者が理解できているか確認する．
- 頻回の途中チェックと援助の要請を定着させる．
- 物事の同時処理を避け，ひとつずつ，あるいは交互に対処させる．
- 患者自身が声に出して作業内容や安全確認を行うようにさせる．
- 患者が試行錯誤しないで正しく作業できるような手順を優先する（マニュアルや指示書の利用も有効）．
- 必要に応じて手がかりや休息を与える．
- 処理速度が遅いので時間に余裕をもって計画する．
- 患者に誤反応があれば，指摘し正しい行動を学習させる．
- 患者自身の成果や誤りは本人にフィードバックする（自己認識の促進）．
- 課題や作業の実績に応じて，難しい内容へのステップアップを検討する．

ません．また実生活機能への汎化のエビデンスは限られるとしています．

脳外傷を対象としたABIEBR（Evidence-Based Review of Moderate To Severe Acquired Brain Injury）では，二重課題訓練が分配性注意や情報処理速度の障害に有効であるとしています．しかし一方で，注意機能を改善させるとして開発された特異的訓練には明らかな効果が認められないとの意見を示しています．

日常生活への援助

患者との生活レベルでのかかわりという意味では家族の果たす役割は大きく，そこには「評価者」「治療者」「介護者」としての機能が分けられます．退院後あるいは外泊時の行動をよく観察して医療者側に情報提供するのが評価者としての役割です．日常生活への援助という観点では後2者が中心となります．環境整備も重要ですが，これについては既に 5. 環境整備（▶p.87）で述べました．

ホームプログラムとして認知リハを実施する場合は，家族にプログラム内容を理解してもらい，治療者としての役割を担ってもらいます．家庭で行う訓練として全般的刺激訓練や実生活の作業を題材にした訓練は導入が容易であり，よく用いられます．

注意障害が残存し，ADLやIADLに問題を有する場合，生活上の監視，介助が必要となります．患者への援助の前に家族への援助すなわち病状説明を通して注意障害を正しく理解してもらうことや家族への心理的サポートを忘れてはなりません．注意障害を有する患者に対する日常生活の援助において重要なポイントを表4-14にまとめました．

［参考文献］
1) Cicerone KD, Wood JC: Planning disorder after closed head injury: a case study. Arch Phys Med Rehabil 68: 111-115, 1987
2) Cicerone KD, Langenbahn DM, Braden C, et al: Evidence-based cognitive rehabilitation: updated review of the literature from 2003 through 2008. Arch Phys Med Rehabil 92: 519-530, 2011
3) 今村陽子：臨床高次脳機能評価マニュアル．第2版，pp 43-51，新興医学出版社，2000
4) 日本高次脳機能障害学会（編）：標準注意検査法・標準意欲評価法．新興医学出版社，2006
5) Novack TA, Caldwell SG, Duke LW, et al: Focused versus unstructured intervention for attention deficits after traumatic brain injury. J Head Trauma Rehabil 11: 52-60, 1996
6) Ponsford J, Kinsella G: The use of a rating scale of attention behaviour. Neuropsychol Rehabil 1: 241-257, 1991
7) 澤村大輔，生駒一憲，小川圭太，他：Moss Attention Rating Scale 日本語版の信頼性と妥当性の検討．高次脳機能研究 32：533-541, 2012
8) 先崎　章，枝久保達夫，星　克司，他：臨床的注意評価スケールの信頼性と妥当性の検討．総合リハ 25：567-573, 1997
9) 日本脳卒中学会 脳卒中ガイドライン委員会（編）：脳卒中治療ガイドライン 2015．pp 309-312，協和企画，2015
10) Sohlberg MM, Mateer CA: Effectiveness of an attention-training program. J Clin Exp Neuropsychol 9: 117-130, 1987
11) Sohlberg MM, Johnson L, Paule L, et al: The Manual for Attention Process Training-Ⅱ. A Program to Address Attentional Deficits for Persons with Mild Cognitive Dysfunction. AFNRD, 1993
12) 豊倉　穣，本田哲三，石田　暉，他：注意障害に対する Attention Process Training の紹介とその有用性．リハ医学 29：153-158, 1992
13) 豊倉　穣，田中　博，古川俊明，他：情報処理速度に関する簡便な認知検査の加齢変化―健常人における paced auditory serial addition task および trail making test の検討．脳と精神の医学 7：401-409, 1996
14) Toyokura M, Sawatari M, Nishimura Y, et al: Non-dominant hand performance of Japanese Trail Making Test and its mirror version. Arch Phys Med Rehabil 84: 691-693, 2003
15) Toyokura M, Ishida A, Watanabe F, et al: Intermanual difference in the Japanese Trail Making Test and its mirror version: intra-subject comparison of the task-completion time, cognitive time, and motor time. Disabil Rehabil 25: 1339-1343, 2003
16) Toyokura M, Yamashita K, Hayashi T, et al: A newly developed assessment scale for attentional disturbance based on behavioral problems: Behavioral Assessment of Attentional Disturbance(BAAD). Tokai J Exp Clin Med 31: 29-33, 2006
17) 豊倉　穣，菅原　敬，林　智美，他：家族が家庭で行った注意障害の行動観察評価― BAAD(Behavioral Assessment of Attentional Disturbance)の有用性に関する検討．リハ医学 46：306-311, 2009
18) Toyokura M, Nishimura Y, Akutsu I, et al: Selective deficit of divided attention following traumatic brain injury: case reports. Tokai J Exp Clin Med 37: 19-24, 2012
19) 豊倉　穣：注意障害― divided attention を中心に．リハ医学 49：206-209, 2012
20) 豊倉　穣：注意とその障害．精神科 23：152-162, 2013
21) Toyokura M, Nishimura Y, Akutsu I, et al: Clinical significance of an easy-to-use dual task for assessing inattention. Disabil Rehabil, 2016(in press)
22) Whyte J: Neurologic disorders of attention and arousal: assessment and treatment. Arc Phys Med Rehabil 73: 1094-1103, 1992
23) Whyte J, Hart T, Ellis C, et al: The Moss attention rating scale(MARS)for traumatic brain injury: further exploration of reliability and sensitivity to change. Arch Phys Med Rehabil 89: 966-973, 2008

（豊倉　穣）

訓練課題 1

転換性注意など

目　的▶ APT 課題から筆者らが考案したものです．課題の処理方法を変化させることで注意の制御を訓練します．葛藤条件の監視機能を要するやや難しい課題です．

用　具▶ 課題シート 1 とストップウォッチ

手続き▶ 課題シートにある「漢字，かんじ，平仮名，ひらがな」の 4 文字に対して①それをそのまま音読する，②語の読みに関係なく表記の書体すなわち漢字で書かれているか平仮名で書かれているかを述べる，の 2 通りで回答してもらいます．①②の処理は 15 秒ごとに切り替えます．被検者にはなるべく素早く多くの回答を要求します．

指　示▶ まず，ここに書かれている文字を音読してください(数語，音読してもらいます)．次に，語の読みに関係なく，漢字で書かれているか平仮名で書かれているか答えてください．(紙面を指さして)『(例)かんじ，漢字，ひらがな，平仮名』なら『ひらがな，漢字，ひらがな，漢字』と答えるわけです．『平仮名』を『ひらがな』と答えないように注意してください．それでは始めますが，まずそのまま音読してください．しばらくしたら私が「変更」と言います．それからは漢字で書かれているか，ひらがなで書かれているかを答えてください．「変更」と言うたびに交互にやり方を変えてください．なるべく素早く，たくさん回答するようにしてください．

評　価▶ 課題シートと被検者の回答を記録して誤答数をカウントします．「変更」の部分には「/」を書き込んでおきます．

バリエーション▶
1. 間違いが多い場合は，ゆっくりやってもよいことを指示します．その場合は，「変更」のタイミングを長くしてもかまいません．課題の量を減らす，紙面を拡大コピーする，などで難易度の調整も可能です．
2. 騒々しい場所でやるなど，訓練環境を工夫すれば選択性注意の訓練にもなります．
3. あえて処理方法を変更させずに②のみを持続させる方法もあります(この場合は転換性注意の訓練とはなりません)．

成績の解釈▶
1. 成績の変化を本人にフィードバックします．グラフ化も有用です．
2. 誤答数の減少は注意機能の向上を反映します．
3. ほぼ間違いなくできるようになれば本課題は終了です．

課題シート 1

漢字　ひらがな　平仮名　漢字　かんじ　平仮名　漢字　かんじ　平仮名　漢字
ひらがな　かんじ　漢字　平仮名　かんじ　ひらがな　漢字　かんじ　平仮名
ひらがな　かんじ　ひらがな　漢字　平仮名　かんじ　漢字　平仮名　かんじ
平仮名　かんじ　漢字　ひらがな　漢字　平仮名　かんじ　平仮名　かんじ　漢字
平仮名　ひらがな　かんじ　漢字　ひらがな　かんじ　ひらがな　平仮名　かんじ
漢字　平仮名　ひらがな　かんじ　ひらがな　漢字　かんじ　平仮名　平仮名　漢字
かんじ　ひらがな　かんじ　漢字　平仮名　かんじ　漢字　ひらがな　平仮名
かんじ　ひらがな　漢字　かんじ　漢字　平仮名　ひらがな　漢字　かんじ　平仮名
かんじ　ひらがな　漢字　ひらがな　平仮名　漢字　かんじ　漢字　平仮名　かんじ
平仮名　かんじ　漢字　ひらがな　平仮名　かんじ　漢字　平仮名　ひらがな
かんじ　かんじ　かんじ　漢字　平仮名　ひらがな　かんじ　ひらがな　漢字
かんじ　平仮名　ひらがな　かんじ　漢字　平仮名　漢字　平仮名　かんじ
ひらがな　平仮名　漢字　かんじ　ひらがな　漢字　漢字　ひらがな　平仮名
かんじ　漢字　かんじ　ひらがな　漢字　かんじ　ひらがな　平仮名　かんじ　漢字
ひらがな　かんじ　漢字　平仮名　かんじ　漢字　ひらがな　平仮名　かんじ
ひらがな　平仮名　漢字　かんじ　ひらがな　漢字　漢字　平仮名　ひらがな
平仮名　漢字　漢字　平仮名　漢字　かんじ　平仮名　ひらがな　平仮名　かんじ
漢字　ひらがな　かんじ　漢字　ひらがな　かんじ　かんじ　ひらがな　かんじ
漢字　ひらがな　平仮名　ひらがな　漢字　かんじ　平仮名　漢字　かんじ　平仮名
漢字　かんじ　ひらがな　かんじ　平仮名　ひらがな　漢字　漢字　かんじ　平仮名
ひらがな　漢字　ひらがな

訓練課題2, 3

2) 持続性注意など

目　的▶ APT II課題から筆者らが考案したものです．作動記憶を要する持続性注意の訓練です．いくつかの語を聞かせて，標的に反応してもらう選択反応課題です．選択条件が異なる2課題をあげました．

用　具▶ 課題シート2, 3

手続き▶ 課題シート2では逆から読んでも日本語になるもの，課題シート3ではひとつ前に聞いた単語の文字数より1文字多い単語を選んでもらいます．正答数はいずれも20個です．

指　示▶
課題2：今からいくつかの単語が聞こえてきます．逆から読んでも日本語となるものに「ハイ」と応答してください．例えば「なす」，これは野菜の「茄子」と海岸の「砂」，また「くき」も「茎」と「菊」（「聞く」，「効く」）となります．

課題3：今からいくつかの単語が聞こえてきます．1つ前に聞いた単語をひらがなで書いたときに，文字数が前の単語より1つ多くなる語に「ハイ」と応答してください．例えば，「あめ」「つくえ」などです．

評　価▶ 正答数，無反応数（標的なのに反応しなかった数），誤答数（非標的語に反応）を記録します．課題シートには標的語に＃が付してあります（2, 3語続けて標的の場合は＃＃，＃＃＃）．

バリエーション▶
1. あえてゆっくり読み上げることで難易度の調整が可能です．課題3の難易度をあげるために，標的を「2つ前の単語より1文字多い単語」とすることもできます．
2. 騒々しい場所でやるなど，訓練環境を工夫すれば選択性注意の訓練にもなります．
3. 視覚入力の動作課題（たとえば筆算課題など）を同時に行えば分配性注意の訓練にもなります．

成績の解釈▶
1. 成績の変化を本人にフィードバックします．グラフ化も有用です．
2. 正答数の増加，無反応数，誤答数の減少は注意機能の向上を反映します．
3. ほぼ間違いなくできるようになれば本課題は終了です．より難易度を高めて実施することもできます．

② 注意障害 | 93

課題シート2

時計	ペン	こねこ#	きつね	すな#	くに##
人	とんま#	よる	さか#	トマト##	南###
カン	親類	薬#	愉快	かえる	豆
新聞紙#	鍋	鈴	カイ#	エイ##	冬
秋	鍵	あし	さとう	枝	靴
のり	星	いだい#	かた##	わな##	勝つ
こま	うそ	見る	土間#	ナタ##	魚
小鳥	池	雨	バナナ	くじら	コップ
メカ#	なずな##	げた	丘#	市場	いた#
豚	ほうき	左	こま	みかん	かたち
紙	アジア#	パンツ	姉	メモ	広場

課題シート3

ひきだし	くつした	あきまつり#	けしごむ	のはら	ひかり
てがみ	かいだん#	すわる	ペンギン#	がいこく	バケツ
カタカナ#	したごころ##	にんじん	イルカ	クジラ	おもいで#
あし	マンガ#	こくばん##	うつくしい###	ボタン	ぼうし
ふくろ	バケツ	みみ	せいと#	ホテル	とうかいどう
かさ	メイク#	ただしい##	おとこのこ###	バレエ	ごはん
うさぎ	おやこうこう	あめ	カメラ#	てぶくろ##	リモコン
せいぶつ	でんわ	テレビ	ホクロ	くつ	はいゆう
しいたけ	ライト	だいがく#	しんりがく##	せんせい	べんとう
ちほう	ブランド#	バスタオル##	ねんきん	かんごし	おんがく
イベント	ミツバチ	タンス	けやき	サラダ	カタログ#

③ 記憶障害

概念

　記憶障害(memory disorder)は、臨床領域では伝統的に健忘症候群(amnestic syndrome)と称されてきました。言語機能や注意機能、知的能力などは比較的保たれているにもかかわらず、記憶機能が特異的に障害された状態をいいます。

　記憶障害の臨床像から、健忘状態は前向性健忘(anterograde amnesia)と逆行性健忘(retrograde amnesia)の2つに分けて理解されてきました。前向性健忘とは、発症後に新たに経験したことが覚えられなくなった状態をいいます。一方、逆行性健忘とは、発症前に経験したことが思い出せなくなった状態です(図4-14)。また記憶障害の患者の中には、自分を時間や場所に適切に位置づけることができずに、「今は、何月何日の何時頃か」「ここはどこか」といったことが曖昧になることがあり、これを失見当識(disorientation)といいます。さらに、本来事実ではない事柄を意識せずに述べる場合もあり、これを作話(confabulation)といいます。

　健忘症状群の患者が示す記憶障害の状態像には違いが観察されます。そのために、種々の記憶課題によって記憶障害の状態が確かめられたり、心理学的な記憶モデルから記憶障害の状態が区別されたりしています。以下に記憶に関するいくつかの考え方を述べます。

1 記憶過程と障害

　記憶の基本的な働きは情報を保存することにあります。記憶の働きは単一の過程ではなく、いくつかの過程から成り立っています。記憶過程には、覚えてから思い出すまでの一連の過程が含まれます。一般的には記憶過程は、①情報を覚える記銘(符号化)、②記銘し

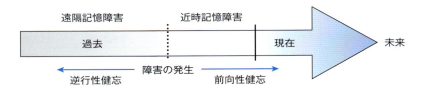

図4-14 前向性健忘と逆行性健忘、および近時記憶障害と遠隔記憶障害の関係

た情報を貯える保持(貯蔵)，③保持した情報を思い出す想起(検索)，の3段階に分けて理解されることが多いです．

　記憶障害は，各記憶過程に別個に生じてきます．前述の①の段階で障害が生起した場合には，新しく経験したことが覚えられなくなります(記銘障害)．③の段階で障害が起きたときには，既に貯えられている以前の経験を思い出すことができなくなります(想起障害)．また，②の段階における障害(保持障害)の有無は，直接観察することはできず，想起手続きを通じて間接的に観察することになります．想起には記銘した情報と同じ情報を想起する再生と，記銘した情報の経験の有無を判断する再認の手続きがあります．再生と再認との成績の違いによって保持障害の有無を推定します．再生は困難でも，再認が可能であれば，保持障害ではなく，想起段階に障害があると考えられます．再生も再認も不可能であれば，保持障害が疑われます．

　記憶過程ではなく，記憶情報の経過時間の違いから記憶を分類する場合もあります．時間的に新しい比較的最近の出来事に関する記憶を近時記憶，時間的に古い遠い過去の出来事についての記憶を遠隔記憶と呼んでいます．記憶障害時には，遠隔記憶よりも，近時記憶の想起が困難になることが多くなります．

　このような一般的な記憶過程以外にも，記憶現象は種々の視点から理解されたり，モデル化されたりしています．以下に主な記憶のモデルや分類と記憶障害との関係を示します(図4-15)．

2 保持時間と容量の違いによる記憶の分類〔感覚記憶・短期記憶(作動記憶)・長期記憶〕と障害

　記憶は情報を保持することが基本ですが，情報の保持時間の違いによって，記憶は感覚記憶(sensory memory)，短期記憶(short-term memory)，そして長期記憶(long-term memory)に分けられます．記憶情報は，感覚記憶から短期記憶を経て，長期記憶で最終

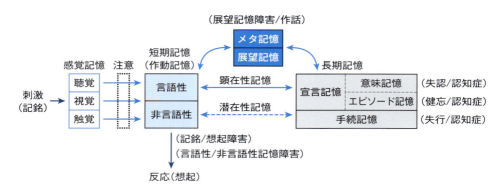

図4-15　記憶の情報処理モデルと記憶障害の関係

的に保存されます．感覚記憶では，感覚器が受容した刺激情報が数百ミリ秒から数秒間程度保持されます．短期記憶の情報保持時間は，もし保持操作を何も実行しなければ，約20秒間程度です．長期記憶では，情報はほぼ永続的に保持されます．

　各記憶は情報を保持する容量にも違いがあります．感覚記憶では，感覚器が受容した莫大な刺激情報がほぼそのまま保持されます．感覚記憶に保持された情報のうち，注意を向けられた情報は短期記憶へ送られます．短期記憶で保持される情報量には限界があり，容量は「7±2」チャンク（chunk）です．チャンクとは心理学的な意味単位です．人間の記憶処理では，記憶材料が数字であれ単語であれ，意味のあるまとまりをひとつの単位として処理しています．短期記憶はこの意味単位による保持容量に制限があります．一方，長期記憶の情報の保持容量はほぼ無限です．

　各記憶のうち，記憶情報の意識的な操作が可能なのは短期記憶だけです．したがって，読書や計算や思考などの認知的な操作は短期記憶で実行されます．このように情報を意識的に操作する場であるという点を強調した場合，短期記憶は作動記憶（working memory）と呼ばれることがあります．短期記憶内の情報は，もし意識的に保持するための操作を何もしなければ，20秒間程度で消失してしまいます．たとえば，電話帳から電話番号を見て電話をかけるとき，電話をかけた後には，番号は忘れ去られてしまいます．これは情報が短期記憶だけで処理され，長期記憶には保存されなかったためです．

　短期記憶で情報を長く保持するためには，その情報を短期記憶内に維持するための特別な操作が必要です．一般的な保持操作には，リハーサル（情報の心的な反復）や体制化（情報の意味づけ，ほかの情報との関係づけ）などがあります．このような操作によって，情報は短期記憶内に比較的長く留め置かれることになります．

　短期記憶にある時間保持された情報は，長期記憶に転送されます．そして情報は長期記憶でほぼ永続的に貯蔵されます．長期記憶に保存された情報は必要に応じて短期記憶に呼び出され，想起されます．したがって短期記憶から長期記憶への転送に障害があれば記銘障害の状態を呈し，長期記憶から短期記憶に情報を呼び出す段階で障害があれば，想起障害を示します．

　短期（作動）記憶の保持（操作）容量に低下が起こる場合もあります．この場合，一度に保持して操作できる情報量が減ることになり，結果として記銘力や想起力や認知的な課題の操作や処理効率が低下します．

3 保持内容による分類（宣言記憶・意味記憶・エピソード記憶・手続記憶）と障害

　短期（作動）記憶の情報は長期記憶に転送され，長く保存されますが，長期記憶にはあらゆる情報が未整理で混沌とした状態で保存されているわけではありません．

　言語的に処理されて保存された情報は宣言記憶（declarative memory）として保存されます．宣言記憶は，さらに意味記憶（semantic memory）とエピソード記憶（episodic memory）とに分かれます．

意味記憶は，一般的な知識や辞書的な知識，概念に相当する記憶です．したがって，意味記憶が障害された場合には，一般的知識や概念などが失われたり，適切に想起されなくなったりします．

エピソード記憶は日常生活の出来事に関する記憶であり，個人特有の時間的・空間的な枠組みに関連づけられた情報が保存されています．エピソード記憶が障害された場合には，経験した出来事自体の想起が困難になったり，出来事がいつ・どこで起きたのかを適切に枠づけて想起できなくなります．

一方，言語的に処理することが困難な情報のうち，身体的に処理された情報は，長期記憶中の手続記憶(procedural memory)に保存されます．泳ぎ方や自転車の乗り方や道具の使い方など，いわゆる技能に関する類の情報がここに保存されます．手続記憶が障害されたときには，動作の正確な手順や，道具の適切な使い方などがうまく実行できなくなったり，新しい動作の手順をなかなか覚えられなくなったりします．

4
記憶情報の様式の違いによる分類〔言語性記憶・非言語(視覚)性記憶〕と障害

どのような様式の情報(材料)を記憶するかによって，記憶を分類することがあります．一般的には，言語的な様式による記憶と，非言語(視覚)的な様式による記憶とに大別しています．前者を**言語性記憶**(verbal memory)，後者を**非言語(視覚)性記憶**(non-verbal or visual memory)と呼んでいます．

大脳半球の機能局在と記憶様式とが関係づけて考えられています．言語機能が優位な左半球の損傷後には，言語性記憶が低下しやすく(言語性記憶障害)，視覚的分析や視空間知覚の機能が優位な右半球の損傷後には非言語(視覚)性記憶が低下しやすい(非言語性記憶障害)とされています．

5
記銘・想起の意識性による分類(顕在性記憶・潜在性記憶)と障害

ある情報を覚えたり思い出したりするとき，記憶情報を意識的に記銘・想起する場合と，非意識的で自然発生的に記銘・想起する場合とがあります．記憶検査のような事態では，記憶情報は明瞭に意識して記銘・想起されます．一方，日常生活では，記憶情報は必ずしも明瞭な意識を伴って記銘・想起されているわけではありません．たとえば会話や思考の際には過去の記憶情報が深く関係しますが，会話や思考内容の材料自体を明瞭に意識して想起したうえで，会話をしたり思考したりしてはいません．

このように，情報の記銘や過去経験の想起に伴う意識性(記銘・想起意識)の有無の点から，記銘や想起に高い意識性を伴う**顕在性記憶**(explicit memory)と，記銘や想起に意識性をあまり伴わない**潜在性記憶**(implicit memory)とに分けることがあります．一般的な健忘では，潜在性記憶よりも，顕在性記憶のほうが障害されやすくなります．

6 計画・管理による分類（展望記憶・メタ記憶）と障害

　記憶情報の保持よりも，記憶情報の適切な管理という点から記憶を分類することもあります．将来の目標や計画・予定などを適切に実行するためには，記憶情報を将来の実行に必要な時期まで覚えておき，適切な時期に想起しなければなりません．このように未来や将来に実行することが予定されている出来事についての記憶を展望記憶（prospective memory）といいます．展望記憶が障害された場合，将来の予定を適切な時点で想起することができなくなります．約束事を守れなかったり，予定の時期を過ぎて思い出したり，実行すべき事柄をし忘れたりすることが多くなります．

　一方，記憶情報の管理状態を監視する働きも記憶過程には含まれます．自分の記憶状態や記憶能力に関する自覚や認識にかかわる記憶をメタ記憶（metamemory）といいます．メタ記憶が障害された場合には，自分の記憶状態に関する認識が低下するために，日常生活における自分の記憶能力の限界や実際の記憶状態の理解が悪くなったり，記憶能力の運用の仕方が不適切になったりします．また，記憶力の低下を適切に補おうとしなかったりします．

病巣

　前述のように記憶の障害は，臨床的には健忘症状群として病態像が理解されてきました．そして脳損傷部位の違いに対応して，健忘の状態が異なることが明らかにされています．以下に，健忘状態の違いと関連病巣について述べます．

1 側頭葉性健忘

　前向性健忘と逆行性健忘を主特徴とします．短期記憶に明らかな低下はありません．失見当識や作話は示さず，記憶障害に対する病識も保たれています．また，知的能力は保持されます．

　記憶機能のみが比較的特異的に障害されるため，側頭葉性健忘は純粋な健忘症状群ともいえます．エピソード記憶が主に障害され，意味記憶や手続記憶は保持されます．

　病巣としては，両側海馬の損傷が重要です．

2 間脳性健忘

　間脳性健忘では記銘障害以外に，作話と記憶障害に対する病識の欠如を伴います．短期記憶や意味記憶や手続記憶は保たれます．ほかの随伴症状として，注意障害，意欲低下，

感情の平板化，脱抑制，人格変化などを示すことが多いです．

病巣としては，視床，乳頭体，扁桃体など間脳部の損傷が重要です．

3 前頭葉性健忘

　前頭葉性健忘にみられる記憶障害は，記憶機能自体の障害というよりも，記憶過程に関連するほかの機能の不全さに起因することが多いです．記憶過程が健全に機能するには，注意機能や記憶過程を管理する機能が必要です．前頭葉損傷後には，記憶の管理機能が不全になり，そのために記憶機能が適切に働かない状態を呈することが多くなります．

　注意機能の欠陥は情報の適切な記銘や想起を妨げます．また記憶状態の管理の欠陥は，記憶障害への病識の低下や作話を招きます．作話は事実でないことを事実のように思って話します．自分自身を特定の時間や場所に位置づけられない失見当識（見当識障害）や，出来事や人物を誤認して想起する記憶錯誤（paramnesia）が現れる場合もあります．ほかにも，自発性の低下，無関心，情動的な不安定など，情意・人格面の変化を伴いやすくなります．また前頭葉損傷後の遂行機能障害のために，記憶情報を実際の日常生活で適切に運用することが困難になります．さらに展望記憶の障害も生起し，実行すべき事柄を適切な時期に想起できなくなります．

　前頭葉性健忘は前脳基底部（前頭葉底面）の損傷によって生起しやすくなります．

日常生活での現れ方

　前述のように，記憶にはいくつかの種類があり，それぞれ別個に障害されることがありますが，いくつかの記憶障害が同時に生起する場合も多いです．そのために日常生活では，記憶能力や記憶に関連した活動に多彩な困難が生じてきます．

　ここでは記憶過程を記銘・想起・記憶管理の3つに大別して，日常生活で現れやすい記憶能力の障害について述べます．

1 記銘障害（前向性健忘）

　記憶障害は，日常生活において現前に情報が存在している場合，つまり記憶への負荷が少ない事態や状況では困難さは基本的には目立ちません．しかし，現前にない情報の処理が要求されるような記憶への負荷が強い事態や状況では困難さを示します．記銘障害では，発症後に経験した新しい情報の獲得が特に困難になります．

　記銘障害（前向性健忘）の状態を引き起こす原因には，前述の種々の記憶過程のうち主に短期（作動）記憶の容量や保持時間や情報操作の低下，また短期（作動）記憶から長期記憶へ

の情報転送の障害などがあります．

　短期(作動)記憶の容量や保持時間の低下によって，一度に処理可能な情報量は少なくなり，また短期(作動)記憶内の情報操作に必要な時間が十分に確保されなくなります．そのために，短い会話は理解できても，長い会話が理解しづらくなったり，内容が部分的にしか伝わらなかったり，適切に伝わらなかったりします．同じように，短い文章の読解は可能でも，長い文章になると読解が困難になり，文章の内容の理解が不正確になったり不十分であったりします．また，複数の課題や仕事などが同時に要求されると混乱してしまい，間違いが多発したりします．

　短期(作動)記憶の容量や保持時間，操作が保たれている場合には，現前でのやりとりに困難さは目立ちません．しかし，短期(作動)記憶から長期記憶への情報の転送がうまく行われない場合には，記憶情報が現前していないと記憶障害が明瞭化します．ついさっき言ったことを覚えていなかったり，経験したばかりの出来事を的確に思い出せなかったりします．また，新しいことを効率よく学習できなくなります．

2　想起障害(逆行性健忘)

　想起障害(逆行性健忘)では，以前(健常時)に経験して獲得した知識や事柄，出来事がうまく思い出せなくなります．長期記憶から短期(作動)記憶への情報転送が正確でなかったり，障害されたり，また長期記憶内の特にエピソード記憶の情報が失われたりした結果，想起障害が現れます．

　日常生活では，以前に経験した出来事をうまく思い出せなくなります．また出来事自体は覚えていても，出来事をそれが起きた時間と空間(いつ・どこ)の枠組みに適切に位置づけることができなくなります．そのために，その出来事がいつ・どこで起きたのか曖昧になってしまう場合もあります．

3　記憶の管理障害(展望記憶障害とメタ記憶障害)

　展望記憶の障害では，将来実行すべき事柄を適切な時点で思い出せなくなります．したがって日常生活では，以前に約束した事柄を適切な時点で思い出せないために，約束を守ることができなくなります．また日常の予定やスケジュールなども，適切な時点で想起できないために，予定どおりに行動できないことが多くなります．

　メタ記憶障害では，自分の記憶の状態に関する意識性が低下します．記憶過程への監視がうまく働かないために，記憶の誤りに対する気づきが悪くなります．日常生活では，自分の記憶の悪さを十分に認識せず，記憶の間違いに対して無頓着になります．また自分の記憶障害をほかの手段によって補い，日常生活上の支障をできるだけなくそうとする態度に欠けたりします．

診療場面での現れ方

　記憶障害は，前述のように種々の状態像を示します．ここでは，日常場面での現れ方と同様に，記銘・想起・管理の障害に分けて，診療場面や病棟内生活での現れ方を述べます．

1 記銘障害（前向性健忘）

　記銘障害（前向性健忘）では，発症後に経験した新しいことが覚えられなくなります．医師や看護師や同室のほかの患者の名前や，入院している病院名などがいつまでも覚えられなかったりします．季節や日付や時刻が曖昧になったり，服薬や診察時間を忘れたり間違えたりします．また，場所が覚えられないために，自分の病室や診察室などへ移動するときに迷ったりします．さらには，朝起きてから今までの出来事や最近の社会的事件などを述べてもらうと，覚えていなかったり，曖昧であったり，出来事の時間的順序が入れ違っていたり，断片的にしか述べることができなかったりします．

　診察場面で新しいことを覚える能力を確認するためには，互いに関連のない単語を3つ復唱して（あるいは関連のない3つの品物を見て）覚えてもらい，その後で何かほかの課題を行い，5分後くらいに思い出してもらいます．全く覚えていなかったり，課題を行ったことすら忘れているようであれば，記銘障害が考えられます．

2 想起障害（逆行性健忘）

　想起障害（逆行性健忘）では，発症前に経験した以前の出来事が思い出せなくなります．長期記憶内のエピソード記憶が障害された場合には，発症までの病歴，発症以前に就いていた仕事や個人的な過去の出来事，発症前の大きな社会的事件などについて尋ねると的確に答えられなかったりします．

　想起障害（逆行性健忘）の程度は個人差が大きく，比較的軽度の場合には，発症前数秒から数分間程度の出来事が思い出せなくなりますが，重度の場合には10年以上の長い期間にわたって記憶が障害される場合もあります．想起障害（逆向性健忘）の強さには時間的な傾斜があり，発症直前に経験した出来事は特に想起されにくくなります．一方，発症から時間的に隔たりの大きい古い記憶は比較的保持されることが多いといえます．発症前の比較的新しい出来事から，古い個人的な出来事や大きな社会的事件などを尋ねて確認する必要があります．

3 記憶の管理障害（展望記憶障害とメタ記憶障害）

　展望記憶の低下によって，診察，服薬，リハビリテーション（以下リハ），食事，入浴などの病棟内生活における事柄を，スケジュールに定められた時間になっても適切に想起できなくなります．そのために，スケジュールに沿った活動がうまくできなかったり，約束事などが守れなかったりします．

　記憶の管理機能に障害があると，自分の記憶状態に対する病識が低下します．そのために，種々の記憶情報を尋ねたときにうまく答えられなくても，あまり悩んだり心配したりすることがなくなります．記憶の誤りも起こりやすいのですが，その誤りに対して無頓着で修正しようとする試みはあまりなされません．また，実際とは違うことを話す作話を示すこともあります．作話は意図的に他者をだまそうとする嘘とは異なり，記憶障害に対する病識の低下と，記憶の欠損に対する非意図的な補償作用によると考えられています．記憶障害の存在に対するこれらの態度や状態の有無に注意して観察することが大切です．

診断のポイント

　以上のような記憶障害の症状に加えて，脳の画像診断により，脳の病巣を確認します．特に側頭葉内側面（海馬），間脳（視床，乳頭体，扁桃体），前頭葉底面（前脳基底部）の損傷を重視します．

鑑別診断

　健忘症と混同しやすい症状には，失語症と認知症があります．健忘症における記憶障害とこれらの障害とを明確に区別して理解することは，各障害に対して適切に対応するためには大切なことです．以下に健忘症との違いを述べます．

1 失語症

　失語症では言語機能が障害され，言語理解，発語，読字，書字など言語に関連した活動に困難さが生じます．記憶と関連が深く，記憶障害と特に混同しやすいのは，喚語の困難さと聴覚的把持力の低下です．

　喚語困難では物の名前がうまく想起されなくなります．物自体はわかっているにもかかわらず，名前を言いよどんだり，言い間違えたり，言えなかったりします．聴覚的把持力の低下では，聴覚情報を一時的に記憶して処理する量が低下します．そのために会話がう

まく理解できなくなります．

　失語症では言語的な情報の処理が低下するために，言語的に提示される材料に関してはうまく保持できないなど，言語機能に関連した記憶活動には困難さを伴う場合があります．しかし健忘症と違い，失語症では日々の出来事に関する記憶は保たれます．一方，健忘症では日常生活上の出来事全般に関して，記銘や想起が困難になります．

2 認知症

　認知症の中核的な症状は記憶障害です．認知症では健忘症と同様に新しいことをなかなか覚えられず，また以前のこともうまく思い出せず，さらに時間や場所などの見当識が低下します．

　しかし認知症とは違い，健忘症では知的能力は保たれ，知能検査などの成績は良好です．日常生活でも，記憶に依存しないような活動にはあまり問題がありません．また，健忘症における記憶障害はエピソード記憶の障害が中心ですが，認知症では進行によってエピソード記憶以外に，意味記憶や手続記憶なども低下します．さらに記憶だけでなく，言語や種々の認知機能も低下し，日常生活において適応的で自立した活動が困難になります．

補助診断

　記憶の働きを調べるために，臨床的によく使用される検査には以下のものがあります．記憶障害の状態や必要に応じて使い分けることが大切です．

- 三宅式記銘力検査（言語性記憶検査）
- ベントン（Benton）視覚記銘力検査（視覚性記憶検査）
- レイ（Rey）複雑図形検査（視覚性記憶検査）
- ウェクスラー（Wechsler）記憶検査（WMS-R，総合的な記憶検査）
- リバーミード（Rivermead）行動記憶検査（RBMT，日常生活的な記憶検査）

［検査課題や検査法の参考文献］
1) Lezak MD, et al(eds): Neuropsychological Assessment. 5th ed, Oxford University Press, 2012
2) Spreen O, Strauss E: A Compendium of Neuropsychological Tests; Administration, Norms, and Commentary. 2nd ed, Oxford University Press, 1998〔秋元波留夫（監修）：神経心理学検査法．第2版，創造出版，2004〕

リハビリテーションの方法

　記憶活動には単に記憶機能だけではなく，意識(覚醒)水準，注意機能，遂行機能，そして記憶障害への態度や病識なども関係します．記憶活動に関連するこれらの要因を理解した総合的な対応が記憶障害のリハにおいては必要になります．また，記憶障害の患者は心理的に不安定になりやすいといえます．記憶障害によって，周囲の状況や自分自身の状態に関する理解が不十分になり，困惑や不安が発生しやすくなります．反対に，記憶障害に対する認識が低下していたり，病識がない場合もあります．これらへの十分に細やかな配慮も大切です．

　記憶障害に対するリハは，記憶障害の存在や症状に対する本人の理解の確立と心理面への配慮，記憶障害への機能改善型治療介入，能力代償型治療介入，能力補填型治療介入，行動変容型治療介入，そして環境調整型治療介入に大別できます．発症後の経過期間や記憶障害患者の状態に応じて，これらの介入を適切に実施することが大切です．

1 記憶障害に対する理解の確立と心理面への配慮

　発症直後の時期は，意識(覚醒)水準が低下していたり，浮動的であったりします．そのために覚醒と睡眠のパターンが乱れていたり，うすぼんやりとしていたり，自分の状態をまだ十分に把握できず混乱したり，困惑したり，強い不安を伴ったりしやすくなります．記憶の働きも全般に障害され，病識も欠くことが多いです．

　このような場合には生活リズムを整えて，覚醒と睡眠のパターンを安定させます．また自分の状態や置かれた状況を理解できるように，時計，カレンダー，病院の写真，さらに医師や看護師やリハスタッフの写真など，時間と場所と人に関する情報をわかりやすく身近に配置します．穏やかで温かみのある声かけや接し方を心がけて，安心感を与えるようにします．

　記憶障害への病識が低い場合には，自分の記憶状態を理解してもらうことが大切です．記憶障害の状態について十分な説明が必要になります．検査の実施や結果の説明などを通じて，記憶障害に対する病識を確立していくことが重要です．その際，記憶障害に無理に対峙させて説得するように説明するのではなく，自分の記憶状態について自覚し納得できるように受容的にまた根気よく説明することが大切です．

2 機能改善型治療介入

　障害された記憶機能を反復して使用することによって，記憶機能自体の回復を目的にします．低下した機能に対する反復練習による回復は，リハでは最もよく用いられる方法です．

単語や絵カードなどの記憶材料を記銘して，後に想起する記憶課題を反復して練習します．即時想起(記銘直後に想起)と遅延想起(時間経過後に想起)，再生(記銘内容と同一の内容を想起)と再認(記銘内容が以前に経験した内容かを判断)などを適宜に使い分けて練習します．

反復練習による，障害された記憶機能の回復効果や記憶力自体の増大効果に関しては実証的な資料に乏しいのが現状です．しかし，特定の練習課題や情報の獲得には反復練習は有効であり，記憶手段の基本的な形式として欠かせません．

3 能力代償型治療介入

記憶機能が障害された結果生じた記憶能力の低下を，ほかの健常な機能を介在させて再編成することによって，以前と同程度の記憶能力を確保することを目的にします．具体的には，以下のように実施します．

Ⓐ 記銘処理の深化

記銘時に種々の工夫を凝らして，記銘すべき情報の処理がより深くなるようにします．

Ⓑ 記銘処理の多重感覚化

覚えなければならない事柄を，声に出したり，字で書いたり，絵で描いたりして記銘します．このような作業によって，運動感覚や視覚などの多重な感覚が記銘に関与することになり，また事柄がより深く処理されて記銘されるため，後に想起しやすくなります．

Ⓒ 記憶痕跡の強化

一度記銘された情報がより確実に保持され続けるように，保持情報を定期的に確認します．たとえば，覚えた事柄を記入したカードを常時携帯して，1日に何度か参照します．その際に，カードを単に見るだけでなく，カードの内容を声に出したり，視覚的にイメージしたり，指で空書きをしたりして頻繁に参照して記憶痕跡を強めるようにします．

4 能力補填型治療介入

何らかの外的な補助手段を利用して，患者と環境間の適切な記憶関係を確保することを目的にします．

具体的には，メモ帳，日記，テープ(IC)レコーダなどによって出来事を記録します(情報の保存)．また，タイマー機能をもつ電子アラーム，電子アラーム付きの電子手帳や携

帯電話，腕時計などによって，行動予定の記録と適切な時間での参照を促すようにします（情報の参照）．

　外的補助手段を実生活で利用するには，補助手段の必要性の自覚（記憶障害の病識），および記録行動と参照行動とが確実に獲得されていなければなりません（記録・参照行動の習慣化）．これらが補助手段の実際の利用を左右する前提条件となります．

5 行動変容型治療介入

　記憶障害の患者が特定の情報や技能を学習するのは非常に困難です．情報や技能の学習を確実にするためには，獲得方法（教授法）に工夫が必要です．学習・行動の原理や法則を利用して，記憶行動を改善します．

Ⓐ 時隔的検索法

　記憶情報を確実に獲得するために，記憶情報を頻繁に想起（検索）してもらいます．その際，記憶障害の程度に応じて，想起間の時間間隔を短くして反復することから始めて，確実に想起できるようになったら漸次間隔を長くして想起してもらいます．

Ⓑ 無誤謬学習法

　獲得中に発生する誤りは，学習の進行を妨げます．特定の情報を学習するときに，誤りが可能な限り発生しないように学習課題を工夫します．たとえば，学習段階をきめ細かく細分化したり，課題の達成に必要な手がかりをできるだけたくさん提供したりします．

Ⓒ 手がかり漸減法

　学習時に課題を解決する手がかりを最大限に提供します．そして，学習が達成された後には，学習時に提供した手がかりを段階的に少なくしていき，最終的には手がかりなしで達成できるようにします．

6 環境調整型治療介入

　記憶障害では，情報をある時間以上とどめておけない点が特徴的です．しかし，現前する情報は正確に認知できます．情報の保持は困難でも，情報の理解は可能です．

　記憶への負担が少ないように，生活環境内の情報を整えます．情報は絵や図など視覚的に提供すると理解されやすいです（情報の視覚的構造化）．たとえば，1日のスケジュールを一覧にして目につきやすいところに掲示したり（時間情報の視覚的構造化），どこに何が

あるか(空間情報の視覚的構造化)を文字だけでなく具体的な絵柄や図案で表示したり，道順を矢印で要所要所に示したり，目標地点までの軌跡をテープなどの線で廊下に明示したりします．

また，必要な記憶情報の想起を促すために，想起手がかりを生活環境内の目につきやすい場所にきめ細かく配置します．患者の習慣的な行動に沿って想起手がかりを配置すると，目につきやすくなります(定型的行動を利用した想起手がかりの配置)．

日常生活への援助

日常生活では，以下の点に留意して接することが大切です．

1 気分の安定化

日常生活では，さまざまな場面で記憶能力が要求されます．以前の経験に基づいて考えたり行動したり，新しいことを学習したり，約束や予定など将来の出来事を覚えておいたりすることが絶えず要求されます．記憶障害によって生活情報が適切に保持されなくなったとき，生活環境の既知感が乏しくなり，不安傾向が強くなります．また，うまく記憶できなくなった自身の状態に対して困惑もします．記憶障害から直接生じる記憶上の問題だけでなく，このような心理的な気分の不安定さに配慮した温かい接し方が大切です．

2 現実見当識の確保

生活情報をきめ細かく生活環境に配置することも重要です．日々進行中の生活情報を視覚的手がかりや声かけなどを利用して適切に提供し，生活環境における自身の位置づけを明確に意識できるようにします．

3 記憶行動の強化

記憶行動に自発的にかかわるように，適切な記憶行動は認めていくきめ細かい態度をとることも大切です．記憶の誤りに関して注目するだけでなく，適切な記憶に対して励ましや認めを提供していくことが記憶行動への意欲の維持と養成に必要です．

4 関係者の理解と環境調整

　これまで述べてきた記憶障害の症状や記憶障害に伴いやすい心理状態などを関係者が十分に理解し，相互に連携して暮らしやすい生活環境を整えることも大切です．

[参考文献]
1) Clare L, Wilson BA: Coping with Memory Problems; A Practical Guide for People with Memory Impairments, Their Relatives, friends, and Carers. Thames Valley Test Company, Suffolk, 1997〔綿森淑子(監訳)：記憶障害のケア―患者さんと家族のためのガイド．中央法規出版，1999〕
2) 坂爪一幸：遂行機能障害，記憶障害の認知リハビリテーションにおける学習理論の役割―馴化型・予測型・制御型学習の困難を例として．認知リハ 3：2-13, 1998
3) 坂爪一幸，本田哲三：記憶障害の治療―認知リハビリテーション．松下正明(総編集)：記憶の臨床，臨床精神医学講座 S2 巻，pp 440-456，中山書店，1999
4) 坂爪一幸：認知リハビリテーション．渡辺俊之，本田哲三(編)：リハビリテーション患者の心理とケア，pp 236-249，医学書院，2000
5) 坂爪一幸：記憶障害とリハビリテーション―代償手段．総合リハ 30：321-327, 2002
6) 坂爪一幸：高次脳機能の障害心理学―神経心理学的症状とリハビリテーション・アプローチ．学文社，2007
7) Wilson BA, Moffat N: Clinical Management of Memory Problems. 2nd ed, Chapman & Hall, London, 1992〔綿森淑子(監訳)：記憶障害患者のリハビリテーション．医学書院，1997〕
8) Zoltan B: Vision, Perception, and Cognition; A Manual for the Evaluation and Treatment of the Neurologically Impaired Adult. 3rd ed, Slack Inc., 1996〔河内十郎(監訳)：失行・失認の評価と治療．第3版，pp 115-138, 医学書院，2001〕

〈坂爪一幸〉

> 訓練課題 1

記銘と想起

目　的▶ 記銘と想起を反復練習して，短期記憶と長期記憶間の情報連絡を刺激します．また，記銘時の処理を深くする操作や多重の感覚様式を利用して記銘することを練習します．さらに，このような練習を通じて，自分の記憶状態を的確に自覚することを目的にします．

用　具▶ 記録用紙，筆記用具

手続き▶
1. 単純な記銘：単語または図形のリスト（3～5個程度）を提示（視覚的または聴覚的に提示）して覚えてもらいます．直後に想起（状態に応じて再生または再認）してもらいます．また，時間間隔をおいて想起（再生または再認）してもらいます．時間間隔は記憶障害の状態に応じて適宜設定します．
2. 視覚イメージ化した記銘：記銘材料（単語）の視覚的なイメージを強く思い浮かべてもらいます．必要に応じて記銘材料を描いてもらってもよいです．その後に，想起（再生または再認）してもらいます．
3. 記銘処理の深化：記銘材料（単語）に関することを話し合います．たとえば，「ミカン」について，色，味，触れた感じ，収穫の季節，思い出などを話し合います．その後に，想起（再生または再認）してもらいます．

指　示▶
1. 単純な記銘：ここにある単語をよくみて覚えてください（または，これから言う単語をよく聞いて覚えてください）．後で思い出してもらいます．
2. 視覚イメージ化した記銘：ここにある単語をよくみて覚えてください（または，これから言う単語をよく聞いて覚えてください）．後で思い出してもらいます．覚えるときには，記銘単語の具体的なイメージを思い浮かべて覚えてください（必要に応じてイメージした形を描いてもらいます）．
3. 記銘処理の深化：ここにある単語をよくみて覚えてください（または，これから言う単語をよく聞いて覚えてください）．後で思い出してもらいます．覚えるときに，記銘単語に関することをできるだけたくさん説明してください．たとえば，記銘単語が示すものの形，色，匂い，味，肌触り，料理の仕方，使い方，思い出など，何でも結構です．

評　価▶ 正答数を記録します．正答数はグラフにして対象者自身に記入してもらいます．または対象者と一緒に記入します．練習の終了後に，記憶状態や記憶状態の変化について話し合うようにします．

バリエーション▶
1. 同一カテゴリーの記銘リスト（互いに関連する項目）を提示します．
2. 異なるカテゴリーの記銘リスト（互いに無関連な項目）を提示します．
3. 記銘から想起（再生・再認）までの時間間隔（5分後，10分後，30分後，1時間後，1日後など）をさまざまに変えます．

結果の解釈▶
1. 提示直後の想起（直後想起）がうまくできない場合には，短期（作動）記憶の低下が疑われます．
2. 提示後に時間間隔をおいた想起（遅延想起）がうまくできない場合には，短期（作動）記憶と長期記憶との間の情報の移動の低下，あるいは長期記憶の低下が疑われます．

課題シート 1

記銘リストの例▶
① リンゴ，ミカン，バナナ，イチゴ，スイカ
② イヌ，ネコ，サル，ウマ，クマ
③ クシ，ハブラシ，カガミ，セッケン，タオル
④ エンピツ，ケシゴム，ハサミ，ノート，ノリ
⑤ テレビ，ソウジキ，ラジオ，エアコン，センタクキ

以下の点に留意して記銘・想起を練習する．

```
記銘様式：
①単純記銘
②イメージ化した記銘
③処理を深化した記銘
```

```
想起様式：
①再生
②再認
```

```
想起までの時間：
①直後想起
②遅延想起
```

訓練課題 2

エピソード記憶

目　的▶ 日常生活上の出来事(エピソード記憶情報)をスケジュール表に整理することにより，記憶情報を時間・空間的に意識的に枠づけることを練習します．また，感情的な情報を付加的に利用することによって記憶を補助する練習をします．

用　具▶ スケジュール表(課題シート 2)，筆記用具

手続き▶ 1日の出来事をスケジュール表に記入してもらいます．その際，それぞれの出来事に関する感想などを併記してもらいます．

指　示▶ 今日1日の出来事を振り返って，スケジュール表の該当する時間帯に記入してください．また，その出来事をどのように感じたか(楽しかった，悲しかった，腹が立ったなど)を隣の欄に簡単に記入してください．

評　価▶ 想起した出来事の個数や正確さを記録します．また，想起した出来事が実際に起きた時間の正確さを記録します．

バリエーション▶
1. 記憶障害が比較的軽い場合には，1日の最後(あるいは午前と午後)にスケジュール表に記入します．
2. 記憶障害が重い場合には，出来事をそのたびに，スケジュール表に記入します．
3. 出来事が想起されないときは，家族が出来事を書き出して，出来事の時間的な順序を判断してもらいます．また，出来事について話し合いながら，一緒にスケジュール表に記入します．

結果の解釈▶
1. 想起できる出来事が少ない場合は，エピソード記憶の低下が疑われます．
2. 想起した出来事の内容が曖昧な場合は，エピソード記憶の低下が疑われます．
3. 想起した出来事の実際に起きた時間や場所などが不正確な場合は，エピソード記憶の低下が疑われます．

③ 記憶障害　113

課題シート 2

1日の行動

日付　　　年　　　月　　　日　　　曜日

天気　＿＿＿＿＿＿＿＿＿＿＿＿

午前

時刻	出来事	確認
6:00		
6:30		
7:00		
7:30		
8:00		
8:30		
9:00		
9:30		
10:00		
10:30		
11:00		
11:30		

午後

時刻	出来事	確認
12:00		
12:30		
1:00		
1:30		
2:00		
2:30		
3:00		
3:30		
4:00		
4:30		
5:00		
5:30		

夜

時刻	出来事	確認
6:00		
6:30		
7:00		
7:30		
8:00		
8:30		
9:00		
9:30		
10:00		
10:30		
11:00		
11:30		
12:00		

訓練課題 3

展望記憶

目　的 ▶ 約束や予定を適切な時刻に想起する展望記憶について練習します．

用　具 ▶ 指示用紙，記録用紙(課題シート3)，筆記用具

手続き ▶ あらかじめ対象者と簡単な日常的な約束ごとを交わし，指定した時刻に約束ごとを想起して実行してもらいます．

指　示 ▶ いくつかの簡単な約束ごとや用事(例：午前8時に花に水をやる，午前10時に電話する，午後3時に買い物に行く，など)を対象者に指示して，対象者自身に予定表に記入してもらいます．そして，次のように教示します．「ここに書いた事柄はあなたに果たしてもらいたい約束ごとです．指定した時刻が来たら，約束ごとを実行してください．」

評　価 ▶ 約束ごとの実行の正確さを記録します．

バリエーション ▶
1. 約束ごとの数を増やします．
2. 約束ごとの指定と実行までの時間間隔(1日後，3日後，1週間後など)を長くします．

結果の解釈 ▶
1. 約束ごとを思い出せなかった場合は，展望記憶の低下が疑われます．
2. 約束ごとを指定した時間に思い出せなかったり，指定した時間を過ぎてから思い出したりする場合は，展望記憶の低下が疑われます．

③ 記憶障害　115

課題シート3

1日の行動計画・予定

日付　　　年　　月　　日　　曜日

天気　_____

午前

時刻	約束ごと	確認
6:00		
6:30		
7:00		
7:30		
8:00		
8:30		
9:00		
9:30		
10:00		
10:30		
11:00		
11:30		

午後

時刻	約束ごと	確認
12:00		
12:30		
1:00		
1:30		
2:00		
2:30		
3:00		
3:30		
4:00		
4:30		
5:00		
5:30		

夜

時刻	約束ごと	確認
6:00		
6:30		
7:00		
7:30		
8:00		
8:30		
9:00		
9:30		
10:00		
10:30		
11:00		
11:30		
12:00		

4 行動と感情の障害

概念

　高次脳機能障害に出現する行動と感情の障害は，家庭や職場などの日常生活に大きな支障をきたします．本項では行動と感情の障害のなかでも頻度の高い，脱抑制，脳卒中後のうつ病，嫉妬妄想について概説します．

　脱抑制は前頭葉眼窩部/腹内側部の損傷後に出現しやすい障害です．薬物療法，行動療法，環境設定などで改善することがあります．脳卒中後のうつ状態（post-stroke depression）はリハビリテーション（以下，リハ）の妨げになることがありますが，適切な薬物療法，リハの目標設定，ケースマネジメントによって改善します．嫉妬妄想は脳損傷後に時に出現しますが，妄想を形成せざるをえなかった患者の生きにくさを理解することが治療のきっかけになります．

行動の障害（脱抑制）

1 病巣

　典型的な病巣は前頭葉の眼窩前頭皮質や前頭葉の腹側かつ内側である腹内側部です（図4-16）．また，これらの部位との連絡を持つ尾状核，被殻，視床とその周辺の損傷によっても出現しえます．病因としては，外傷性脳損傷，前交通動脈瘤破裂によるくも膜下出

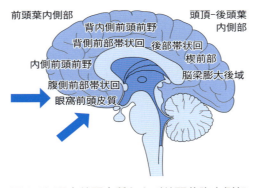

図4-16　眼窩前頭皮質および前頭葉腹内側部

血，脳腫瘍，前大脳動脈の脳梗塞，前大脳動脈および中大脳動脈の穿通枝による基底核領域の脳梗塞，被殻出血や視床出血などがあげられます．

2 脱抑制に関する仮説

　前頭葉眼窩部/腹内側部の損傷例は，自分のしている脱抑制的な行動について問うと「もうしません．これからは直します」と言葉では言うなど，社会的に受け入れられない行動であるという認識はあります．しかしながら，脱抑制は注意してもなかなか収まらず，高次脳機能障害の患者を診るわれわれ医療スタッフも対処に辟易することもあります．このような場合，脱抑制のメカニズムを想定すると患者の内界に生じている障害への理解が進むことがあります．そこからスタッフと患者の人間関係が良好になることも十分あります．

　脱抑制に関する仮説は，臨床観察に基づく神経心理学的なアプローチ，動物実験の知見からの発展，経済学で用いられる価値判断，心の理論，哲学で論じられてきたモラルジレンマ，反社会的パーソナリティ障害の一部である精神病質からの知見など，さまざまな観点から諸説が提唱されています．

Ⓐ ソマティック・マーカー（somatic marker）仮説

　Damasioらによる臨床観察に基づき神経心理学的に形成された仮説です．ソマティック・マーカー仮説とは，意思決定が情動および身体に支えられていて，身体と情動・脳を切り離して考えることはできないという説です．この説によると，前頭葉眼窩部/腹内側部を中心としたネットワークは，過去の情動的負荷の高い出来事に関する長期記憶と，自律神経系の状態や情動や快・不快といった身体状態の連合を行うとされています．意思決定の際にソマティック・マーカーは自動化された将来予測システムとして働き，多数のシナリオに対するふるいの役割を持ち，危険でない適切なシナリオを自動的に検出します．したがって，前頭葉眼窩部/腹内側部の損傷では，意思決定に際してソマティック・マーカーが働かないため，罰を受ける可能性のある危険で衝動的な行動を選択する可能性が出現すると説明されます．

　Damasioらの説は，意思決定行為を評価するアイオワ・ギャンブル課題で確認されています．ギャンブル課題中，前頭葉損傷群はハイリスク・ハイリターンであり，結局は損をする危険なカードの組を取り続けます．すなわち，目の前の見通しにのみ左右され危険を冒し続けるなど，将来に対する近視眼（myopia for the future）が機序であると説明されます．ギャンブル課題中に自律神経系の反応を見る目的で皮膚コンダクタンス反応（skin conductance response；SCR）を測定すると，健常群では悪い組からカードを選ぶという予測的反応が生じましたが，前頭葉損傷群はそのような予測的反応を示さず，悪い結果を予測する学習が困難であることが確認されています．

Ⓑ 逆転学習(reversal learning)

　サルの研究から発展した仮説であり，前頭葉眼窩部損傷の病態の中核は刺激と強化子(報酬・罰系)の連合が形成されないという説です．この説の論拠は，サルの実験で行った逆転学習課題の低下です．逆転学習課題は，AとBのうちAを選択することで食べ物(報酬)がもらえるが，ある程度の成績まで達するとそれを逆転させ，AではなくBを選択することによって報酬がもらえるようになり，Aを選択したときは報酬をもらえなくなるという課題です．逆転学習の成績低下は，ウィスコンシン・カード分類検査で検出される保続に類似しますが，情動負荷ないしは報酬/罰に関連する要素が大きいといえます．

Ⓒ 選好判断(preference judgment)

　上記のギャンブル課題や逆転学習課題は，いずれも検査場面で新たに学習していく検査で，予測報酬に関する判断を基本としています．一方で選好判断は，あるものの価値そのものを調べる方法で，神経経済学の観点から実験がなされています．価値判断は個人によって大きく異なる主観的なものであり価値自体を測定することは困難ですが，実験では個人内での選択の一貫性を調べることで価値そのものを調べる方法を用いています．Fellowsらのグループは，前頭葉腹内側部の損傷群に対して食べ物，有名人，色の選好判断について調べました．たとえば8個の食べ物に対し，ニンジンとスイカなど2つずつを提示してどちらが好きかを問い，可能なペアすべてについて価値判断の一貫性を調べました．すなわち一貫性があれば，A>BおよびB>Cであれば選好判断はA>Cとなりますが，C>Aとなれば一貫性がないと判断し，この一貫性のない回答を誤答として数えました．結果は，前頭葉腹内側部の損傷群では健常者や前頭葉背外側部の損傷群と比べて有意に誤答が多く，既存の知識である選好判断が損傷されていることが示されました．彼女らのグループはこの課題を色，果物，野菜，風景，子犬の5つのカテゴリーに増やし，反応時間も調べました．結果は，同様に前頭葉腹内側部の損傷群でほかの部位の前頭葉損傷群および健常者と比較して誤答が多かったものの，反応時間は健常者と変わりませんでした．この結果は，臨床観察でみられる前頭葉腹内側部損傷例の考え不精や気まぐれでいい加減な判断を表している可能性があると述べています．

　また，経済学で用いられる価値最大化選択を利用して価値判断を測定した報告もあり，前頭葉腹内側部の損傷群は価値最大化が困難であるといいます．

　選好判断で示される価値判断の困難さと，前述した逆転学習やギャンブル課題の成績の低下に相関があるのか否かについては議論が続いています．

Ⓓ モラルジレンマ　moral dilemma

　哲学でしばしば引用されるモラルジレンマ課題を用いた研究です．たとえば，トロッコが線路上の5人に向かって走ってきているとします．そのまま進めば5人は助からない．彼らを救う唯一の方法は分岐点でトロッコの進路を変えることですが，そうすると変え

進路のレールの先にいる1人は確実に死ぬ，1人を代償にして5人を救うためにトロッコのレールを切り替えるべきだろうかという課題です．これを健常者に行い，fMRIを用いて賦活部位を表す研究によると，モラルジレンマの情動面は前頭葉腹内側部が，認知面は前頭葉背外側が重要であるという心の理論と類似した見解が出ています．モラルジレンマ課題を損傷例研究に用いた研究からは，前頭葉腹内側部の損傷群では功利的判断が高い割合で出現するという報告があります．この結果も，前頭葉腹内側部とモラルの情動面の関連を示唆するものです．

E 精神病質　psychopathy

近年，反社会的パーソナリティーの一種である精神病質を対象とした機能画像研究が報告されるようになりました．精神病質では前頭葉腹内側部や扁桃体など情動に関連する神経基盤が異常であるとする研究や，fMRIの研究では，反抗挑戦性障害（oppositional-defiant disorder）および行為障害（conduct disorder）で精神病質の特徴をもつ若者の群が，健常の若者の群と比べ，モラル判断課題を行うときの扁桃体と前頭葉眼窩部の連結度が減少しているとの報告もあります．

神経心理学的アプローチとして，逆転学習を社会病質に応用して検討した研究もあります．2匹の犬が喧嘩をしていても，負けそうな犬が喉を見せれば勝ちそうな犬は降伏とみなして攻撃を止めるという組み合わせ（喉を見せることと降伏との連合）があるといいます．ヒトにおいては，悲しい顔と降伏あるいは苦痛の表情と道徳的な罪といった連合学習ができないために，暴力が抑制できないとされています．前頭葉眼窩部を含む損傷により社会病質者となった例において他人の怒りの表情に反応できなかったことから社会的な逆転学習ができていないと推論しているグループもあります．

しかし，高次脳機能障害に出現する脱抑制の特徴は，精神科でしばしば遭遇するパーソナリティ障害とは若干異なります．パーソナリティ障害では人を操作したり，明らかな意図や目的を持った行動によって社会的な問題が出現します．一方で高次脳機能障害に出現する脱抑制は操作性の要素は少なく，犯罪に至ったとしても衝動的なことが多く，明らかな目的や意図に乏しいです．したがって，この脱抑制をパーソナリティ障害と結びつけることには異論もあります．

F 筆者の見解

ソマティック・マーカー仮説，逆転学習，選好判断の諸説はかなり有力な仮説であると思われます．ただ，前頭葉損傷後に人や色の好みなどが大幅に変わる患者は少ないので，選好判断の変化はもう少し細分化できるのではないかと考えます．

Camilleらは損傷例研究において，前頭葉眼窩部損傷例では後悔の念が欠如しているという結果を報告しています．彼らは，前頭葉眼窩部損傷によって，実際に起こった状況と，別の選択肢があったら結果はどうであったかという想像（counterfactual thinking）とを比較できないために後悔の念が損なわれると説明しています．また，彼らは神経基盤の

説明として，前頭葉眼窩部は，推論や計画に関わる前頭葉背外側部と，情動にかかわる辺縁系やさまざまな感覚にかかわる脳部位とが繋がっているが，損傷によってそれらを統合できないために counterfactual thinking が困難になるとしています．この説に従うと，単純な好き/嫌いといった感情よりも，後悔の念など counterfactual thinking が必要な高等感情が前頭葉眼窩部/腹内側部とのかかわりがあるのかもしれません．counterfactual thinking の困難さと Damasio らの「将来に対する近視眼」(myopia for the future)とは，情動的に葛藤するふたつの行動を比較するという点において類似しています．すなわち，counterfactual thinking は実際の出来事と別の行動を想像した場合の情動面における比較であり，「将来に対する近視眼」は実際に今ここでしたい行動と将来まで見越して得になる行動の情動面における比較です．したがって，高次脳機能障害に出現する脱抑制は，実際行った，あるいは今現在しようとしている行動と，想像した行動の情動面が比較できないことで出現している可能性が考えられます．

3　日常生活での現れかた

　脱抑制は，高次脳機能障害の中で最もやっかいな障害のひとつです．よく経験されることは，脳損傷後にささいなことで急に腹を立てたり，暴言や暴力をふるったり，性的逸脱行為が出現したり，本来言うべきでないことを平気で言ってしまうなど，衝動コントロールが効かなくなることです．医療スタッフ，ほかの患者，家族などとの人間関係が悪くなり，病棟でもしばしば対処困難となり，退院後も衝動的な盗み，多重債務，他者への無礼，極端にだらしない生活など社会生活に問題が生じることが多くなります．これらの行動に対する病識は薄く，さらにアパシーと脱抑制が並存することも少なくありません．普段は自ら行動をしようとしないが，何らかの行動をするときには脱抑制になるといった場合も多いです．

4　診察場面での現れ方

　対応する相手によって脱抑制の現れかたは異なります．医師の前では比較的礼儀正しいのに，リハスタッフ，特に女性のリハスタッフの前では脱抑制が目立ちます．したがって，脱抑制の診断には女性のリハスタッフからの情報が役に立つことが多いです．

5　診断のポイント

　純粋な脱抑制であるのか，背景にほかの高次脳機能障害の影響がないか確かめることが重要です．たとえば，遂行機能障害，記憶障害，注意障害，失語などによる認知機能，あるいは，幻覚や妄想，せん妄などの精神症状によって認知課題に追いついていけずに脱抑

制につながることがあります．その場合はまずそれらの機能や精神症状を把握すべきです．また，患者の身体状態や精神状態が不安であると脱抑制につながることがあります．

6 鑑別診断

せん妄や精神疾患による幻覚や妄想による異常行動との鑑別が必要です．また，側頭葉てんかんやてんかん後のもうろう状態の際の異常行動との鑑別も必要となります．

7 リハビリテーションの方法

対処法には，上記の脱抑制のメカニズムの理解，薬物療法，行動療法，環境設定などがあります．以下に，このような背景因子がなく，純粋な脱抑制である場合の対処法を挙げます．

Ⓐ 脱抑制のメカニズムの理解

上記に記載した脱抑制の機序を想定しながら患者に関わることが望ましいです．われわれがある人に対して怒ったとしても殴ることがまずないのは，殴ったとしたらその後のお互いの関係が悪くなると即座にわかるからです．前頭葉眼窩部/腹内側部の損傷例の脱抑制は，この機能が低下していると考えるのが理解しやすいです．家族にこのことを説明すると，人間関係が今以上に悪化しないで済む場合があります．

Ⓑ 薬物療法

暴力など著しい脱抑制がある場合は，抗精神病薬が必要になることがありますが，副作用が強い薬であることは理解しておくべきです．以前と比べると副作用は軽減したものの，薬剤性のパーキンソン症状による嚥下性肺炎，窒息，転倒には十分に注意を払う必要があります．高次脳機能障害の患者に使用すると副作用が致命的になる場合もあります．抗精神病薬と比較すると副作用が弱い抑肝散や抗てんかん薬によって衝動性がコントロールできる場合もあります．

Ⓒ 行動療法

主観や内面を扱わずに，より外的で客観的に診ることができる問題行動にターゲットを設定し，それを軽減する行動療法を用いることもあります．問題行動を評価し，問題行動を修正するために報酬としてトークンを与える方法や，問題行動出現時に患者とのかかわりを一時的に中断するタイムアウト法が用いられます．ただ，実際の訓練の効果は限定的

であることが少なくありません．

8 日常生活への援助

　上記のリハの方法よりも手っ取り早いのは，患者のストレスを軽減できる環境がないか探ることです．ちょっとした環境変化で脱抑制が軽減することもあります．また，リハの目標が明確化すると病識や見当識が改善して脱抑制が軽減することもあります．

　患者の自由が少ないために，あるいは管理しすぎるために脱抑制が生じている場合も見受けられます．病棟入院中は，状況によっては身体的拘束をせざるをえないこともあるかもしれませんが，身体的拘束が逆に脱抑制を悪化させることも経験されます．転倒のリスクや他患者への影響などを考えると管理上難しいかもしれませんが，一旦身体的拘束を開始すると，リスクが軽減されてからも身体拘束を続けている場合が見受けられます．適切なタイミングで適切な判断をすることが大事です．

　退院後は自由度が拡大されますが，今度は設定した枠組みでないと脱抑制が止まらない場合があるので，その都度患者個々に適切な枠組みを設定していく必要があります．また，日常生活上の脱抑制に対してその都度注意していくことで，ある程度の効果を発揮することがあります．

脳卒中後うつ病

　脳血管障害後にうつ病を合併すると，リハビリテーションにとって大きな障害になりえます．患者の身体機能，認知機能，社会機能にマイナスの影響を与えるだけではなく，介護する家族の負担も増えます．さらには，脳血管障害後にうつ症状を合併すると死亡率が10％ほど高まるという報告もあります．死亡率の内訳は多岐にわたりますが，頻度は低いものの自殺についても考えなくてはなりません．脳卒中後に希死念慮を抱く患者は脳卒中患者の7％に及ぶという報告があります．希死念慮を抱いても実際に自殺で死亡する患者はごく一部で，脳血管障害後に自殺によって死亡する割合は健常者と比較すると大よそ2倍です．

1 機序

　麻痺が同じレベルの障害であっても，整形外科の患者と比べて脳血管障害ではうつ病が多いといわれているように，脳血管障害後のうつ病は，身体の障害に対する単なる心理的反応とは異なり，脳器質的あるいは神経伝達物質の変化などによって生じる可能性があります．脳血管障害後のうつ病の機序には，感情を安定させる神経伝達物質であるセロトニンの機能が低下することでうつ病につながるという仮説がありますが，定説には至っていません．また，うつ病の責任病巣があるという議論がありますが，これも定説に至っていません．以前は，左前頭葉の損傷が最もうつになりやすいという説，左基底核が関係する

という説などがありましたが，その後それらの説は否定されています．

　一般的なうつ病は遺伝的要因と環境的要因など複合的な要因で出現します．脳血管障害後のうつ病も，脳器質的あるいは神経伝達物質の変化，遺伝的要因，心理・社会的要因の複合と考えるのが妥当です．危険因子には，本人および家族のうつ病の既往，性別では女性，社会的要因では独居があります．脳血管障害後には，運動麻痺や感覚障害，失語，記憶障害などが残存し，病前の生活とは大きく異なるハンディキャップを強いられ，心理的反応としてうつ病を引き起こす可能性があります．家族へ迷惑をかけるという気持ち，自尊心の喪失，退職やそれに伴う経済面の問題が，急性期を脱してから次第に明らかになり，本人および家族がこのような変化に適応するまでに数年間かかる場合もあります．

2 アパシーや破局反応との鑑別

　脳卒中後うつ病の罹患率は10％程度から20％台まで幅広い報告がありますが，この原因はうつ病の診断が適切になされていないことと，脳血管障害後のアパシーや破局反応の合併によって診断があいまいになっていることが原因です．アパシーや破局反応などを除くと，実際に脳血管障害後に治療を要するうつ病の頻度は数％でしょう．

　うつ病では「気分が落ち込んでいる，ゆううつである」などという抑うつ気分を伴い，しばしば動悸，のぼせ，発汗などの自律神経症状を伴いますが，アパシーの患者では基本的には抑うつ気分を伴いません．うつ病は，気力の低下を伴い活動性が低く，内的には不安，イライラ感，焦燥感を伴います．単純に表現すると，考え過ぎて脳が回転しすぎてしまい疲れきっていると言えます．一方，アパシーの患者は不安，イライラ感，気力の低下は伴わず，脳は疲れていません．うつ病では希死念慮を伴うことが少なくありませんが，アパシーの患者は希死念慮はありません．また，うつ病の患者は表情に悲壮感がただよっていることが多いですが，アパシーの患者は表情が乏しいです．薬物の治療面では，うつ病は抗うつ薬の効果を認める場合が多いですが，アパシーには抗うつ薬の効果は乏しく，むしろドパミン遊離促進薬であるアマンダジン塩酸塩（シンメトレル®）等の効果を認める場合があります．リハ面では，アパシーの患者には身体を積極的に動かしてもらうことが大事です．

　破局反応とは，解決が困難な課題を患者に与えると，解決できないだけではなく，平静であった態度が崩れ，急に不安，動揺，焦燥が現れ，従来解決できていた課題も処理できなくなることをいい，外見上はパニック発作に近いです．

　脳卒中後うつ病と一般的なうつ病の症候学的特徴は類似します．すなわち，気分は落ち込み，不安，イライラ感，焦燥感を伴い，意欲は低下し，興味は失われ，性欲は減退します．思考面では自分に罪の意識を感じる自責感，自信の喪失，思考力の低下，希死念慮などが出現します．身体的には動悸，のぼせ，発汗などの自律神経症状，倦怠感，不定愁訴を訴え，不眠となることが多く，食欲は低下し，体重が減少することも多いです．午前中が最も不調であるという日内変動をしばしば認めます．表情は暗く，悲壮感がただよってきます．医師には理性的に接しても，リハスタッフ，看護師，家族などには本音で話すことも少なくなく，最初に患者のうつ病に気づくのは医師以外であることが多いです．

3 治療

　薬物療法と個別のリハビリテーションの方向性が重要となります．薬物療法はSSRI（選択的セロトニン再取り込み阻害薬），SNRI（セロトニン・ノルアドレナリン再取り込み阻害薬），NaSSA（ノルアドレナリン作動性・特異的セロトニン作動性抗うつ薬）といった抗うつ薬を用いることが多いです．睡眠が十分にとれるとうつ病は改善しやすいため睡眠薬や安定剤が併用されることも多いですが，転倒による頭蓋内出血や骨折を生じにくくする環境作りが必要です．

　高次脳機能障害により出現するうつ病と一般的なうつ病との治療の違いは，個々の患者に対するリハの方針です．リハ場面での患者とのかかわり方が，患者の気持ち，ひいてはうつ病の経過に影響を与える場合があります．リハが進んでうつ病が改善する場合もあれば，リハが期待したほど進まないことや現実に直面することで悪化する場合もあります．病前性格を把握することは大事であり，うつ病になりやすい，無理しすぎてしまう性格である場合は，がんばりすぎないように指導することが大切です．リハを一時中止する方針にした場合，中止すると患者は見捨てられたと感じ，うつ病の悪化につながることもあります．大事なことは，本人がリハの方針についてきちんと理解しているかです．リハを一時中断したとしても，その間に困ったことがあった場合に相談できる体制があると，家族や本人の心理的負担も楽になります．

　自宅に退院した後の支援体制やケースマネージングも大事です．急性期にうつ病に罹患することもありますが，多くは急性期を脱した後に出現します．脳血管障害後は，たとえうつ病がなくても自宅にひきこもり，社会との接点が減ることが少なくありません．自殺の危険性は，持病の存在，焦燥感，不眠などで高まると言われていますが，むしろ孤独感や絶望感が自殺の因子であるとも言われています．自宅にひきこもりさせすぎず，社会との接点を保つことが孤独感や絶望感の軽減につながります．本人や家族にとって脳血管障害の後遺症は，ほとんどの場合初めて経験する事態であり，さらにうつ病が合併すると，家族の負担や困惑は非常に大きくなります．脳血管障害の加療をしているリハ医，リハスタッフ，ソーシャルワーカー，神経内科医，脳神経外科医，精神科医，看護師が家族と意見交換を行い，治療方針を一定の方向に決めていくことこそが大事です．

嫉妬妄想

1 機序

　嫉妬妄想とは，たとえば実際には浮気をされていなくとも，自分の配偶者が浮気をしていると確信し，それが訂正不可能であることをいいます．シェイクスピアの戯曲に登場するムーア人の将軍オセロは，最愛の妻デスデモーナが浮気しているという嫉妬妄想を抱き，彼女を絞め殺し自らも剣で命を絶ちました．こうした自傷他害の事件にまで発展する嫉妬妄想はオセロ症候群とも呼ばれています．しばしば患者はストーカーや危険人物とな

ります．

嫉妬妄想は，アルコール症，統合失調症，妄想性障害，パーソナリティ障害，認知症などさまざまな精神疾患にみられますが，脳血管障害後などの脳損傷後にも出現します．脳損傷後に出現する妄想の中でも嫉妬妄想は代表的な妄想であり，家族に大きな負担を強います．脳の責任病巣は明らかではありませんが，過去の報告例では右半球損傷が多いです．

2 特徴

　嫉妬妄想にはいくつかの特徴があります．まず，もともとプライドの高い人に出現しやすいといえます．嫉妬妄想の背景には，性のコンプレックスが存在することがあります．インポテンツなど性機能が減弱しているにもかかわらず，逆に性衝動が亢進する場合もあります．また，主題の妄想と比較すると，人との関係という意味合いが強く，喪失しかけている他者を自分のものにしておきたいという強い感情を伴うことが特徴です．したがって，嫉妬妄想の治療では配偶者や他者との人間関係の再構築が求められます．脳損傷後の身体機能や認知機能の低下と，それによる配偶者への負い目も影響します．

3 治療

　治療は困難ですが，妄想が出現している場合は，妄想を形成せざるを得なかった患者の生きにくさ（生活歴および脳血管障害によるさまざまな障害）を理解することが治療のきっかけになりえます．妄想は，内面に何かしら脱落を生じた主体が，低いレベルで自己の安定を得ようとする努力の表現といえます．嫉妬妄想をはじめとする妄想性障害では，心の奥に低い自己評価を抱えている患者が少なくありません．治療者には，こうした妄想をもたざるを得なかった患者の生きにくさ，辛さに共感し，何を訴えようとしているかを考え，それを支える基本姿勢が必要です．老年期の性の特徴や喪失体験，自己存在価値の低下と復権の構造，物盗られ妄想との共通点など，ライフサイクルの視点から嫉妬妄想をとらえることが治療に役立つ場合もあります．薬物療法では，少量の抗精神病薬が用いられます．薬物療法で妄想自体を消失させることは難しいですが，切迫感を改善させることは可能です．

　一方で，嫉妬妄想の対象となった配偶者にも配慮が必要です．彼ら（彼女ら）は，自身に向けられた性的な内容の妄想という特異性から，かなり動揺しています．特に高齢者の場合は妄想内容の特異性から社会的に口に出すことに抵抗があり，援助を求めずにひとりで耐えている場合も少なくありません．暴力的な事件が勃発してから初めて医療機関とつながるケースも多いです．治療者は，配偶者にも配慮や共感を示す必要があります．

[参考文献]

1) Anderson NE, Kiehl KA: The psychopath magnetized: insights from brain imaging. Trends Cogn Sci 16: 52-60, 2012
2) Bechara A, Damasio AR, Damasio H, et al: Insensitivity to future consequences following damage to human prefrontal cortex. Cognition 50: 7-15, 1994
3) Bechara A, Tranel D, Damasio H: Characterization of the decision-making deficit of patients with ventromedial prefrontal cortex lesions. Brain 123: 2189-2202, 2000
4) Blair RJR: Neurocognitive models of aggression, the antisocial personality disorders, and psychopathy. J Neurol Neurosurg Psychiatry 71: 727-731, 2001
5) Blair RJR, Cipolotti L: Impaired social response reversal: a case of 'acquired sociopathy. Brain 123: 1122-1141, 2000
6) Camille N, Coricelli G, Sallet J, et al: The involvement of the orbitofrontal cortex in the experience of regret. Science 304(5674): 1167-1170, 2004
7) Camille N, Griffiths CA, Vo K, et al: Ventromedial frontal lobe damage disrupts value maximization in humans. J Neurosci 31: 7527-7532, 2011
8) Damasio AR: Descartes' Error: Emotion, Reason and the Human Brain. Putnam, 1994
9) Fellows LK, Farah MJ: The role of ventromedial prefrontal cortex in decision making: judgment under uncertainty or judgment per se? Cereb Cortex 17: 2669-2674, 2007
10) Fellows LK: Orbitofrontal contributions to value-based decision making: evidence from humans with frontal lobe damage. Ann N Y Acad Sci 1239: 51-58, 2011
11) Henri-Bhargava A, Simioni A, Fellows LK: Ventromedial frontal lobe damage disrupts the accuracy, but not the speed, of value-based preference judgments. Neuropsychologia 50: 1536-1542, 2012
12) Kalbe E, Schlegel M, Sack AT, et al: Dissociating cognitive from affective theory of mind: a TMS study. Cortex 46: 769-780, 2010
13) Marsh AA, Finger EC, Fowler KA, et al: Reduced amygdala-orbitofrontal connectivity during moral judgments in youths with disruptive behavior disorders and psychopathic traits. Psychiatry Res 194: 279-286, 2011
14) 大下　顕, 村井俊哉：前頭葉と道徳(モラル). 分子精神医学 8：114-118, 2008
15) Rolls ET, Hornak J, Wade D, et al: Emotion-related learning in patients with social and emotional changes associated with frontal lobe damage. J Neurol Neurosurg Psychiatry 57: 1518-1524, 1994
16) 高畑圭輔, 三村　將：情動の脳内機構—モラル(道徳). Brain Medical 21: 365-372, 2009

（船山道隆）

5 半側空間無視（半側身体失認を含む）

概念

　半側空間無視は Heilman らにより，「大脳半球損傷の反対側に提示された刺激を報告したり，刺激に反応したり，与えられた刺激を定位することの障害」と定義されています．この症状は右半球の損傷によって起こることが多いとされていますが，左半球損傷によっても起こります．右半球損傷による左半側空間無視の頻度は報告によってさまざまですが，一般的に右半球損傷患者の4割程度に認められるとされ，比較的頻度の高い病態です．左半球損傷による右半側空間無視も失語症や利き手の麻痺のため評価が難しく，正確な頻度はわかりませんが，数％程度は存在するという報告もあります．しかし，この項では単純化のために，単に「半側空間無視」といった場合，右半球損傷による左半側空間無視のことを意味することとします．

　半側空間無視の患者は視覚刺激だけでなく，聴覚や触覚などによる刺激に対しても反応が弱くなりますし，無視側への運動が減少することもしばしばみられます．無視側の手足がないようにふるまうなど自分の身体部位に対する無視症状を半側身体失認と呼ぶこともあります．また，人間の空間認識は自分から遠いところ(far space)，自分の手の届く範囲(peripersonal space)，自分自身の空間(personal space)に分かれるともいわれており，この中で personal space の半側空間無視を半側身体失認と呼ぶこともあります．

　半側空間無視は首や視線を固定しない状態でも左側に注意を向けることができない状態であり，半盲とは明確に区別されます．半盲は一次視覚野，もしくはそこに至るまでの視覚路の障害であり，一般に半側空間無視の症状を増悪させるものではないと考えられています．半側空間無視は，視覚以外の感覚モダリティや運動出力とも密接に関係した症候であり，単なる視野障害では説明できません．半側空間無視に半盲や四分盲などの視野障害を合併することはありますが，非常に強い半側空間無視のある患者では視野検査自体が困難であり，半盲と半側空間無視を明確に区別できないこともあります．

　リハビリテーション(以下，リハ)医療の現場において，半側空間無視の存在はリハによる機能獲得を阻害する重要な因子のひとつとされています．つまり，同程度の麻痺の患者でも半側空間無視のある患者では，無視のない患者に比べてリハ終了後の ADL が低いレベルに留まり，入院期間も長くなるといわれています．したがって，半側空間無視のある患者に対しては，無視症状そのものへの対処だけでなく，リハを円滑に進め，機能予後を改善するためにも，早期から適切な評価と介入を行うことが重要です．

表 4-15 日常生活場面でみられる半側空間無視の症状

ベッド上臥床時	頭部・顔面・視線が常に右を向いている． 左側から話しかけても気づかず，右側を探索する．
坐位時	左側に物を置くと見つけられない．
食事時	左側の皿に手をつけない．茶碗・皿の左半分を残す．
更衣時	衣服の左右がわからずうまく着られない．右側の袖だけを通し放置している．
読書時	紙面の左側を見落とし，改行を追えない．
移動時	車椅子の左側のブレーキをかけ忘れる． 車椅子上で左足をフットレストにのせ忘れたり，移乗時に左足を下ろし忘れたりする． 車椅子駆動時に左側にぶつかる．歩行可能な場合，左肩や左前額部を入り口にぶつける． 左に曲がれず，部屋に入れなかったり，道に迷ったりする．

症状

1 日常生活場面でみられる症状（表 4-15）

　重度の無視患者の場合，急性期からベッド上や車椅子上でも頭部，顔面が右を向いており，視線が正中より左へ移せないこともあります．亜急性期になり，活動範囲が広がると移動時に左側の手すりになどにぶつかって止まってしまう例や，自室が左側にあると入口がわからず，廊下の端まで行ってUターンし右側に自室がある状況でやっと見つけられるといった例も時にみられます．食事の際に，左側に置いてある皿の食事を残したり，皿の右半分だけを食べたりすることもよくみられる症状です．新聞などを読むとき紙面の左側を見落とし，意味がとれない場合もあります．しかし，半側空間無視患者は左側を見落としているという自覚はない場合が多いため，「食事の量が少ない」「向かいの人に出ているおかずが自分には出ていない（実際にはあるが，左側にあるため気付いていない）」，「新聞が読めなくなった」，など直接的に無視を想起させる表現ではない場合も多いので注意深く問診を進める必要があります．

2 診察時のチェックポイント（表 4-16）

　患者が診察室に入ってきたらまず，頭位，姿勢を観察します．顔は前を向いていても，視線が常に右を向いている場合もあるので，視線にも注意して確認します．車椅子を自走できる場合は左側の障害物にぶつかることがないかを観察します．左側のブレーキをかけ忘れないか，左足がフットレストにきちんと乗っているか，左手の位置は正常か，などにも注意してチェックするとよいでしょう．

表 4-16 診察時のチェックポイント

坐位姿勢のチェック	頭位，顔面，視線の向き 左上下肢の位置
視野検査	対座法で行う 左半盲，左上下四分盲などを伴うことがある 視覚消去現象がみられるか否か
病識の有無	左を無視しやすいことを自覚しているか否か 自身で修正しようと意識しているか否か
立位姿勢	麻痺側への傾き〔(Pusher)症候群〕
スクリーニング検査	SIAS視空間認知項目，抹消試験，線分二等分試験，図形の模写・描画など

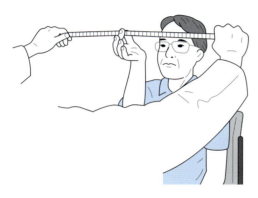

図 4-17 SIAS の視空間認知検査

50 cm のテープの中心をつまみ，中心からのずれを記録する．原法ではずれの大きさにより点数化されているが，ずれの大きさを直接記録しておくほうが変化をとらえやすい．2 回行い，ずれが大きいほうを記録する．

〔Chino N, Sonoda S, Domen K, et al: Stroke Impairment Assessment Set(SIAS). Chino N, Melvin JL(eds): Functional Evaluation of Stroke Patients, pp 19-31, Springer-Verlag, 1996 より〕

　視野障害の判別は対座法で行います．視野障害は無視とは独立した症候であり，それ自体は無視症状を増悪させる要因ではないと考えられています．一側の脳損傷では同名半盲や四分盲などがみられることがあります．視野障害のみで無視がない場合は，視線を動かすことで容易に視野の欠損を代償できますが，前述したとおり，重度の無視の場合は視線を左に移すこと自体が困難であるため，半盲の有無を判別すること自体が困難である場合もあります．また，明らかな視野障害がない場合でも，周辺視野で左右の指を同時に動かすと右側しか判別できない場合があり，これを視覚消去現象といいます．消去現象は無視の症状のひとつと考えてよく，体性感覚や聴覚のような視覚以外のモダリティでも消去現象がみられることもあります．

　ベッドサイドで簡便にできるスクリーニング検査としては，Stroke Impairment Assessment Set(SIAS)の視空間認知検査や線分二等分試験，線分や星印抹消試験，簡単な図形の模写や描画などがあります．SIAS の視空間認知検査は 50 cm の巻尺（またはテープ）を患者の前に提示し，母指と示指でその中央をつまませます（図 4-17）．半側空間無視の患者では，右側に偏った点をつまむので，中央からの距離，または左端からの距離を記載しておくと経時的な変化もみられるのでよいでしょう．線分二等分試験では，線分の中点より右側に印をつけます（図 4-18）．線分抹消試験では，紙面の左側にある線分に気づかず残してしまうことがあります（図 4-19）．図形の模写では花のような左右対称の図形を模写させますが，無視患者では左側の花弁や葉を省略して描かないことがあります（図

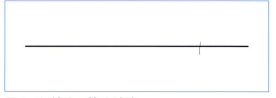

図 4-18 線分二等分試験
線分の中心より右よりに2等分点がつけられている．

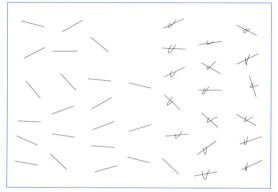

図 4-19 線分抹消試験
右側の線分のみを抹消し，左側の線分に気づかない．

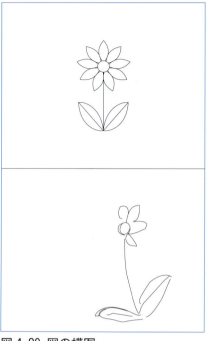

図 4-20 図の模写
上の花の図を模写しているが，左側の花びらを書いていない．

4-20)．ここでは典型的な異常所見を列挙しましたが，このような検査上の異常所見はすべての無視患者に必ず認められるものではありません．無視は多元的な側面を持つといわれており，ひとつの側面を見るだけでは不十分です．ひとつの検査が正常でもほかの検査で異常が認められることもあるので，複数の検査を組み合わせることが重要です．

3 関連する症状

A 同名半盲

　無視と同名半盲のような視野障害はしばしば混同されますが，前述した通り，これらは全く異なる症候です．同名半盲は一側の視放線から一次視覚野の障害で起こります．半盲側からの視覚情報は視覚野に到達しないので，患者からの訴えは「左（または右）半分が見えない」「視野が狭い」というものになります．一方，無視の場合は，視覚情報が一次視覚野に到達する，しないに関わらず，無視側に注意を向けることが困難なため，患者はそちら側の空間自体が存在しないかのようにふるまいます．

診察場面では，視野検査は視線と頭部を動かさない状態で行いますが，半側空間無視の評価は視線や頭部の動きを制限しない状態で行います．

同名半盲があっても無視を伴わない場合は，見えないところに空間が存在していることは認識できるため，日常生活では視線を動かすことで半盲側にあるものも容易に認識できます．しかし，無視患者の場合は認識できる空間自体が狭まっているため，無視側に視線を向けること自体が困難です．また，無視患者の場合は半盲や無視があることにも気づかないことがしばしば認められます．

Ⓑ 病態失認（anosognosia）

片麻痺の存在を無視または否認する症状を病態失認といいます．病態失認の患者に「手足は動きますか？」というような質問をすると，「動く」と答えます．両手で行う動作などを行わせると，麻痺した手が動いていないことに気づかないまま動作を進めていくことがあります．たとえば，左片麻痺を否認している患者に「右手でやかんを持ってコップに水を注いで，左手でコップを持ってそれを飲むふりをしてください」と指示すると，右手でやかんから水を注いだ後，首だけが水を飲んでいるように上を向きます．これは，患者は左手が口元まで上がっていると感じているためで，運動の錯覚または幻覚と呼ばれます．このような患者では，実際に手足が動いていないことを見せても「肩が痛いから」，「疲れているから」などと理由をつけてなかなか麻痺していることを認めないこともあります．また，手足が動かないことを認めても「左手で茶碗を持ってご飯を食べられますか？」「立って歩けますか？」などと質問を変えると「問題なくできる」と答えることが多くみられます．病態失認は右半球損傷患者に多く認められ，半側空間無視や左半身の重度感覚障害などを合併することが多くみられます．麻痺に対する病態失認は急性期には認められても1か月以内に消失または目立たなくなることが多いとされていますが，右主幹動脈の脳梗塞では1～3か月で13％に認めたという報告もあるので，注意が必要です．

病態失認を伴う患者では自らの症状を否認するため，リハの必要性を認識せず，重大なリハ阻害因子となります．病態失認を評価する際は患者の言動を注意深く観察し，問診の際は「具合はいかがですか？」などという一般的な質問から始め，最初から直接的に麻痺に言及することは避けるようにします．重症度の評価としてはBisiachの評価法（表4-17）がよく用いられます．

麻痺を否認するわけではないものの，過小評価してその重大さに関心を払わない状態を病態無関心と呼ぶこともあります．病態無関心が病態失認の軽症なものなのか，異なる病態であるかは明らかではありませんが，病態失認と同様にリハの必要性を理解できないため，重大な阻害因子となります．

半側空間無視患者は空間無視に気づかなかったり，無視を否認したりすることが多く，このような症状を空間無視に対する病態失認と呼ぶこともあります．

表 4-17 Bisiach による病態失認の評価法

スコア	
0	患者の愁訴に関する一般的な質問に対して，患者が自発的に自分の運動障害について言及する
1	患者の左上下肢の力に関する質問をした場合のみ，患者が自身の運動障害について述べる
2	通常の神経学的診察をした後，はじめて自分の運動障害を認める
3	このような運動麻痺を認める応答がない

〔大沢愛子，前島伸一郎：半側空間無視に関連する症候．MB Med Reha 129：11-16，2011 より一部改変〕

表 4-18 Scale for Contraversive Pushing(SCP)

(A)自発的な(支持なしの)体位

スコア	
1	麻痺側に著しく傾き倒れる
0.75	麻痺側に著しく傾くが倒れない
0.25	麻痺側に軽度傾くが倒れない
0	明らかでない

(B)非麻痺側上下肢の外転と伸展

スコア	
1	静止状態で自発的に出現
0.5	移動時のみ出現
0	明らかでない

(C)傾いた体位の他動的矯正による抵抗

スコア	
1	抵抗あり
0	抵抗なし

採点法
　それぞれの項目を座位と立位で採点する．
　すべての項目で座位と立位のスコアの合計が1点以上のとき pushing ありとする．

〔大沢愛子，前島伸一郎：半側空間無視に関連する症候．MB Med Reha 129：11-16，2011 より一部改変〕

❸ プッシャー(pusher)症候群

　主に座位や立位で非麻痺側上肢を突っ張り，麻痺側へ倒れこむような姿勢をとることをプッシャー症候群(または pushing)と呼びます．プッシャー症候群は左右どちらの障害でも起こりえますが，左無視と合併しやすいといわれています．プッシャー症候群の評価として Karnath らの Scale for contraversive pushing(SCP)(表 4-18)があります．

　プッシャー症候群はリハ開始時には問題となりますが，適切な姿勢誘導と覚醒レベルの向上により改善することが多く，筆者の経験では慢性期までプッシャー症候群が残存して難渋する例はまれです．座位時には非麻痺側上肢を麻痺側の膝やアームレストに置いたり，立位時に非麻痺側を壁にもたれさせたりすることで姿勢を改善させることができます．起立動作時は非麻痺側上肢で手すりなどをつかませると麻痺側に押してしまうので介助者の肩や前方の手すりなどにつかまらせ，体幹が正中線を通るよう誘導します．

4 病巣の画像診断

　無視の責任病巣としては，古くから右側頭-頭頂-後頭接合部が重要視されていますが，

表 4-19　半側空間無視の責任病巣

1. 右側頭-頭頂-後頭接合部，または下頭頂小葉病巣
2. 中大脳動脈領域脳梗塞
3. 前頭葉病巣
4. 後大脳動脈領域梗塞で視床後部の穿通枝領域の梗塞を伴う病巣
5. 前脈絡叢動脈領域梗塞

表 4-19 に示すようにほかのさまざまな部位の病巣でも起こることがあります．脳梗塞の場合は中大脳動脈領域の広範な梗塞で起こりやすく，被殻出血や視床出血では血腫量が多い場合に発症しやすいといわれています．無視の症状は多彩であり，患者個々で発現の様式が異なることがいわれています．損傷部位と症状の発現に関連があるという報告もあります．たとえば，知覚性・視空間性の無視症状（読字や線分二等分など）は右下頭頂小葉，探索性・視運動性の無視症状（抹消試験などでの左半側の見落とし）は前頭葉の中・下部，物体中心の無視症状は右側頭葉の海馬傍回から中側頭回に向かう白質の病変にそれぞれ関連しているという報告もあります．

また近年では，皮質のみの損傷より，前頭葉と頭頂葉を結ぶ連絡線維が損傷された場合に重度の半側空間無視となり，予後が不良であるという報告もあり，皮質下に限局した病変でも重度の無視が起こりえます．画像所見は参考にはなるものの同様の病変の患者でも無視の程度はさまざまであり，過度に先入観をもちすぎず，画像より患者の症状をよく見ることがより重要です．

5 評価

前述の通り，半側空間無視の症状は多彩であり，ひとつの検査だけでは無視の存在や重症度を評価するには不十分です．このため，いくつかの検査をまとめたバッテリーを利用する必要があります．また，机上検査だけでなく日常生活に現れる無視の症状を評価することも重要です．ここでは，よく使われている評価バッテリーとして行動性無視検査（Behavioural Inattention Test：BIT），日常生活上での無視の評価として Catherine Bergego Scale（CBS）を紹介します．

A Behavioural Inattention Test（BIT）（表 4-20）

BIT は国内外で広く使用されている無視のバッテリーで，日本語版も出版されています．BIT は通常検査と行動検査から構成され，通常検査は抹消試験，線分二等分試験，模写試験，描画試験という机上のスクリーニング検査を組み合わせたもので，各下位項目にカットオフ値が設定されています．合計得点にもカットオフ値（131 点以下）が設定されて

表 4-20 BIT の検査項目とカットオフ点

通常検査項目	最高点	カットオフ点
線分抹消試験	36	34
文字抹消試験	40	34
星印抹消試験	54	51
模写試験	4	3
線分二等分試験	9	7
描画試験	3	2
合計	146	131

行動検査項目	最高点	カットオフ点
写真課題	9	6
電話課題	9	7
メニュー課題	9	8
音読課題	9	8
時計課題	9	7
硬貨課題	9	8
書写課題	9	8
地図課題	9	8
トランプ課題	9	8
合計	81	68

表 4-21 CBS 評価表

1. 整髪または髭剃りのとき左側を忘れる.
2. 左側の袖を通したり, 上履きの左を履くときに困難さを感じる.
3. 皿の左側の食べ物を食べ忘れる.
4. 食事の後, 口の左側を拭くのを忘れる.
5. 左を向くのに困難さを感じる.
6. 左半身を忘れる(例:左腕を肘掛にかけるのを忘れる. 左足をフットレストにおき忘れる. 左上肢を使うことを忘れる).
7. 左側からの音や左側にいる人に注意することが困難である.
8. 左側にいる人や物(ドアや家具)にぶつかる.(歩行・車椅子駆動時)
9. よく行く場所やリハ室で左に曲がるのが困難である.
10. 部屋や風呂場で左側にある所有物を見つけるのが困難である.

評価点
0-無視なし
1-軽度の無視(常に右側から探索し始め, 左側へ移るのはゆっくり, 躊躇しながらである. 左側の見落としや衝突がときどきある. 疲労や感情により症状の動揺がある)
2-中等度の無視(はっきりとした, 恒常的な左側の見落としや左側への衝突がみられる)
3-重度の無視(左空間を全く探索できない)

〔長山洋史, 水野勝広, 中村祐子, 他:日常生活上での半側無視評価法 Catherine Bergego Scale の信頼性, 妥当性の検討. 総合リハ 39:373-380 2011 より〕

いますが, 各検査の重みづけがなされておらず, 抹消試験の比重が大きいので, 合計得点は参考程度とし, どの下位項目に異常が認められるかが重要です. BIT 通常検査で 1 項目でもカットオフ値以下の項目がある場合は, 合計得点が 132 点以上でも半側空間無視を疑い, ADL やリハ場面をよく観察する必要があります. BIT 行動検査は, 日常生活場面により近い 9 項目からなり, 無視により生じやすい日常生活上の問題を予測すること, リハの課題を選択する手掛かりとすることを主な目的としています.

表 4-22 CBS 自己評価表

1. 髪をとかすときや髭剃りのときに，左側の髪をとかしたり，左側のひげを剃ったりすることを忘れることはありますか？	
2. 左側の袖を通したり，左の履物を履いたりするのが難しいと思うことはありますか？	
3. 食事のとき左側にあるおかずを食べるのを忘れることがありますか？	
4. 食事の後，口の周りを拭くとき，左側を拭き忘れることはありますか？	
5. 左の方を見るのが難しいと思うことはありますか？	
6. 左半身を忘れてしまうことはありますか？（例えば，左手を車椅子の肘掛けに置いたり，左足を車椅子の足置きにのせたりするのを忘れたり，左手を使うのを忘れたりしますか？）	
7. 左の方から音が聞こえたり，左側から声をかけられたりしたときに気づかないことがありますか？	
8. 歩いたり，車椅子で移動したりしている途中に，左側の家具やドアなどにぶつかることはありますか？	
9. よく行く場所やリハ室で左側に曲がるのが難しいと感じることがありますか？	
10. お部屋や風呂場などで，左側にものが置いてあると見つけられないことがありますか？	

0－難しくない
1－少し難しい
2－中くらいに難しい
3－かなり難しい

〔長山洋史，水野勝広，中村祐子，他：日常生活上での半側無視評価法 Catherine Bergego Scale の信頼性，妥当性の検討．総合リハ 39：373-380 2011 より〕

B Catherine Bergego Scale (CBS)

　CBS は無視によって生じる日常生活上の問題を評価するスケールで，10 項目からなります（表 4-21）．それぞれの項目は，0～3 点の 4 段階で評価されます．ADL の障害が重度で評価できない項目がある場合は，採点可能な項目の得点の平均点を適用して合計点を算出します．合計得点が 1～10 点の場合軽度の無視，11～20 点の場合中等度の無視，21～30 点の場合重度の無視とされています．また，患者自身の無視への病識を評価するため，自己評価表（表 4-22）も用意されています．観察評価と自己評価の得点の差を病態失認得点とし，病識の評価として利用することができます．

　CBS は直接 ADL 上の問題点を抽出でき，患者の病識に対する評価も含まれているため，リハの計画を考える上で有用です．また，机上検査のように繰り返し行うことで課題を学習してしまうことがないため，リハの効果判定にも適しています．

リハビリテーションの方法

　無視のある患者は無視のない患者に比べて，同程度の麻痺でもリハによる ADL の到達度が低く，入院日数が長いといわれています．特に病識が欠如している場合は転倒などのリスクが高く，リハが進んでも移乗や移動時の監視が外せないことも多く，訓練室などの

表 4-23 半側空間無視に対するアプローチ

	具体例	特徴
Top-down アプローチ	・左への注意を促すための手がかり（視覚的，または聴覚的）を与えながら，視覚探索，模写，読字などの課題を行う	・病識がないと行いにくい ・行った課題は改善するがほかの課題や ADL には汎化しにくい ・長時間の訓練が必要
Bottom-up アプローチ	・カロリック刺激 ・背景が左に流れるような視覚刺激 ・左頸部や左半身への振動刺激または電気刺激 ・右上肢を左空間に動かす	・刺激している間は注意が改善するが持続しないことが多い ・病識のない患者にも適応可能

特別な環境ではできる動作も日常の ADL に汎化されにくい傾向があります．したがって，無視患者に対するリハにおいては，無視そのものを改善させる試みとともに，ADL 場面にいかに汎化させていくかということも重要になります．

1
Top-down アプローチと Bottom-up アプローチ

　無視患者に対するリハビリテーションアプローチは大きく分けて Top-down アプローチと Bottom-up アプローチに分けられます（表 4-23）．前者は言葉や視覚による手がかりを与えることで，自発的な空間探索を促すもので，能動的なアプローチといえます．現在一般的に行われているリハ訓練の多くは Top-down アプローチといえるでしょう．特別な道具は必要なく導入しやすい反面，認知機能の低下や病識の欠如がある場合は，効果を上げにくいという欠点もあります．一方，後者は受動的な刺激を与えることで，無意識に無視側へ注意を向けようとするアプローチです．刺激のモダリティーとして，カロリック刺激，視運動刺激，経皮的電気刺激，振動刺激などさまざまな方法が考えられています．Bottom-up アプローチは無意識に働きかけるため，病識のない患者や認知障害の患者にも応用可能ですが，効果の持続時間が非常に短く，それだけでは十分な効果は得られにくいと考えられています．

Ⓐ リハビリテーション室でのアプローチ

　無視患者に対するリハアプローチとしては，① ADL 動作や移動の訓練を行う際に無視側に注意を促す工夫と，②無視側へ注意を向けさせるための訓練の 2 方面からのアプローチが必要となります．①としては更衣や移乗動作の訓練，歩行訓練などの際に，言語的または視覚的教示を与えながら行うことが考えられます．教示を与えながらの訓練は前述の分類では Top-down アプローチにあたり，全般的認知機能の保たれている患者であれば，左側が注意できないという病識を促進し，軽度の無視であれば改善効果が見込めます．視覚的な教示方法としては，無視側の見落としやすいもの，たとえば車椅子のブレーキレバーや衣服の無視側の裾などに目印をつけたり，鏡で動作を確認しながら無視側を意

識させたりする方法があります．Top-downアプローチによる訓練は訓練された動作や課題でしか無視側を注意できない場合が多く，限られた環境で動作を習得しても，訓練していない動作や場面には汎化されないことがあります．このため，リハ室でも病室でも同じような環境で根気よく繰り返す必要があります．

　②の無視側へ注意を向けさせる訓練としては，輪投げやペグボードなどがよく用いられます．輪投げでは左右に輪投げ台を置き，一方から他方へ輪を移し替える課題などを行います．その際は，無視の程度によって輪投げ台の位置を調整します．ペグボードではあらかじめ穴に立てられている状態のペグを取り外す課題や反対にペグをボードに戻していく課題などを行います．無視患者では無視側への注意低下とともに非無視側に置かれたものに過剰に注意してしまい，注意の移動ができない症状もしばしば認められます．このような症状が強い患者では，非無視側に輪投げの輪やペグを置いてしまうとそこに注意が引きつけられて，無視側へ注意を向けることが困難になることがあります．このような場合は輪やペグをそのつど，患者の視界に入らないように移動させるなどの工夫が必要です．特にペグをペグボードに立てていく課題では自分が置いたペグに注意が引きつけられるので，立てられているペグを取り除いていく課題より難易度が高いといえます．言語的な教示も加えながら，患者のできることから徐々に難易度を上げていくことで，注意の及ぶ範囲を広げていきます．ほかの方法としては，「訓練課題」（▶p.141）に示したように文字やお金のチップを用いる方法もあります．課題を行いながら療法士の教示だけでなく，自らの行動を言語化しながら行うことも効果的な場合があります．

Ⓑ 生活場面でのアプローチ

　実際の生活場面で見られる無視症状は個々の患者でさまざまであるため，リハ室での訓練を見るだけでは不十分で，病棟生活の詳細な観察が必要です．具体的なアプローチとしては，食事では最初に品数を数えさせたり，料理の内容を説明させたりすることで左側にも食べ物があることを意識できる場合があります．移動の際に自室やトイレなどが左側にあると探せない患者では，ドア付近など目立つところに目印をつけます．車椅子上ではフットレストから左足が落ちても気づかなかったり，左手をリムに巻き込んでしまったりして怪我をしてしまう危険がありますので，特に身体失認を合併するような患者では繰り返し注意を促す必要があります．左片麻痺の患者ではブレーキレバーを右手で操作しやすくするためラップの芯などで延長しますが，無視のある患者ではカラーテープなどで目立たせ，注意が向きやすいように工夫します．更衣や移乗動作の際には左袖を通す動作や左足をフットレストに乗せる動作など，無視によりできない要素を分離して訓練することや，全体の手順を言語化して確認しながら繰り返し行うことも効果的です．

Ⓒ プリズム適応療法

　プリズム適応（Prism Adaptation：PA）療法とは，プリズム眼鏡により視野を右にずらした状態で，自らの上肢の軌跡を見ないで前方の目標点に対してリーチ動作を行うという

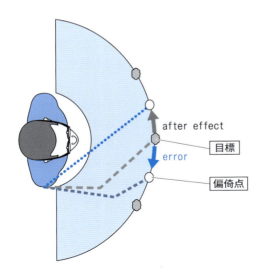

図 4-21 プリズム適応の模式図
視野を右へずらすプリズム眼鏡をかけると，目標点が実際より右にずれて見えている．この状態で自らの手の軌跡を見ないで目標点に手を伸ばそうとすると，実際より右にずれた点を指してしまう(偏倚点)．しかし，この動作を何度か繰り返すと実際の目標点を正確に指せるようになる(プリズム適応)．プリズム適応した後に，急に眼鏡を外すと，今度は実際より左を指差してしまう(after effect)．
〔水野勝広，辻 哲也：半側空間無視リハビリテーション―プリズム適応療法(PA療法)．臨床リハ 14：528-536，2005 より一部改変〕

ものです．健常者にこのようなリーチ動作を行わせると，最初の数回は視覚的に認知される目標の位置と上肢の動きが一致しないため，目標とずれた点に向かってリーチしてしまいます．しかし，動作を繰り返すと正確に目標に向かってリーチできるようになります．この現象はプリズム適応(順応)と呼ばれ，運動学習のモデルとしてよく知られていますが，これを無視のリハに応用したものが PA 療法です(**図 4-21**)．

これまで，無視の治療法は数多く試みられてきましたが，それらに共通する問題点として，大規模なランダム化比較試験(randomized controlled trial：RCT)が少ないこと，机上の検査などでは改善が認められるが ADL へ汎化することが確かめられた方法が少ないこと，訓練終了後も改善が続いているかをフォローアップした研究が少ないこと，などがあります．

PA 療法は Bottom-up な感覚刺激(視覚のずれ)と，ずれを修正しようとする運動企図の両者に影響を与える方法であり，病識のない患者にも適応可能で，ほかの方法に比べて少ない回数で治療効果が長く持続すること，大掛かりな装置を必要としないことから，実際の臨床場面に応用可能な方法として注目されています．PA 療法の効果は，机上検査の改善にとどまらず，立位バランス，車椅子駆動など ADL 場面に近い評価でも改善が報告されています．近年は RCT も行われており，効果が認められています．回復期にあたる，発症 1〜3 か月の無視患者に対して 1 日 2 回，週 5 日，2 週間の PA 療法を行うことによって，退院時 ADL が改善したという報告もあります．回復期のリハにおいては，特別な介入を行わなくても無視がある程度自然に回復する症例がみられますが，このような患者でも早期に PA 療法を行い，その後も動作訓練などのリハを継続することによって退院時の ADL が改善する可能性があります．プリズム眼鏡の入手方法はいくつかありますが，斜視検査用のプリズムレンズ(**図 4-22**)は病院では比較的手に入りやすいので試してみてもよいでしょう．上肢の軌跡が見える状態では適応が起こりにくいのでテーブルなどで手の軌跡が患者からは見えないようにする必要があります(**図 4-23**)．以下に PA 療法

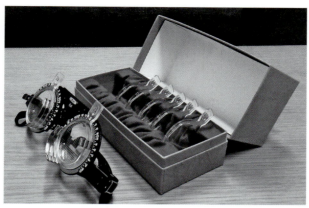

図4-22 斜視検査用のプリズムレンズ

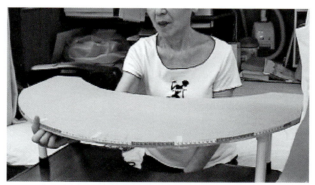

図4-23 プリズム適応療法のセッティング

の手順をまとめます．
- 備品
  斜視用眼鏡，斜視検査用プリズム（2枚，ジオプター Δ20）（図4-22），訓練用机
- セッティング
  1）坐位で両上肢が隠れるように机をセットする．
  2）机の対側に中央，左右の3点の目標点を決定する．
- 方法（図4-23）
  1）患者さんに机の下から目標点に上肢を伸ばす（リーチ）ように指示．
  2）ランダムに3点の目標点を指示し，リーチ動作を50〜100回繰り返す．
  3）終了後は，眼鏡をはずした後に数10回リーチ動作を実施する（脱適応）．

［参考文献］
1) 千葉 有：半側空間無視の評価. MB Med Reha 129: 17-22, 2011
2) Chino N, Sonoda S, Domen K, et al: Stroke Impairment Assessment Set(SIAS); A new evaluation instrument for stroke patients. Jpn J Rehabil Med 31: 119-125, 1994
3) Chino N, Sonoda S, Domen K, et al: Stroke Impairment Assessment Set(SIAS). Chino N, Melvin JL(eds): Functional Evaluation of Stroke Patients. pp 19-31, Springer-Verlag, 1996
4) Heilman KM, Watson RT, Valenstein E: Neglect and related disorders. Heilman KM, Valenstein E(eds): Clinical Neurophysiology, pp 279-336, Oxford University Press, 1993
5) 石合純夫(BIT日本語版作成委員会代表)：BIT行動性無視検査日本語版. 新興医学出版社, 1999
6) 石合純夫：高次脳機能障害学. pp 121-150, 医歯薬出版, 2003
7) 石合純夫：半側空間無視の発症機序と責任病巣. MB Med Reha 129: 1-9, 2011
8) Jacquin-Courtois S, O'Shea J, Luauté J, et al: Rehabilitation of spatial neglect by prism adaptation: a peculiar expansion of sensorimotor after-effects to spatial cognition. Neurosci Biobehav Rev 37: 594-609, 2013
9) 片平真佐子, 水野勝広：半側空間無視患者に対する理学療法. MB Med Reha 129: 39-44, 2011
10) 水野勝広, 辻 哲也：半側空間無視リハビリテーション―プリズム適応療法(PA療法). 臨床リハ 14：528-536, 2005
11) 水野勝広：半側空間無視. 里宇明元, 辻川将弘, 杉山 瑶, 他(編)：もう悩まない！ 100症例から学ぶ リハビリテーション評価のコツ. MB Med Reha 増刊号, pp 80-84, 全日本病院出版会, 2013
12) Mizuno K, Tsuji T, Takebayashi T, et al: Prism adaptation therapy enhances rehabilitation of stroke patients with unilateral spatial neglect: a randomized, controlled trial. Neurorehabil Neural Repair 25: 711-720, 2011
13) 森 俊樹：半側空間無視に対するリハビリテーション処方. MB Med Reha 129: 31-37, 2011
14) 長山洋史, 水野勝広, 中村祐子, 他：日常生活上での半側無視評価法 Catherine Bergego Scale の信頼性, 妥当性の検討. 総合リハ 39：373-380 2011
15) 大沢愛子, 前島伸一郎：半側空間無視に関連する症候. MB Med Reha 129：11-16, 2011
16) 大田久晶：半側空間無視患者に対する作業療法. MB Med Reha 129：45-51, 2011
17) Suchan J, Rorden C, Karnath HO: Neglect severity after left and right brain damage. Neuropsychologia 50: 1136-1141, 2012
18) Verdon V, Schwartz S, Lovblad KO, et al: Neuroanatomy of hemispatial neglect and its functional components: a study using voxel-based lesion-symptom mapping. Brain 133: 880-894, 2010
19) 渡辺 学, 網本 和：半側空間無視患者に対する理学療法. MB Med Reha 129：39-44, 2011
20) Yang NY, Zhou D, Chung RC, et al: Rehabilitation interventions for unilateral neglect after stroke: a systematic review from 1997 through 2012. Front Hum Neurosci 7: 187, 2013

〈水野勝広〉

⑤ 半側空間無視(半側身体失認を含む)

訓練課題 1

お金のチップを用いた訓練

目　　的▶半側空間無視の病識を促す．
用　　具▶お金のチップ
手続き▶　1．お金のチップを何個かテーブルの上にばらまき，患者にそれらを拾って医師などに手渡してもらう．
　　　　　2．無視側の硬貨を見落としたら，無視側を見るように指示する．
指　　示▶テーブルの上にばらまかれているお金のチップをすべて拾って，手渡してください．
評　　価▶拾ったお金のチップの個数

結果の解釈▶
　　　　左側にお金が残っていたら，半側空間無視の表れと考えられます．

〔武田克彦：半側空間無視(半側身体失認を含む)．本田哲三(編)：高次脳機能障害のリハビリテーション—実践的アプローチ，第2版，p110，医学書院，2010 より〕

> 訓練課題 2

文字チップを用いた読みの訓練

目　的▶注意を左側に向けさせる．
用　具▶文字チップ
手続き▶　1．文字が書かれたチップを1列に並べ，右から左に順に読ませる．
　　　　　2．誤った場合は検査者が修正する．
　　　　　3．読めた文字は次々に左側に置き，左側へと注意を向けさせる．
指　示▶並んでいる文字を，右から左に順に読んでください．
評　価▶正しく読んだ数

バリエーション▶
　　字を数行ランダムにタイプした用紙を用い，特定の1文字を抹消していく．

結果の解釈▶
　　左側の文字を読みとばしてしまうときは左半側空間無視と考えられます．

〔武田克彦：半側空間無視(半側身体失認を含む)．本田哲三(編)：高次脳機能障害のリハビリテーション—実践的アプローチ，第2版，pp111-112，医学書院，2010より〕

⑤ 半側空間無視（半側身体失認を含む）

課題シート2

文字チップの例 ▶

あ	い	う	え	お
か	き	く	け	こ
さ	し	す	せ	そ
た	ち	つ	て	と

6 遂行機能障害・アパシー

概念

　遂行機能障害（dysexecutive syndrome）もアパシー（apathy）も主に前頭葉の病変後に現れやすい高次脳機能障害です．前頭葉の病変後には，がまんやこらえがきかない脱抑制が出現する場合もあります．遂行機能障害やアパシーや脱抑制は高次脳機能の制御や活性に生じた問題といえます．ここでは遂行機能障害とアパシーについて述べます．

1 遂行機能障害

　遂行（実行）機能（executive function）とは，目標（目的）や将来の予定を達成したり，計画性をもって行動したり，変化する状況にうまく対応して行動したりするために必要な働きです．

　遂行機能は，①目標を明確に意図する，②目標を達成するための計画を立案する，③行動の実行手順を組み立てる，④実際に行動する，⑤行動の結果を正確に評価する，⑥行動した結果の評価に基づいて目標に適うように行動をより適切にまた効率的に修正する，といった一連の認知・行動過程を表す概念です．

　このような遂行機能の中核は，言語・認知・記憶・運動・感情・意欲・知的能力などのさまざまな高次脳機能あるいは心理機能や能力を外界の要求や自分の目的に適合するように適切に制御する働きにあるといえます．したがって，遂行機能は日常生活や社会生活など実際の生活場面を円滑に営むために欠かせない機能です．

2 アパシー

　アパシーは無欲，あるいは感情鈍麻や無感情を意味します．アパシーでは意欲や欲動が低下し，喜怒哀楽の感情の動きが乏しくなります．行動への発動性や動機づけもなくなります．意欲・欲動や感情や発動性・動機は一種のエネルギーといえ，思考や行動を発動・駆動・維持・完了する役割を果たしています．

　遂行機能障害が高次脳機能の主に認知的な制御の障害であるのに対して，アパシーは高次脳機能へのエネルギー制御の障害として理解できます．高次脳機能へのエネルギー供給が不足すると，高次脳機能自体は保たれていても，それらを自発的に活用して能動的に活

動できなくなります．

臨床症状

1 遂行機能障害の症状

Ⓐ 遂行過程とその障害

　前述のように，遂行機能は実際の日常生活上や社会生活上の適応行動と密接に関連した機能であり，環境との相互関係を重視した概念です．環境との相互関係は具体的には行動に現れます．人間の行動には反射的行動，習慣的行動，日常的行動，そして社会的行動といった階層性が存在します（図4-24）．

　遂行機能が障害された場合には，状況を的確に分析し，状況に適合した行動を意図し，実行手順を計画し，実際に実行し，さらに実行行動の結果を適切に評価して行動を修正したり，より効率化や最適化したりする過程（遂行過程）に困難さが生じます．遂行機能障害（dysexecutive syndrome）では，比較的固定的な状況で生起している反射的行動や習慣的行動は遂行過程を必要としないために，問題なく実行できます．しかしより上位の日常的行動や社会的行動では，状況が多様に変化するために，遂行過程が必要なために問題が多発しやすくなります．遂行機能に障害があれば，状況に適合しない行動（問題・不適応行動）が出現したり，行動が非効率的であったり，多様性を失い定型的であったりします．坂爪（1993）によれば，自動的な行動と意図（制御）的な行動とが乖離し，過剰に学習されて自動化した非努力的かつ楽な自分のテンポやペースによる行動が優勢になります．

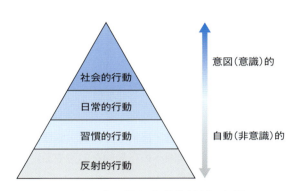

図 4-24　行動の階層性と意識性（制御形式）

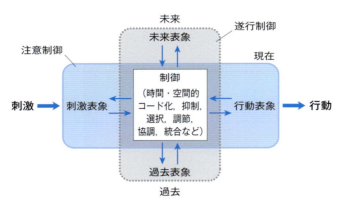

図 4-25 注意制御と遂行制御の関係

B 遂行機能と注意の違い

　認知・行動過程を制御するという点では，遂行機能と注意機能とは類似しています．両者の大きな違いは，制御の時間的範囲にあります．注意機能は現前の事象に対応するためにほかの諸機能を制御します．対して，遂行機能は将来の予定されたり，予想されたりする事象に対応するためにほかの諸機能を制御します．この時間軸に沿った制御の違いを強調して，坂爪ら(2001)は前者を「注意制御」，後者を「遂行制御」とに分けています．「注意制御」は現在時制の制御ですが，「遂行制御」は未来・現在・過去を俯瞰した制御です（図 4-25）．

　したがって遂行機能障害の場合には，現前の事象である通常の検査や評価課題はうまくこなしてしまうことが多いです．しかし時間的により長期的な目標や予定に沿った行動が要求される日常生活や社会生活では，障害が明瞭化してきます．たとえば日常生活では，料理の手順が悪い，約束を守れない，交通手段をうまく利用して見知らぬ場所に行けない，一日の予定や将来の予定を見込んだ行動がとれないなどが起きやすいです．社会生活では活動が単調で定型的になり多様性がなくなるなどします．また職業生活では仕事の手はずや段取りが悪い，時間内・期限内に仕事を終えられない，新しい仕事に取り組めないなど，生活や仕事の予定に合わせて実際の活動を行えなかったり，新しい状況や問題をうまく処理できなかったりします．

2 アパシーの症状

　アパシーでは，言語・認知・記憶・注意・感情などの高次脳機能が適切に発動・駆動されない状態を示します．そのために，周囲への自発的な応答や活動が少なくなります．感情の動き（起伏）や表出も乏しくなります．

　アパシーの症状には軽度から重度まで連続性があります．アパシーが比較的軽度な場合

では，活動が全体的に不活発な印象になります．活動を始めるまでに時間を要したり，活動を続けられなかったりします．重度になるにつれて，そのような状態が強くなります．最重度では自発性が完全に欠如して発話や動きが全くなくなります．この状態は特に無動無言症（akinetic mutism）と称されます．

病巣

1　遂行機能障害の病巣

　遂行機能は前頭葉を中心に営まれていると考えられています．前頭葉損傷後の患者は，ほかの脳領域が損傷された患者に比べて，微妙で特有な困難さを示すことが多いです．たとえば，自発性の低下，行動の適切な開始や停止の困難さ，脱抑制や衝動性，思考や行動の一貫性のなさ，感情の不安定さ，思考や行動の柔軟性の乏しさ，思考や行動の保続性，注意の持続や転換や配分の困難さ，自己意識の乏しさ，および他者意識の理解の悪さなどがあげられます．

　これらの症状は，認知・運動・感情などの諸機能を適切に制御・調節できない状態といえます．認知・運動・感情などの機能自体の障害ではなく，それらの機能への制御・調節が不全であるために，計画的・適応的な行動が困難になっています．

　遂行機能障害は，前頭葉（特に背外側部）の損傷と密接に関連しています．しかし遂行機能はさまざまな高次脳機能と密接に関係している機能であり，ほかの脳領域の損傷によっても障害は出現します．たとえば基底核部の病変や，多発脳梗塞や萎縮などによる皮質や皮質下のびまん性の病変によっても遂行機能障害は生じます．これは前頭葉とほかの脳領域との神経連絡（回路）が離断したためと考えられます．

2　アパシーの病巣

　アパシーは前頭葉の病変に関連します．前頭葉のうち，特に前頭前野の内側部（前部帯状回）や補足運動野の病変と関係が深いです．病変が一側性（左または右側）の場合には一過性の経過を示しやすいですが，病変が両側性では持続することが多いです．無動無言症は両側の病変によります．

　アパシーは前頭葉の背外側部や眼窩部の病変でも生じます．また基底核など前頭葉の病変以外でも生じる場合があります．前頭前野内側部領域と他領域との神経連絡の離断によってもアパシーの症状が出現すると考えられます．

日常生活での現れ方

1

遂行機能障害の日常生活での現れ方

　前述のように，遂行機能障害では行動の意図・計画・実行・評価・修正の一連の過程が困難になったり，あるいはこれらの遂行過程が適切に協調して働かなくなったりします．また，比較的長い時間軸に沿って行動を方向づけ続けることが困難になります．ここでは遂行過程をいくつかに大別して，日常生活で現れやすい遂行機能の障害像を述べます．

Ⓐ「意図・計画」過程の障害

　人間の行動は自動的(非意識的)に進行する行動と意図的(意識的)に実行される行動とに分けられます(図4-24，▶p.145)．遂行機能障害では，自動的な行動はよいのですが，意図性の高い行動が困難になります．

　日常生活上のさまざまな行動は，過去に反復して実行され過剰に学習されたものが多いです．このような行動はふだんは特に明瞭に意識されることなく，自動的に実行されています．遂行機能障害では，意図的な制御が必要でない行動は問題なく実行されます．たとえば，習慣的に行っている家庭での基本的な生活活動や，職場でのルーチン的な業務は大した支障もなくこなせてしまいます．

　一方，より意図的で計画的な行動が困難になります．このような事態は，新しい状況や課題などに遭遇したときや，先々の見通しが必要とされる場合です．つまり従来の問題解決の仕方が通用しない場合や，段取りを巧みに考えて行動しなければならないときに困難さが現れてきます．遂行機能障害があると，計画性なく，また結果を十分に見通すことなく行動してしまいます．

　したがって遂行機能障害は，過去に確立された経験で済む習慣的な日常生活場面では，明瞭に現れないことが多いです．しかし，計画的に行動しなければならなかったり，過去の経験を新しい事態に合わせて適切に運用しなければならなかったりする状況では，困難さが出現しやすくなります．また新しい創造的な活動が困難です．日常生活では，思いつきだけで行動しやすい，行動が定型的で単調になりやすい，活動に発展性がない，順序立てた行動がとれない，同じような行動を繰り返し行う，状況に見合った行動がとれない，行動が子どもっぽく未熟である，などの行動が現れやすいです．

Ⓑ「実行・評価・修正」過程の障害

　人間は多様に変化する環境で生きていて，この変化にうまく対応して生活しています．変化に対処するためには，自分の行動を意識的であれ非意識的であれ絶えず監視し，また実際に行動したことによって生じた結果(状況とのズレ)を正確に判断(評価)して，状況に

合わない行動を速やかに修正しなければなりません．行動した結果の評価と修正が適切にまた速やかに行われなければ，状況に合わない不適切な行動が多発したり，それらの行動がいつまでも生起し続けたりすることになります．

日常生活では，活動の実行手順の段取りや効率が悪い，自分の行動の見通しが悪い，失敗経験を有効に生かせない，判断や決断が悪い，自分に対する他人の判断や思いに無頓着である，他人の心情に配慮しない，機転が利かない，といった状態が現れやすいです．

❸「目標保持」過程の障害

遂行機能は環境の変化に適合するように行動を制御するだけではありません．将来のより重要な目標を適えるためには，現前の直接的な欲求に基づく行動を適宜に抑制し，行動を目標に方向づけていかなければなりません．たとえば，日常は本来の目標とは無関係なさまざまな生活活動を行いながらも，自分の目標に関連する情報を日々収集したり，目標を達成するために少しずつ準備を進めていくなどしています．つまり目標を長期的に保持し続けて，目標を適えるための準備行動を計画よく実行することが必要です．遂行機能障害ではこのようなことが困難になります．

日常生活では，その場その場での場当たり的な行動が多い，現前の出来事に行動が左右されやすい，日々の些細なことにとらわれやすい，行動に明確な一貫性がない，行動を目標に合わせて維持し続けられない，先を見越した行動がとれない，行動にまとまりがない，などの状態が現れやすいです．

2 アパシーの日常生活での現れ方

アパシーでは意欲や欲動が低下し，感情の動きや表出が乏しくなります．ここでは日常生活で現れやすいアパシーの障害像を行動・認知・感情面に分けて述べます．

❶ 行動面の障害

無気力になり活動性が全般に低下します．周囲からの声かけや働きかけへの反応や応答が乏しくなります．自発性が低下して能動的に行動しなくなります．行動を開始するまでに時間がかかったり，一度行動を始めても続けられずに中断したりします．

日常生活では，自分から何もしようとしない，言われてもなかなか動こうとしない，何かを始めてもすぐにやめてしまう，会話が続かないなどの状態が現れやすいです．

❷ 認知面の障害

周囲への興味や関心がなくなります．新しいことへの好奇心も低下します．現在の物事に無関心なだけでなく，将来の事柄への関心もなくなります．注意も低下します．物事に

集中できず，持続できません．努力を避けるようになります．

日常生活では，何事にも興味を示さない，物事を深く考えている様子がみられない，物事への取り組みにがんばりが感じられないなどの状態が現れやすいです．

C 感情面の障害

感情の動きが全般に鈍くなります．快や不快の基本的な感情を引き起こす出来事にも反応や応答が乏しくなります．喜怒哀楽の感情の自然な動きが表情に現れず，声が小さく調子も単調になります．本人自身もさまざまな感情をあまり感じません．

日常生活では，生彩感がみられない，感情のこもらない表情をしている，会話に気持ちがこもらない，感情のやりとりが感じられないなどの状態が現れやすいです．

診療場面での現れ方

1 遂行機能障害の診療場面での現れ方

診療場面では，診療中の患者の様子を丹念に観察することで，遂行機能障害の有無を判断することになります．そのためには，前述した遂行機能の障害像をよく理解した上で注意深く観察することが必要です．また遂行機能障害は，慣れ親しんだ事態よりも，新奇な事態で現れやすいので，家庭以外での様子を関係者などから幅広く情報収集することも大切です．

ここでは日常場面での現れ方と同じように，遂行機能を「意図・計画」「実行・評価・修正」「目標保持」の各過程の障害に分けて，診療場面や病棟内生活での現れ方を述べます．

A 「意図・計画」過程の障害

「意図・計画」の障害は，不慣れな状況での活動や新奇な課題を解決する際に困難さが現れます．したがって，変化が少なく比較的単調な状況である病棟内生活では，問題はあまり目立たないことが多いです．

診療場面でこのような障害の存在を確認するには，通常はあまり経験することのない課題を課して検討します．たとえば流暢性訓練（▶p.157）のように，獲得した知識を要求に適うように適切に使いこなせるか，またはよりよい解決の方略を工夫できるかを確認します．また「ハノイの塔」課題で要求されるような，実行手順を合理的に計画できるかを確認します．

❸「実行・評価・修正」過程の障害

　遂行機能障害では，自分の行動の結果を正確に評価できず，また行動を適切に修正できなくなります．診療場面は対人的場面です．対人的な場面で適応的に行動するためには，相手の表情や会話内容などに配慮して，適宜自分の接し方（表情や会話内容や態度など）を調整しなければなりません．遂行機能障害では，自分の言動の他者への影響を配慮したり，他者の言動に基づいて自分の言動を細やかに調節することが困難になり，対人的な配慮がうまくできなくなることもあります．

　診療場面では，患者とのやりとりを通じて，このような様子の有無を注意深く観察することが大切です．また自分の言動の影響を正確に認識しているか，状況に合わせて自分の言動を修正したり，より最適化できるかを検討します．たとえばウィスコンシン・カード・ソーティング・テストの解決に必要な能力のように，正答や誤答の指摘（フィードバック）に感受性を示し，実際に自分の行動をきめ細かく修正できるか確かめます．

❹「目標保持」過程の障害

　遂行機能障害では，目標を比較的長期的に保持して，目標を達成するために準備的に行動することが困難になります．現前の欲求や要求を抑えて，先々のより大切な目標の達成のために行動を一貫させることがうまくできなくなります．また目標自体は理解していても，実際に達成するための具体的な行動を始めないことが多いです．

　診療場面では，このような行動特徴が日常起きていないかを確認します．目標の保持と目標達成への行動の方向づけを確認するのに適した臨床的な検査課題はありません．いくつかの課題の実施を通じて，課題が解決されるまで目標が保持されるか，目標解決の方向に向けて言動や思考が一貫しているか，課題解決に無関係な言動や思考が混入しないか，言動や思考が目標から逸れないかなどに注意して観察します．

2 アパシーの診療場面での現れ方

　診療場面では，患者の様子を丹念に観察してアパシーの有無を判断します．そのためには，前述したアパシーの症状をよく理解した注意深い観察が必要です．また家庭での生活の様子を関係者などから幅広く情報収集することも大切です．

　ここではアパシーを行動・認知・感情面に分けて，診療場面や病棟内生活での現れ方を述べます．

❶ 行動面の障害

　アパシーの行動面での現れは，自発性の乏しさが中心になります．能動的・積極的な活動がみられなくなります．

診療場面では，患者の反応性や応答性（反応時間）を注意深く観察します．不活発さがみられないか，問いかけへの受け答えに必要以上に時間がかかっていないか，動きに機敏さやメリハリを欠いていないか，声かけや働きかけへの反応や応答に細やかさが欠けていないかなどに注目します．

Ⓑ 認知面の障害

　アパシーの認知面での現れは，興味や関心の低下が中心になります．周囲に興味を示さず無関心になります．

　診療場面では，質問や会話に関心を向けてくるか，問いかけへの応答に機敏さや熟慮や配慮がみられるか，話し相手にきちんと注意を向けているか，周りの出来事に無頓着さはないかなどに注意して観察します．

Ⓒ 感情面の障害

　アパシーの感情面での現れは，感情の動きの全般的な鈍さが中心になります．本来，感情には自然な変化や外的な事柄に喚起される応答的な変化があります．アパシーではこれらの変化が乏しくなります．

　診療場面では，患者との会話を通じて表情や態度やしぐさや声の調子を注意深く観察します．感情の変化はそれらに反映されます．表情に自然な感情の動きがみられるか，態度や身振りなどのしぐさに不自然な硬さがないか，声の調子が過度に単調でないか，挨拶などの働きかけに微笑むなどの自然な感情の動きがみられるか，会話の内容に対応して感情が細やかに変化するかなどに注目します．

診断のポイント

1 遂行機能障害の診断のポイント

　遂行機能障害の症状に加えて，脳の画像診断により，脳の病変部位を確認します．遂行機能障害は前頭葉の病変，特に背外側部の病変と関連が深いです．しかし，ほかの部位の病変によっても遂行機能障害は出現します．基底核部の病変や，多発脳梗塞や萎縮などによる皮質や皮質下のびまん性の病変によっても遂行機能障害は生起します．これは前頭葉との神経連絡（回路）が離断された結果によると考えられます．

　前頭葉の損傷は，脳血管障害（脳出血・脳梗塞）や脳外傷でよくみられます．特にくも膜下出血や交通事故による脳外傷の後遺症として，遂行機能障害は出現しやすいです．

2 アパシーの診断のポイント

アパシーの症状に加えて，脳の画像診断により，脳の病変部位を確認します．アパシーは前頭葉の病変，特に内側部の病変と関連が深いです．しかし，ほかの部位の病変でもアパシーは出現します．基底核部の病変や，多発脳梗塞や萎縮などによる皮質や皮質下のびまん性の病変でも生じます．前頭葉との神経連絡が離断されるためと考えられます．

鑑別診断

1 遂行機能障害の鑑別診断

遂行機能障害は，言語・認知・記憶・注意などのほかの高次脳機能が健全であるにもかかわらず，環境からの要求や自分の欲求に見合うように，これらの機能を適切に統合して制御することが困難な点に本質的な特徴があります．したがって，遂行機能の下位機能となるほかの高次脳機能に障害があれば，遂行機能にも影響が現れます．

遂行機能障害と混同しやすい症状には，注意障害と記憶障害と認知症があります．特に高次脳機能が複数障害される認知症では，遂行機能障害を伴うことが多いです．これらの症状が存在すると，日常生活や社会生活において支障が多くなります．実生活上の適応的な行動が困難になるという点では，遂行機能障害と類似の状態を示すので，鑑別に注意が必要です．

Ⓐ 注意障害

遂行機能障害の概念のところで述べたように，遂行機能も注意機能もどちらも，ほかの高次脳機能を制御するという点では類似しています．大きな違いは，注意機能は基本的に現在時制の事象に対する制御であるのに対して，遂行機能は過去・現在・未来の各時制全般に絡んで統合的に制御する点にあります（図 4-25, ▶p.146）．

注意障害は遂行機能障害をもたらす要素のひとつですが，遂行機能障害がなくても注意障害は単独で出現します．注意障害だけが存在する場合には，全体的な行動の目的性や方向性は正しいにもかかわらず，各行動を実際に実行していくときに，実行行動上に変調が現れます．

Ⓑ 記憶障害

記憶機能は経験した事象の保持にかかわり，障害されると経験したことを覚えられなくなったり，想い出せなくなったりします．遂行機能は記憶機能とも密接に関連していま

す．過去の事象が適切に保持されていなければ，未来の事象を視野に入れて行動を方向づけることは困難になります（図4-25，▶p.146）．したがって記憶障害の存在は，遂行機能障害をもたらす要素のひとつになります．

記憶障害では，情報の記銘や保持が困難になりますが，記憶機能への負荷が少ない事態では適切に行動できます．現前する事象や情報に対しては適切に処理し対応できます．遂行機能障害では，現前の事象や情報の処理に際しても，全体の見通しが悪く，断片的で一貫性を欠いた処理や対応になりやすいです．

C 認知症

認知症では記憶機能の障害を中核に，高次脳機能がさまざまに障害されます．そのために高次脳機能を統合的に制御する遂行機能にも障害が生じやすいです．認知症では，制御される高次脳機能自体の障害と，遂行機能による制御の働き自体も障害されがちです．

認知症がなくて遂行機能障害だけの場合には，ほかの高次脳機能をそれぞれ単独に確認しても問題はみられません．また認知症を伴わない遂行機能障害では，これまで獲得してきた知識を試すような知的能力検査では障害は目立ちません．高次脳機能を適切に運用しなければならない社会生活に困難さが現れます．一方，認知症に随伴した遂行機能障害では，知的能力検査の成績の低さと日常生活や社会生活上の困難さの両方が生じます．

2 アパシーの鑑別診断

A うつ状態

脳の病変でうつ状態（病）になる場合があります．うつ状態では，意欲や欲動が低下します．周囲への興味や関心がなくなります．活動性が全般に低下して不活発です．感情に偏りが生じます．不満や不安や落ち込みなどの不快気分（dysphoria）が感情の前景を占めます．感情の表出が乏しくなります．表情の自然な変化が少なく，声の調子も元気がなく単調になります．考え方が悲観的になります．内面的には強い苦悩を抱えています．食欲の低下や不眠の場合もあります．

うつ状態とアパシーはよく似ています．アパシーはうつ状態の中核的な症状でもあります．アパシーでは不快気分を欠いています．うつ状態では不快気分は症状の中心をなします．うつ状態では感情がネガティブな方向に偏って持続するのに対し，アパシーでは感情がニュートラルな状態で持続します．すなわち，嬉しくも悲しくもない「無感情な状態」にあります．悲観的な思考や苦悩もあまりみられません．

B 認知症

認知症では知的能力だけでなく感情や意欲も低下します．軽度では喜怒哀楽の感情の表

出に細やかさがなくなります．周囲への興味や関心が狭まり，生活態度に積極性がなくなります．重度では感情表出が減少し鈍麻します．興味や関心を示さなくなり，生活態度が受け身になります．最重度では無感動で無為無欲の状態になる場合もあります．

　認知症でもアパシーと同じように感情の平板化や意欲の低下がみられます．重症度にもよりますが，認知症では感情の変わりやすさ（易変化）も合併しやすいです．自然に表出する感情は少ないですが，周囲からの刺激（声かけなど）に対しては感情が応答的に喚起されやすくなります（例：感情失禁）．自発性は低下しますが，周囲の刺激に行動が誘発されやすいです．注意を引くものにすぐに近づくなどの行動が出現します．認知症が軽度の場合には，能力の低下に苦悩しがちです．

C 意識障害

　意識はあらゆる高次脳機能の土台です．意識（覚醒）水準が軽く低下している場合，高次脳機能は全般に低下して活動は不活発になります．うすぼんやりとして，周囲への反応性や応答性が低下します．また感情の細やかな変化もみられません．

　軽度の意識水準の低下やせん妄状態や通過症候群は発症からの経過が短い時期にみられがちです．状態は日内や日間で変動しがちです．また一過性で時間の経過に伴い状態は改善します．アパシーの場合，基本的には意識水準の低下はありません．また症状の日内や日間の変動は少なく持続します．

補助診断

1 遂行機能障害の補助診断

　遂行機能障害を評価する適切かつ標準的な検査はほとんどありません．そのために，いわゆる前頭葉機能の検査課題が援用されることが多いです．これらの検査課題は前頭葉機能検査とされるものであって，遂行機能を特異的にとらえうる検査ではありません．前頭葉機能検査の多くは，遂行機能を構成する要素的機能を反映する検査です．遂行機能障害は日常生活や社会生活の中で最も現れやすく，検査室的な場面ではとらえにくい場合が多いです．丹念な臨床観察や日常観察が必要です．

　比較的よく用いられる評価課題には以下のものがあります．

- ウィスコンシン・カード・ソーティング・テスト（Wisconsin Card Sorting Test；概念の形成と転換）
- カテゴリー・テスト（Category Test；概念の構成と分類）
- ストループ・テスト（Stroop Test；反応の抑制）
- 流暢性テスト（Fluency Test；発散性の思考）

- 迷路学習テスト(Maze Learning Test；洞察や見通しの学習)
- ハノイの塔課題(Tower of Hanoi Puzzle；実行手順の見通しや計画性)
- ティンカートイ・テスト(Tinkertoy Test；流動性の思考)
- BADS(Behavioral Assessment of the Dysexecutive Syndrome；遂行機能や行動の総合的評価)

2 アパシーの補助診断

アパシーの確認には臨床場面や日常場面での丹念な観察が必要です．面接や検査課題や日常活動への患者の取り組み具合から，アパシーの症状を把握するのが基本になります．

比較的よく用いられる評価法やスコア，尺度には以下のものがあります．
- 標準意欲評価法(Clinical Assessment for Spontaneity：CAS)
- やる気スコア
- アパシー尺度(The Apathy Evaluation Scale)

[検査課題や検査法の参考文献]
1) 小林祥泰(編)：脳疾患によるアパシー(意欲障害)の臨床．新興医学出版社，2008
2) Lezak MD, et al: Neuropsychological Assessment. 5th ed, Oxford University Press, 2012
3) 日本高次脳機能障害学会(編)：標準注意検査法・標準意欲評価法．新興医学出版社，2006
4) Robinson RG: The Clinical Neuropsychiatry of Stroke; Cognitive, Behavioral, and Emotional Disorders Following Vascular Brain Injury. 2nd ed, Cambridge University Press, 2006〔木村真人(監訳)：脳卒中における臨床神経精神医学—脳血管障害後の認知・行動・情動の障害．第2版，pp 423-433，星和書店，2013〕
5) Spreen O, Strauss E: A Compendium of Neuropsychological Tests; Administration, Norms, and Commentary. 2nd ed, Oxford University Press, 1998〔秋元波留夫(監修)：神経心理学検査法．第2版，創造出版，2004〕
6) 田川皓一(編)：神経心理学評価ハンドブック．西村書店，2004

リハビリテーションの方法

遂行機能障害やアパシーはほかの高次脳機能に障害がなくても出現します．そのために入院中ではその存在が気づかれないことも多いです．しかし実際の日常生活や社会生活ではさまざまに支障が現れてきます．

遂行機能障害やアパシーに対するリハビリテーションは，その障害の存在や症状に対する本人の理解の確立と心理面への配慮，障害への機能改善型治療介入，能力代償型治療介入，能力補填型治療介入，行動変容型治療介入，そして環境調整型治療介入に大別できます．

1
遂行機能障害・アパシーに対する理解の確立と心理面への配慮

　遂行機能障害やアパシーの症状は，ほかの高次脳機能障害に比べて明瞭にとらえることが難しいです．そのために，それらの存在に対する患者自身の病識も十分でないことがあります．遂行機能障害では自分の状態がよくわからないために，困惑し不安になっている場合も少なくありません．遂行機能障害やアパシーの症状や日常生活や社会生活上の困難さを適切に理解してもらうことが大切になります．

　障害への病識が低い場合には，障害の存在への意識づけ(病感の養成)が必要になります．障害で生じやすい困難さを具体的に説明することが必要です．その際，障害に無理に対峙させて説得するように説明するのではなく，自分の状態について納得して自覚できるように説明していくことが大切です．

　遂行機能障害やアパシーの症状はわかりづらいために，家族などの関係者は障害による日常生活や社会生活上のさまざまな支障や困難さを本人の性格の問題にしてしまうことが少なくありません．問題の所在を患者本人の責任とみなして，患者を責めてしまうことがあります．このようなことを防ぐためには，家族などの関係者に障害や症状を正確に理解して的確に対応してもらうための指導的・教育的な働きかけが必要です．

2
機能改善型治療介入

Ⓐ 遂行機能障害

　障害された遂行機能を直接反復して使用することによって，遂行機能自体の回復を目的にします．遂行機能障害はほかの認知機能への統合的な制御が低下した状態と考えられます．機能改善型治療介入では，この認知機能への低下した制御過程を反復練習して刺激します．

■問題解決訓練

　問題解決訓練は，非意識的に進行しがちな認知・思考(問題解決)過程を明瞭に意識化することで，認知機能への制御を強めることを目的にします．

　問題解決訓練では，①問題や課題を詳細に分析する，②実際に問題を解決する，③解決した答え(結果)の正誤を正確に評価する，④結果が誤っているときには，この一連の過程を再度繰り返す，以上の手続きを用います．認知機能への意識的な制御をできるだけ強めるためには，以上の一連の問題解決過程を逐次に言語化してもらう手続きが有効です．問題解決訓練の課題には，深い思考や広い思考を要する課題を利用します．

■流暢性訓練

　流暢性訓練では，情報操作の柔軟性や多様性を要求して，認知機能への制御に負荷をかけることを目的にします．発散的な思考を必要とする課題を用います．たとえば，特定の

語音，特定の範疇の単語，特定の物品の用途，特定の状況の解決法，特定の線や形からの図形や絵柄などをできるだけたくさん考え出して列挙してもらいます．これらを的確にこなすためには，各課題の要求に見合った適切な想起方略や解決方略の意識的な工夫が必要になります．

■ **抽象性訓練**

抽象性訓練では，情報の関連づけや取捨選択を要求して，認知的な制御を刺激することを目的にします．収束的な思考を必要とする課題を用います．たとえば，2つ以上の項目や物品などの共通点や類似点の発見，長文から要旨の作成や表題づけなどを練習します．情報の圧縮や関連づけを的確にこなす解決方略の工夫が大切になります．

Ｂ アパシー

低下した意欲や感情に働きかけて改善します．ほかの認知機能のように特定の課題を練習して意欲や感情を直接刺激するのは難しいです．課題や作業や生活場面のさまざまな活動を通じて意欲や感情に働きかけることになります．患者の自発性をできるだけ引き出して感情を喚起できる類の課題や作業や活動を工夫する必要があります．快適な感情の喚起を促し自発性を引き出すために，ポジティブな声かけ(励まし)を細やかに心がけることも大切です．

3 能力代償型治療介入

Ａ 遂行機能障害

能力代償型治療介入は，遂行機能が障害された結果生じた遂行能力の低下を，ほかの健常な機能を介在させて遂行能力を再編成するものです．これによって以前と同程度の遂行能力を確保することを目的にします．

遂行機能が担う制御力を代償するのに大きな役割を果たすのは，言語機能が有する思考や行動への調節力です．言語を媒介にした遂行機能障害の代償手段としては，自己教示法があります．

自己教示法は行動の実行手順の言語化によって，行動への意識的制御を代償的に高めることを狙いにします．自分の行動の見通しと実行手順の計画を明確に逐次叙述してもらう手続きです．ふだんは非意識的・自動的に進行しがちな認知・行動過程を進行順に言語化して実行することで，明確に意識化してもらいます．実行過程の明確な意識化は，当該過程の進行状況を終始監視して，必要に応じて修正することを可能にします．

自己教示法の練習課題としては，「ハノイの塔」など入念な計画性が必要な課題を利用します．はじめに，解決手順を明瞭に声に出して逐次叙述してもらいます(外言語化)．解決手順の確立に応じて，実行手順の逐次叙述を小声に，さらに声を出さないように叙述し

て内潜化させます．最終的には内言語による行動調整へと随時潜在化していく手続きをとります．

B アパシー

　自発性を引き出すために，基本的な欲求を利用することが考えられます．欲求には低次から高次まであります．食欲などの比較的低次の生理的欲求から，集団(仲間)への所属欲求，他者からの承認欲求，そして自分の価値追求といった最高次の欲求(自己実現の欲求)まで階層があります〔マズロー(Maslow)の欲求の階層性〕．概して高次の欲求よりも，低次の欲求は保たれやすいです．障害後も保たれやすい基本的な欲求に基づく作業や活動を通じて，行動への動機づけを喚起して代償します．たとえば，食欲をそそる料理や，所属や承認の欲求を利用する集団レクリエーションが考えられます．これらの活動には喜びや楽しさといった感情も喚起されやすいです．

4 能力補填型治療介入

A 遂行機能障害

　能力補填型治療介入では，何らかの外的な補助手段を利用して，患者と環境間の適応的な関係を確保し保障することを目的にします．遂行機能障害の患者が示す現実の生活場面での困難さを可能な限り軽減する補助手段を工夫します．

　遂行機能障害では，環境情報と自身の行動との関連づけが悪くなります．自分の行動を目的に沿って方向づけたり，状況や文脈に適切に枠づけたりすることが困難になります．そのために，行動に一貫性が乏しくなったり，ちぐはぐさが現れたりします．外的手段によって行動を枠づけることが必要になります．

■スケジュール・ノートの利用

　行動を時間的に枠づける補助手段としては，スケジュール・ノートを利用するのが一般的です．1日の活動スケジュール，1週間の活動スケジュール，1か月の活動スケジュールなどを必要に応じて使い分けます．スケジュールの活動が終了した場合には，そのつどチェックして，次に必要な活動を確認します．

■実生活上の問題解決手順のマニュアル化

　行動を状況(空間)的に枠づける補助手段としては，問題の解決手順を事前にマニュアル化しておく手段があります．遂行機能障害に起因して発生することが予想される実生活上の困難さを確認して，対処するための解決手順をあらかじめわかりやすいようにマニュアル化して用意しておきます．このマニュアルを常に携帯してもらい，困難さに遭遇したときに必要に応じて参照してもらいます．

B アパシー

　発動性や動機づけの低下による行動の開始・維持・完了の困難さを補うことを目的にします．そのために，①患者に行動のきっかけや開始を告げる，②行動を中断しないように促し，また次の行動の開始を告げる，さらに③行動の完了に対して"認め"を即時にフィードバックする，これらを適宜提示する機器の活用を考えます．

5 行動変容型治療介入

A 遂行機能障害

　行動変容型治療介入では，適応行動の生起頻度をできるだけ高め，不適応行動の発生頻度をできるだけ減らすことを目的にします．

　日常生活のなかで生起している遂行的で適応的な行動に対して"認め"をきめ細かく提供していきます．問題的な行動は通常目につきやすいために，周囲は注目しやすいです．しかし適応的な行動に対しては，注目することが少ない場合が多いです．日常の適応行動の生起に注意して，きめ細かく注目して，"認め"ていくことが大切になります．このような働きかけを通じて，患者が自身の行動に対する効力感や達成感をできるだけもてるようにすることを心がけます．

　非遂行的な行動が現れる状況を注意深く観察し，不適応行動を生起させている原因を特定して除去することも大切です．不適応行動に対して患者を非難することは，患者を困惑させ，気分を不安定にし，混乱させてしまうために禁物です．

B アパシー

　行動を開始し，維持し，そして最後まで完了することを目的にします．患者が興味や関心を示す対象（刺激）を見つけ出して，会話や行動を自発するきっかけに利用します．自発した会話や行動を患者が続けられるように，相づちや促しや肯定や励ましなどの"認め"を適宜提供します．自発した会話や行動を最後まで完了して効力感を十分に実感してもらうために，"認め"を即座にまた最大限に提供します．

　意欲の低下した患者が取り組めて達成できる活動から始めて，効力感をきちんと経験してもらう工夫が必要です．簡単な課題や作業から始めたり，複雑な課題や作業はいくつかに小分けして達成しやすくすることが大切です．

6 環境調整型治療介入

Ⓐ 遂行機能障害

　日常生活で遂行機能障害の影響ができるだけ少なくなるように生活環境を整えます．日常的な行動に混乱が生じないように，環境情報を明確に枠づけて配置します．このためには，実際に患者が日常行わなければならない行動や活動を種類別にまとめて表示したり，手順などをわかりやすく細分化して順序よく表示したりします．患者に情報を提供する際には，一般的には目で見て理解する形式で提示すること(情報の視覚的構造化)が有効です．
　また家族や関係者に遂行機能障害の症状と日常生活への影響などを的確に理解してもらい，患者の心理状態に配慮して支持的に接する大切さを指導することも必要です．

Ⓑ アパシー

　患者の自発性や発動性を引き出すように生活環境を整えます．興味や関心を喚起するために，患者になじみ深いものを適宜に配置します．家族の写真やなじみの物品や趣味で楽しんでいたものなどが有効かもしれません．
　また家族や関係者にアパシーの症状と日常生活への影響などを正確に理解してもらい，患者の心理状態に配慮して支持的に接する大切さを指導することも必要です．

日常生活への援助

1 遂行機能障害

　遂行機能障害は，検査室や診察室などの非生活的な場面よりも，日常生活や社会生活で影響が現れやすいです．実生活では，習慣的な行動だけでなく，その時その場の状況(社会的文脈)に見合って適切に行動することが要求されます．また，先々の出来事を考えて行動することも必要になります．遂行機能障害の存在は，このような先を見込んだ行動や場に即した行動を妨げます．
　そこで遂行機能障害に起因する日常生活や社会生活の妨げをできるだけ少なくする工夫が大切です．このために，以下の行動過程を患者と一緒に確認します．
　①遂行機能障害の存在と日常起きやすい誤りについて本人と一緒に確認し，遂行機能障害への正確な自覚を確立します．
　②実際に行動に移る前に，状況を的確に理解しているか確認します．
　③目標の達成に必要な行動の手順の段階をいくつかの具体的な下位の行動単位に分けます．
　④各段階の行動単位がきちんと達成できたかを確認します．

以上の過程を確実にするためには，実行すべきことをそのつど言葉で明確に述べてもらったり，紙に書いてもらったりします．

また実生活で頻繁に起こしやすい行動上の誤りなどについては，事前に問題解決の仕方や手順をマニュアルにしておき，患者が問題に遭遇したときに参照するよう指導します．

2 アパシー

アパシーでは意欲が低下して活動が不活発になります．重症度にもよりますが，日常生活でこれまで習慣的に行っていた簡単な活動も自分からはやらなくなります．強い声かけや頻繁な促しが必要になります．そのために，知らず知らずに患者を責める言動が多くなりがちです．アパシーに伴う日常活動の不活発さは症状であり，患者の責任に帰すような言動は避けなければなりません．

患者の示す自発的な活動がわずかであっても，それを大切にして活動の範囲をできるところから少しずつ拡大していく接し方が重要になります．

［参考文献］
1) Damasio AR, Anderson SW, Tranel D: The frontal lobes. Heilman KM, Valenstein E(eds): Clinical Neuropsychology, 5th ed, pp 417-465, Oxford University Press, 2012
2) Folden D: Frontal lobe function. Parsons MW, Hammeke TA(eds): Clinical Neuropsychology; A Pocket Handbook for Assessment, 3rd ed, pp 498-524, American Psychological Association, 2014
4) 本田哲三，坂爪一幸：遂行機能障害のリハビリテーション．失語症研究 18：146-153，1998
5) 小林祥泰(編)：脳疾患によるアパシー(意欲障害)の臨床．新興医学出版社，2008
6) Levine B, Turner GR, Stuss DT: Rehabilitation of frontal lobe functions. Stuss DT, Winocur G, Robertson IH (eds): Cognitive Neurorehabilitation; Evidence and Application, 2nd ed, pp 464-486, Cambridge University Press, 2008
7) Robinson RG: The Clinical Neuropsychiatry of Stroke; Cognitive, Behavioral, and Emotional Disorders Following Vascular Brain Injury. 2nd ed, Cambridge University Press, 2006〔木村真人(監訳)：脳卒中における臨床神経精神医学—脳血管障害後の認知・行動・情動の障害．第2版，pp 423-433，星和書店，2013〕
8) 坂爪一幸：機能遂行速度の制御の障害と脳損傷側の関連— effortful 条件と non-effortful 条件における遂行速度の比較．神経心理学 9：230-239，1993
9) 坂爪一幸：認知リハビリテーション．渡辺俊之，本田哲三(編)：リハビリテーション患者の心理とケア，pp 236-249，医学書院，2000
10) 坂爪一幸，本田哲三，中島恵子，他：遂行機能障害の認知リハからみた遂行，注意，および記憶の関係．認知リハビリテーション研究会(編)：認知リハビリテーション 2001, pp 81-88，新興医学出版社，2001
11) 坂爪一幸，本田哲三：遂行機能障害の認知リハビリテーション—制御障害への治療介入と改善機序の検討．江藤文夫，武田克彦，原 寛美，他(編)：高次脳機能障害のリハビリテーション Ver.2, pp 260-264，医歯薬出版，2004
12) 坂爪一幸：高次脳機能の障害心理学—神経心理学的症状とリハビリテーション・アプローチ．学文社，2007
13) 坂爪一幸：自立を妨げる精神機能障害は—感情・意欲・注意障害など．福井圀彦，藤田 勉，宮坂元麿(編)：脳卒中最前線—急性期の診断からリハビリテーションまで，第4版，pp 317-331，医歯薬出版，2009
14) Sohlberg MM, Mateer CA: Management of dysexecutive symptoms. Sohlberg MM, Mateer CA(eds): Cognitive Rehabilitation, pp 230-268, Guilford Press, 2001
15) Zoltan B: Vision, Perception, and Cognition; A Manual for the Evaluation and Treatment of the Neurologically Impaired Adult. 3rd ed, Slack Inc. 1996〔河内十郎(監訳)：失行・失認の評価と治療．第3版，pp 139-163，医学書院，2001〕

〈坂爪一幸〉

⑥ 遂行機能障害・アパシー

訓練課題 1

　ここでは遂行機能障害への訓練課題を例示します．アパシーは特定の課題で訓練して改善する仕方よりも，課題や作業などの活動を通じて自発性や感情の表出を自然に引き出すことが重要になります．そのためには患者の意欲状態に合わせて取り組める課題や作業を工夫して，興味や楽しさを引き出す働きかけを常に心がけることが必要です．生活の場でそれらに細やかに配慮することも大切です．

発散的思考

目　的▶認知・思考過程の柔軟性(発散性)を改善するよう練習します．
用　具▶記録用紙(課題シート 1)，筆記用具
手続き▶物品の使用法や利用法，材料の料理法などを列挙してもらいます．
指　示▶　1．次の文字で始まることば(単語)をできるだけたくさんあげてください．
　　　　　2．次の物品の使い方や利用の仕方などをできるだけたくさん考えてください．
　　　　　3．次の野菜を使った料理や料理法をできるだけたくさん考えてください．
評　価▶　1．列挙した単語数を数えます．
　　　　　2．使用法や利用法の列挙数や現実性を記録します．
　　　　　3．料理や料理法の列挙数や実現性を記録します．

バリエーション▶
　　　　　1．提示する文字で終わる単語を列挙してもらいます．
　　　　　2．提示する物品の種類を変えます．
　　　　　3．提示する物品を複数にして，それらを組み合わせた使用法や利用法を列挙してもらいます．
　　　　　4．料理や料理法の実行手順を書き出してもらいます．
　　　　　5．たくさん列挙するためにはどのような仕方(方略)を工夫したらよいか話し合います．

結果の解釈▶
　　　　　1．単語・物品の利用法・料理の列挙数が極端に少ない場合や，以前に列挙したものを繰り返してしまうことが多い場合(保続)には，思考の流暢性や柔軟性などの前頭葉機能(遂行機能)の低下が疑われます．
　　　　　2．物品の利用法や料理法の現実性が低い場合は，現実との関係づけなどの前頭葉機能(遂行機能)の低下が疑われます．

課題シート 1

1. 次の文字で始まることば（単語）をできるだけたくさんあげてください．
   ①「あ」で始まる単語，②「た」で始まる単語，③「や」で始まる単語，④「さ」で始まる単語，⑤「か」で始まる単語

2. 次の物品の利用法をできるだけたくさん考え出してください．
   ①空き缶，②古新聞紙，③古タイヤ，④廃材，⑤空きペットボトル

3. 次の野菜を使った料理をできるだけたくさん考え出してください．
   ①ニンジン，②キャベツ，③ジャガイモ，④ダイコン，⑤タマネギ

訓練課題 2

収束的思考

目　的▶認知・思考過程の抽象性（収束性）を改善する練習をします．情報を取捨選択して圧縮する練習をします．

用　具▶新聞の記事，筆記用具

手続き▶見出しを削除した新聞の記事を読んで要約してもらいます．また見出し（題名）をつけてもらいます．

指　示▶この文章を読んで，できるだけ短くまとめてください．次に，この文章の見出し（題名）を考えてください．

評　価▶要約や見出しの適切さを評価します．

バリエーション▶
1. 同じ事件を取り扱った複数の新聞社の記事から，共通点や差異点を見つけ出してもらいます．
2. 複数の単語や絵などから，共通点を見つけ出してもらいます．

結果の解釈▶
1. 記事の見出しがうまくつけられない場合や，内容にそぐわない場合には，抽象力や判断力などの前頭葉機能（遂行機能）の低下が疑われます．
2. 記事を適切に要約できない場合には，情報の取捨選択や価値づけなどの前頭葉機能（遂行機能）の低下が疑われます．

訓練課題 3

計画的・総合的思考

目　的 ▶ 行動の計画性を改善する練習をします．
用　具 ▶ 全国または各地の鉄道路線図，時刻表，白紙，筆記用具
手続き ▶ 目的地までの鉄道経路と時間表を作成してもらいます．
指　示 ▶ A 駅から B 駅までの経路を調べてください．B 駅には何時何分までに到着しなければなりません．できるだけ早く到着できるような乗り継ぎと乗り換え時間を調べてください．
評　価 ▶ 経路の的確性と現実性を評価します．

バリエーション ▶
1. 運賃ができるだけ安くなるような経路を探してもらいます．
2. 特急や急行の使用を禁止して各駅停車の電車だけを利用した経路を探してもらいます．
3. 往路と復路は別の路線を使った経路を探してもらいます．

結果の解釈 ▶
1. 経路を探索し適切に組み立てられない場合は，複数の情報の関係づけや総合化する前頭葉機能(遂行機能)の低下が疑われます．
2. 指定した条件を満たすように態度を一貫して経路を探し続けられない場合は，目的を保持して活動する前頭葉機能(遂行機能)の低下が疑われます．

訓練課題 4

習慣的反応の抑制

目　的▶習慣的な反応を意識的に抑えることを練習します．
用　具▶記録用紙(課題シート4)，筆記用具
手続き▶習慣化した反応を抑えて，それとは異なる反応を実行してもらいます．
指　示▶これから言う方向と反対の方向を指さしてください．たとえば，①「上」と言ったら「下」を指さしてください．②「前」と言ったら「後」を指さしてください．③「右」と言ったら「左」を指さしてください．たくさん言いますからよく聞いて間違えないようにしてください．
評　価▶　1. 指示した方向と反対の方向を指さしできた回数(正答数)を記録します．
　　　　2. 指示した方向と同じ方向を指さしした回数(誤答数)を記録します．

バリエーション▶
　　　　1. 指示する方向をさまざまに混ぜてみます．
　　　　2. 数字を言って，ひとつ少ない数を指で出してもらいます．たとえば，「2」と言ったら，指を1本出してもらいます．
　　　　3. ジャンケンを利用します．こちらが指示したものと違う形を作ってもらいます．たとえば，「グー」と言ったら，「チョキ」を出してもらいます．

結果の解釈▶
　　　　指示した方向と反対の方向を指さしできない場合や，指示した方向を指さすことが多い場合には，習慣化した反応を抑制する前頭葉機能(遂行機能)の低下が疑われます．

課題シート4

上―下―下―上―下―上―上―下―上―下―下―上―下―上―上―
下―上―下―下―上―下―上―上―下―上―下―下―上―下―上―
上―下―上―下―下―上―下―上―上―下―上―下―下―上―下―

前―後―後―前―後―前―前―後―前―後―後―前―後―前―前―
後―前―後―後―前―後―前―前―後―前―後―後―前―後―前―
前―後―前―後―後―前―後―前―前―後―前―後―後―前―後―

右―左―左―右―左―右―右―左―右―左―左―右―左―右―右―
左―右―左―左―右―左―右―右―左―右―左―左―右―左―右―
右―左―右―左―左―右―左―右―右―左―右―左―左―右―左―

右―下―左―上―左―上―右―下―右―下―左―上―左―上―右―
下―左―上―左―上―右―下―右―下―上―右―下―左―上―左―
上―右―下―右―下―上―右―右―左―下―上―右―下―左―上―

下―後―上―前―上―前―下―後―下―後―上―前―上―前―下―
後―前―上―前―下―後―下―後―上―前―上―前―下―後―上―
前―上―前―下―後―下―後―上―前―上―前―下―下―後―上―

右―前―左―後―左―後―右―前―左―前―右―後―右―後―左―
前―右―前―左―後―左―後―右―前―左―前―右―後―右―後―
左―前―右―前―左―後―左―後―右―前―左―前―右―後―右―

上―前―右―下―後―左―下―後―左―上―前―右―上―前―右―
下―後―左―下―後―左―上―前―右―上―前―右―下―後―左―
下―後―左―上―前―右―左―下―後―下―後―左―下―後―上―

7 失行症

概念

　ある運動や動作・行為の実行に際して，指示された実行内容が理解できていて，その運動や動作・行為を実行しようとする意欲が十分あるにもかかわらず，指示された簡単な運動をぎこちなく拙劣に実行したり，物品や道具を不器用に使用したり誤って扱ったり，まとまりの悪い行為を行ったりする場合には，失行症(apraxia)が考えられます．

　失行症と診断するためには，指示された内容が理解できていること，そして指示された運動を実行したり物品や道具を扱ったりする側の上肢に運動障害(麻痺や震え，運動失調など)や感覚障害(感覚の低下や脱失など)がないことが条件になります．あるいは，たとえ運動障害や感覚障害があったとしても，それらの障害だけでは，運動や動作・行為の困難さや誤りを十分に説明できないと判断される場合には，失行症の存在が疑われます．

　失行症はほかの高次脳機能障害に比べて，「意図性と自動性の乖離」が大きい障害です．つまり失行症の症状は，改めて意識して実行するような状況(意図性が高い)で現れやすいといえます．同じ動作や行為であっても，自然な状況(自動性が高い)ではうまく実行できることが多いです．

　失行症は研究者によって分類が異なっていたり，また同じ用語でも概念が違っていたりします．さらに，失行症の出現する身体部位の違いによる分類や，動作や行為の対象(物品や道具)の有無および種類の違いに基づく分類もあります．たとえば，主に上肢によって実行される動作や行為の障害は，対象や種類に関係なく，肢節性失行(limb apraxia)としてまとめる場合もあります．一般的には，以下のように分類されています．

1 肢節運動失行(limb-kinetic apraxia)

　運動や動作が全般にぎこちなく拙劣になります．つまり，軽い運動麻痺があるためにさまざまな動きをうまく行うことができないようにみえることがあります．また，運動機能が正常と軽い麻痺との中間の状態にあるような印象を受けます．腕全体の粗大な運動よりも，指先の巧緻性が必要とされる細かな運動や動作を実行するときに拙劣さやぎこちなさが目立ちます．

2 口部顔面失行（buccofacial apraxia）

　主に口部にみられる失行症です．舌出しや舌打ちや息吹きなどの口部の動作が困難になります．これらの動作を口頭命令により実行することが要求された場合に出現しやすくなります．日常場面のような自然な状況では口部の動作に困難さは目立ちません．たとえば食事の際に，口の端についたご飯粒などは簡単に舌で舐め取ることができるにもかかわらず，口頭命令で改めて舌を出すように求められると，できないといったことが起こります．

3 観念運動失行（ideomotor apraxia）

　物品を使用しない慣習的な動作（「さようなら」と手を振るなど）や象徴的な動作（敬礼など），また単一の物品や道具を対象とする動作を口頭命令で実行したり，模倣で実行したり，そして実際に物品や道具を与えられた条件下で実行したりする際に，困難さが現れます．使用動作が不器用であったり，間違った動作や行為（錯行為：parapraxia）が出現したりします．

4 観念失行（ideational apraxia）

　複数の物品や道具を用いる一連の行為（複数の動作の系列）を順序正しく実行することが困難な状態です．一連の行為を実行する際に，その行為を構成している各動作や下位の行為の順番が入れ違ったりします．単一の物品や道具を使う動作自体は実行できても，複数の物品や道具を順番に使いこなさなければならない場合に，本来の実行順序とは異なった順番で各動作や行為が実行されてしまいます．

　上記の分類による失行症のほかに，以下に述べる構成行為と着衣行為の障害があります．これらは，どこまでが行為の障害（失行症）で，どこまでが認知の障害（失認症）によって生じているのかが判然としない障害です．認知と行為の両者の働きが必要な構成や着衣のような類の課題において障害がみられます．これらは①動作や行為の実行の障害，②外界の対象物と身体の関係に関する空間定位の障害，③左右・上下・前後などの方向認知の障害，④身体各部の認知（身体図式）の障害，⑤対象物の構成要素の位置関係の認知の障害，さらに⑥認知機能と行為機能の統合の障害などに関係して出現します．したがって，構成行為と着衣行為の障害を失行症に分類するのは必ずしも妥当ではありませんが，行為関連の障害としてここで扱っておきます．

5 構成失行（constructional apraxia）

　構成障害（constructional disorder）とも呼ばれます．ほかの運動や動作・行為はよいのですが，構成行為や構成活動に困難さを示します．つまり，「物を形作る」行為がうまくできなくなります．たとえば，菱形や六角形，立方体などの幾何図形をうまく描けなくなったり，絵が下手になったり，文字の形が崩れたり，積み木やパズルなどがうまく作れなくなったりします．

6 着衣失行（dressing apraxia）

　着衣障害（dressing disorder）とも呼ばれます．ほかの運動や動作や行為はよいのですが，着衣行為が困難になり，服がうまく着られなくなります．たとえば，服の左右や裏表を間違えて着たりします．また，服をきちんと整えて着られないために，着方がだらしなくみえる場合もあります．

病巣

　肢節運動失行は大脳の中心溝周辺領域あるいは運動前野（二次運動野）の損傷によって，脳損傷側と反対側の上肢に現れます．左半球損傷の場合には右上肢に，右半球損傷の場合には左上肢に出現します．

　口部顔面失行は左半球前方部の病巣と関連が深いです．ブローカ（Broca）失語（運動失語）の患者に多くみられます．

　観念運動失行と観念失行は失語症と同様に，左半球損傷との結びつきが強くみられます．観念運動失行は左半球の頭頂葉，特に下頭頂小葉を含む病巣によって生じます．観念失行は左頭頂葉後方領域から後頭葉にかけた病巣によって生じます．

　構成失行（障害）は左半球頭頂葉，または右半球頭頂葉のどちらの病巣によっても生じます．また，病巣の左右差によって構成過程の誤り方が異なるといわれています．左半球損傷後の構成失行（障害）は構成活動の実行手順のプログラムの困難さに起因した誤りを生じやすく，右半球損傷後には構成対象の部分を全体に関連づける空間処理の困難さに起因した誤りが現れやすいとされています．また構成失行（障害）は前頭葉損傷後にもみられる場合があります．これは構成活動の計画や監視や誤りの修正の困難さによると考えられています．

　着衣失行（障害）は右半球頭頂葉の病巣によって生じます．空間処理の困難さに起因して，自分の身体と服との対応づけがうまくできなくなるものと思われます．

日常生活での現れ方

　日常生活上のさまざまな運動や動作・行為が全般に拙劣でぎこちなくなったり，ハサミやカナヅチやクシや歯ブラシなどの日常的な道具をうまく使えなくなったり，不器用に使うようになったり，あるいは使い方を誤ったりします．また，いくつかの道具を組み合わせて使う一連の動作や行為の順番を間違えたりします．さらに，文字の形が崩れたり，形を正確に描けなくなったり，物をうまく形作れなくなったり，服をうまく着られなくなるといったことが起こります．

診療場面での現れ方

　患者は運動や動作・行為がうまく行うことができないことを自分からは訴えないことが多いです．また，口部顔面失行や観念運動失行や観念失行は，実際の日常生活で自然な手がかりが整っている状況（その動作や行為に関連した自然な手がかりが多い場面）では出現しにくい傾向があります．失行症の診断においては，検査する側が失行症の有無を積極的に疑って診察する必要があります．

　まず，口頭命令に応じて以下に述べるような運動や動作・行為を自発的に実行することができるか調べます．次に，検査者が行う運動や動作・行為を模倣によって実行することができるか確かめます．さらに，物品や道具を実際に使用してもらって実行できるかを調べます．

　これらの検査様式のうち，口頭命令による実行が一番難しく，次に模倣による実行，そして物品や道具の実際の使用実行の順番で容易になります．これらは前述の意図性の高さの違いによります．後者の条件ほど手がかりが多く存在しているために，実行しやすいということがいえます．

1
肢節運動失行

　粗大な運動および微細な運動の両方を確かめます．粗大な運動としては，上肢の回内・回外，手のひらの開閉などの交互変換運動がなめらかに実行できるかを確認します．微細な運動の実行としては，親指とほかの指とを順番に速くくっつける，机上のコインを人差し指と親指でつまむ，たくさんのペグを穴に迅速に刺すなどの巧緻性が必要な課題を課して，運動に拙劣さやぎこちなさがみられないかどうかを確認します．

2 口部顔面失行

　主に口部の動作で確認します．舌出し，舌打ち，息吹き，咳払いなどを口頭命令や模倣により実行してもらいます．目の前の火のついたマッチを吹き消す，紙を吹き飛ばすなど実物を提示して実行してもらうこともあります．これらの動作に困難さやぎこちなさがないかどうかを確認します．

3 観念運動失行

　慣習的・象徴的な動作（例：さようなら，おいでおいで，OKマーク，敬礼など）を口頭命令や模倣により実行してもらいます．
　物品や道具を使う動作（例：カナヅチ，ノコギリ，歯ブラシ，カギなどの道具の使用動作）を，物品や道具を用いないで，口頭命令や模倣により実行してもらいます．また，物品や道具を実際に使用して実行してもらいます．
　右側の上肢に麻痺がある場合には，麻痺のない左側の上肢による動作を調べます．慣習的・象徴的な動作の実行や，物品や道具の使用動作の際に出現する誤りとして，①ぎこちなさや不器用さ，②動作の実行位置の誤り（例：クシの使用動作を頭から離れた位置で実行するなど），③手自体の道具的使用（腕をカナヅチとして使用），④ほかの動作や行為（錯行為）の出現（例：クシをカナヅチのように使うなど）といった点に注目して観察します．

4 観念失行

　一連の系列的行為（例：電気ポット，急須，茶筒，湯飲み茶碗を使用して，「お茶を入れて飲む」ための行為）を最初から最後まで実行してもらいます．
　もし失語症のために口頭命令を理解できない場合は，検査者が系列的行為を実際に行ってみせてから，検査者が行った系列行為を模倣してもらいます．右側の上肢に麻痺がある場合には，麻痺のない左側の上肢による行為を調べます．
　系列行為を構成する各動作が単独では可能であっても，各動作の実行順序が入れ違っていないか，また全体としてまとまりのない行為になっていないかといった点に注目して観察します．
　概して言えば，口頭命令や模倣において，ある動作をほかの動作と取り違える誤りを示したり（錯行為），手をぐるぐる回すなどの無関係な動作を示したり（無意味反応），前に行った動作と同じ動作を反復したり（保続）した場合，また系列行為を行う際に各動作の順序を取り違えたり（例：急須にお湯を入れる前に，空の急須で湯飲み茶碗に注ぐなど），中断したりという様子がみられた場合，失行症の存在を考えてよいでしょう．ただし，意欲低下などのために「行わない」場合は，失行症とは断定できません．

5 構成失行（障害）

　構成失行（障害）は，六角形や十字形，重ね図形や立方体などを手本通りに紙に模写してもらって確かめます．構成失行（障害）が存在する場合には，描いた形が単純化したり歪んだり，余計な線が描き込まれて形をなさなかったり，また立体性が失われて平面的に描かれたりします．

　簡単な積み木やパズルなどを手本と同じように作ってもらう場合もあります．積み木やパズルの全体の輪郭がうまく形作れなかったり，積み木やパズルの模様などの細部が手本と違ってでたらめに配置されたりします．

　構成失行（障害）の誤り方の種類や特徴を列挙すると，①単純化（構成要素を省略する），②密着化（手本に重ねたりくっつけたりする），③回転化（回転した向きで描いたり作ったりする），④積み上げ反応（構成部品を縦に積み重ねる），⑤並べ上げ反応（構成部品を横に並べる），⑥取り壊し反応（手本を壊す），⑦無目的な反応（構成活動とは無関係な目的性のない反応を行う），⑧保続反応（ある動作が反復される），⑨自己修正の欠如（誤りを修正しない）などといったことがあげられます．

6 着衣失行（障害）

　着衣失行（障害）は，上着をくしゃくしゃにした状態で手渡して，実際に着てみてもらいます．その際に，上着を裏返しに着たり，左右を間違えて着たり，雑に着たりなどの様子がないかを観察して確かめます．

診断のポイント

①前述の症状に加えて，脳の画像診断で，肢節運動失行の場合は失行症状の現れている側の上肢と反対側の大脳半球の損傷を確認します．
②口部顔面失行，観念運動失行，観念失行の場合は左大脳半球に損傷があることを確認します．
③構成失行（障害）の場合は左右どちらかの大脳半球に損傷があるかを確認します．
④着衣失行（障害）の場合は右大脳半球に損傷があることを確認します．

鑑別診断

1 失語症

　失行症(特に口部顔面失行，観念運動失行，観念失行)は左半球の損傷によって起きるので，失語症を合併している場合が多く見受けられます．しかし，失語症があっても失行症を示さない患者は存在します．このために失行症の検査は失語症があっても実施すべきです．

　失語症のために，実行してもらう動作や行為を口頭命令で理解できない場合には，検査者が実行してみせた動作や行為を模倣してもらったり，実際に物品や道具を使ってもらったりすることで失行症を判断します．失語症があっても，失行症を伴っていなければ，動作や行為を模倣することや物品や道具を実際に使用することは可能です．

2 半側空間無視

　構成失行(障害)や着衣失行(障害)は半側空間無視と合併して起きることが少なくありません．しかし，半側空間無視があっても構成失行(障害)や着衣失行(障害)を示さない患者は存在します．また半側空間無視がなくても，構成失行(障害)や着衣失行(障害)を示す患者はいます．

　半側空間無視の場合は，左側あるいは右側といったどちらか一方の空間側で障害が出現するのが特徴的です．たとえば右半球損傷後の左半側空間無視の場合は，模写課題で図形の左の部分を描かない，描いた形の左のほうが歪んでいる，服の着方が左側だけうまく着られない，といった状態です．これらは一方(左側)の空間情報の処理が困難であったり，注意が一方(左側)に適切に向けられなかったりするために起きてきます．左半球損傷後の右半側空間無視の場合には，これらの症状が右側に現れてきます．

　半側空間無視によらない構成失行(障害)や着衣失行(障害)では，左側あるいは右側に困難さが偏って現れるといった方向の特異性はみられません．

補助診断

　失行症の診断，特に肢節性失行や着衣失行(障害)の診断には，前述のような伝統的に利用されてきた臨床的な検査課題が用いられることが多いです．動作や行為の働きを調べるための比較的よく使われる標準化された検査には以下のものがあります．検査する動作や行為の種類に応じて使い分けます．

- 標準高次動作性検査(失行症の総合的検査)
- レイ(Rey)複雑図形検査(描画による構成力の検査)
- コース(Kohs)立方体組み合わせテスト(検査)(積み木による構成力の検査)
- ウェクスラー(Wechsler)成人知能検査(WAIS-Ⅲ,動作性検査の「積木模様」や「組合せ」問題による構成力の検査)

[検査課題や検査法の参考文献]
1) Lezak MD, et al Howieson DB, Bigler ED(eds): Neuropsychological Assessment. 5th ed, Oxford University Press, 2012
2) Spreen O, Strauss E: A Compendium of Neuropsychological Tests; Administration, Norms, and Commentary. 2nd ed, Oxford University Press, 1998〔秋元波留夫(監修):神経心理学検査法.第2版,創造出版,2004〕
3) 田川皓一(編):神経心理学評価ハンドブック.西村書店,2004

リハビリテーションの方法

　失行症の回復過程はよくわかっていません.また,リハビリテーション(以下リハ)の方法も十分に確立されてはいないのが現状です.理由として以下の点が指摘されています.
　主要な失行症である観念運動失行や観念失行は左半球損傷後に生じるために,多くの人の利き手である右手に運動麻痺を伴っていることが多く見受けられます.この場合,患者は非利き手である左手を使うことを余儀なくされます.非利き手での動作や行為は,利き手に比べて,一般的にぎこちなく不器用になりがちです.動作や行為から観察される困難さが非利き手を使用しているためなのか,失行症によるためなのかが判然としないために,患者自身も周囲の人も失行症の存在に気づかずにいる場合が少なくありません.
　左半球損傷後には失語症が生じやすく,また,失語症と失行症が合併している場合,患者が動作や行為の困難さについて周囲の人に的確に表現できずにいることもあります.
　さらに治療者側の問題として,前述のように失行症は日常場面では目立たないことが多いために,積極的な治療介入は必要ないと思われていたり,失行症は脳損傷後の急性期によくみられる症状であり長期的にみていくと自然に回復してしまうとみなされていた面もあります.
　以上のような理由から,失行症はリハの対象にされることが少なかった高次脳機能障害であったといえます.しかし,いくつかの研究によれば,失行症の症状のなかには長期にわたって持続するものがあったり,日常生活や職業生活に悪影響を与えている可能性が高いものがあることが指摘されたりしています.最近では,従来考えられていたよりも,失行症の存在は日常生活の自立にとって妨害要因になることがわかってきています.そのために,失行症はリハの対象にすべき高次脳機能障害のひとつであることが認識されつつあります.
　失行症に対するリハは,失行症の存在や症状に関する本人の理解の確立と心理面への配

慮，失行症への機能改善型治療介入，能力代償型治療介入，能力補塡型治療介入，行動変容型治療介入，そして環境調整型治療介入に大別できます．

ここでは肢節運動失行，観念運動失行，観念失行など主に上肢に出現する失行症を肢節性失行としてまとめ，以下にリハの方法を述べることにします．

また構成失行(障害)や着衣失行(障害)のリハに際しては，前述のような関連機能の確認が大切です．特に，着衣には身体認知や服と身体との対応づけなど多くの働きが関係します．各関連機能の障害が明らかである場合には，障害機能に対応したリハが必要になります．

1 失行症に対する理解の確立と心理面への配慮

失行症の症状はほかの高次脳機能障害に比べて，意識的に注目しないと明瞭にとらえることが難しいといえます．失行症の存在に対する本人の障害への認識も十分でないことが多いです．反面，自分に生じた状態がよくわからないために，困惑している場合も少なくありません．したがって，失行症の症状やそれに伴う日常生活や社会生活上の困難さを，患者や関係者に適切に理解してもらうことが大切になります．

失行症への理解が乏しい場合には，失行症の症状についてのわかりやすい説明が必要になります．また，失行症で現れやすい実生活上の困難さを具体的に説明することが必要です．その際，失行症に伴う困難さに無理に対峙させて説得するように説明するのではなく，自分の状態について納得して自覚できるように説明していくことが大切です．

家族などの関係者は，失行症に起因する実生活上のさまざまな支障や困難さを，患者が非利き手を使用しているためのぎこちなさと考えたり(右片麻痺を伴う場合)，また失語症や知的能力の低下に伴う問題と思ってしまうことが少なくありません．これらは問題の所在を間違って理解していることになります．そして，誤解に基づく対応によって，患者を苦しませてしまうことにもなりかねません．このようなことを防ぐためには，家族などの関係者に失行症の症状を正確に理解して的確に対応してもらうための指導や教育的な働きかけが必要です．

2 機能改善型治療介入

行為機能を反復して使用することによって，障害された行為機能自体の回復や改善を目的にします．低下した機能の反復使用は，リハでは最もよく用いられる方法です．

Ⓐ 肢節性失行

上肢や手指部の反復的な使用が基本になります．肢節運動失行では手指部のさまざまな変換運動，ペグ刺しなどの比較的単純な動作，折り紙折りなどの比較的巧緻性の高い動作

を反復練習します．同じように，観念運動失行や観念失行も日常生活に必要な道具などを実際に使用する練習を繰り返して実施します．

反復練習による障害された行為機能の回復や改善の効果は，練習した運動や動作課題あるいは道具に対してはみられますが，ほかの課題や道具には練習の効果が反映されにくいことが指摘されています．したがって，患者が実生活に必要な具体的な運動や動作，また実際に使用する機会が多い道具を選定して練習することが大切です．

機能改善型治療介入によって達成した効果がほかの状況ではみられないという汎化の乏しさは，失行症だけでなく，ほかの高次脳機能障害でもよく指摘されています．高次脳機能障害の一般的な特徴のひとつといえるのかもしれません．このような場合には，ほかの治療介入法を適宜組み合わせることが必要になります．

Ⓑ 構成失行（障害）

構成課題を反復して練習します．課題には描画や折り紙やパズルや積み木などを利用します．患者が容易に解決できるレベルの課題から始めて，徐々に課題のレベルを上げていきます．

Ⓒ 着衣失行（障害）

低下した着衣能力を反復練習して改善します．患者が容易に着衣できる種類の服を選定して練習し，ほかの種類の服に少しずつ範囲を広げて練習します．この際，かぶるだけで着られる服から練習を始めたり，実際に日常的に着用する自分の服を使用して練習するようにします．

3 能力代償型治療介入

能力代償型治療介入は，行為機能が障害された結果生じた日常の行為能力の低下を補います．健常な機能を介在させることによって低下した行為能力を再編成し，以前と同程度の行為能力を確保することを目的にします．

Ⓐ 肢節性失行

失行症では行為の困難さとして，不器用さや錯行為などが出現します．これらは動作や行為に必要なプランが適切に喚起されていないため，あるいはほかの動作や行為のプランが不適切に喚起されたためとみなせます．

動作や行為のプランを適切に喚起するために，言語過程を媒介させる方法があります．動作や行為を言語化（自己教示）することによって，動作や行為過程に対する自己制御を強めます．望ましくない動作や行為のプランの活性化を抑制し，正しい動作や行為のプラン

をより選択的に活性化させるものです．

　同じような方法に視覚刺激や触-運動覚刺激の意識化があります．実行中の自分の動作や行為の過程に伴う触-運動覚を強く意識し，また実行中の上肢や手指の動きをよく監視します．意識的に強く注目することによって，目的の動作や行為がほかに浮動するのを防ぎます．

❸ 構成失行（障害）

　構成活動には構成対象の分析と総合が必要です．複数の感覚様式を利用して構成対象に関する分析と総合を達成します．そして，分析と総合能力の低下を触覚や運動覚を利用して代償します．模写課題では手本対象を手でなぞって，視覚以外に触-運動覚を活用します．3次元の構成課題では手本対象の立体物を手で触れて，各構成部分の位置関係を視覚と触-運動覚の両方で確認します．また患者の手をとって，構成行為の実行に伴う感覚を順序よく経験してもらい，実行手順を獲得する方法もあります．

❸ 着衣失行（障害）

　服の向きや位置関係，また着用する手順を言語化します．服の上下・裏表・左右などの向き，袖などの服の位置関係を明確に声に出して確認します．また着衣の進行過程を細かな段階に分けて，1段階ずつ明確に叙述しながら着ていきます．明瞭に言語化した状態（外言語）で着衣が容易になったら，徐々に心的に言語（内言語）化して着衣できるように練習します．

4 能力補填型治療介入

　能力補填型治療介入では，何らかの外的な補助手段を利用して，患者と環境間の適応的な関係を確保し保障することを目的にします．失行症の患者が示す現実の生活場面での困難さを可能な限り軽減する補助手段を工夫します．

❸ 肢節性失行

　動作や行為を誤らないように，外部から補助となるものを提供します．動作や行為過程に対して，外部から逐次に言語的指示を与えます．また複雑な運動や動作を実行しないで済むように，電動化された物品や道具を取りそろえるやり方もあります．電動歯ブラシの導入などはこのような例のひとつです．いくつかの道具を使うような場合には，使用する順番を示す番号を記入した目印を道具に貼付しておきます．

Ⓑ 構成失行（障害）

　構成活動に必要な解決手がかりを補填します．対象を構成している部品に数字を記入して，構成手順を明確にします．また図案の輪郭や模様の一部をあらかじめ提示して構成活動を補助します．

Ⓒ 着衣失行（障害）

　服に前後・左右・上下を示す目印や，手・足などの身体と服との対応を明示する印をつけておきます．このような視覚的な目印を手がかりにして，服の向きや自分の身体と服との位置関係の対応づけが容易に理解できるような工夫をします．

5 行動変容型治療介入

　行動変容型治療介入では適応行動の生起頻度の増大と不適応行動の生起頻度の減少を目的にします．さらに課題の獲得を容易に，また確実にするために，シェーピング法，手がかり漸減法，無誤謬学習法，背向的連鎖化法などの学習や行動の原理を応用したさまざまな工夫がなされます．

Ⓐ 肢節性失行

　課題に必要な行為を分析して，いくつかの下位の動作単位に分けます．各単位の動作が困難な場合には，必要に応じて当該の単位動作を練習します．次にシェーピングの原理を利用して，各単位動作の組み合わせによって最終的な行為が完成されるように，単位動作を系列化します．さらに，系列化した単位動作を順次連鎖的に組み合わせていきます．動作を順次連鎖化する場合，背向型連鎖化学習の原理を利用します．つまり，はじめの単位動作から順次形成していくよりも，最終の単位動作から逆順に連鎖を形成していくほうが獲得されやすくなります．この際，無誤謬学習の原理を利用します．誤りの発生は動作獲得を妨げます．ここでは動作の習得中に誤りが起きないように，声かけや手がかりを適宜，また細やかに提供するなどの工夫をします．

Ⓑ 構成失行（障害）

　障害された構成能力をより効果的かつ効率的に改善するために学習や行動の原理を利用します．手がかり漸減法では，課題解決に必要な手がかりを最初は最大限に提供し，達成後は手がかりを徐々に減らし，最終的には手がかりなしで構成できるように練習します．無誤謬学習法では，構成課題の練習時に誤り反応が起きないように，課題のレベルを細やかに調整し，また適宜手がかりを提供して練習します．背向的連鎖化法では，通常の手順

とは反対に，構成課題を最終段階の一歩手前から練習します．構成活動を逆順で徐々に形成し，最終的には最初から構成できるように導きます．これらの学習法を適宜組み合わせて実施します．

ⓒ 着衣失行（障害）

前述の「構成失行（障害）」のところで述べたような種々の学習法を利用して着衣を練習します．

6 環境調整型治療介入

日常生活で失行症の影響ができるだけ少なくなるように生活環境を整えます．日常の活動に混乱が生じないように，必要な情報を明確に整理して生活環境内に配置します．

患者が日常必要とする動作や行為の手順などをわかりやすく細分化して順序よく表示しておきます．患者に情報を提供する際には，一般的には目で見て理解する形式（情報の視覚的構造化）を利用すると有効です．

また，家族や関係者に失行症の症状と日常生活への影響を的確に理解してもらい，患者の心理状態に配慮して支持的に接する大切さを指導することも必要です．

Ⓐ 肢節性失行

動作や行為の具体的な手がかりを生活環境内に適宜配置しておきます．動作の仕方や行為の実行手順を絵や写真にしてカード化したり，また実際に道具を使う場所に掲示しておくなどします．ほかには，通常は道具が必要な課題を道具なしで実行できるように調整したり，必要な道具の選択を制限して混乱しないようにしたり，一連の道具の使用が必要な複雑な課題はできるだけ避けたり，あるいは手慣れている道具を使用するようにしたりなどさまざまな工夫を行います．

Ⓑ 構成失行（障害）

実際に必要な構成活動を確認して，前述のような手がかりを構成活動を実施する場に適宜配置しておきます．

Ⓒ 着衣失行（障害）

患者が着やすい種類の服を用意しておきます．また着衣の手順を絵にして，順番に配列して掲示しておきます．さらに，服の向きと身体との対応づけがしやすいように，服を着やすく整えた向きで手渡すなどの工夫や事前の準備をしておきます．たとえば，服をそ

ままの向きで手にとって着ればよいように用意しておくなどの配慮を細やかに提供します．

日常生活への援助

　失行症は，検査室や診察室などの非生活的な場面でより現れやすい障害ですが，実生活でも悪影響が懸念されます．特に肢節性失行の存在は新しい道具の使いこなしや技能の獲得に困難さをもたらす可能性が高いといえます．構成失行（障害）の存在は物を作ったり，図を描いたり，文章のレイアウトを整えたりなど高い構成能力が必要とされる職業への復職や就職を難しくします．また，着衣失行（障害）は日常生活で不便さをもたらします．

　失行症に起因する実生活の妨げをできるだけ少なくする工夫が大切です．このために，患者とともに以下の動作や行為の状態について確認します．

①失行症の存在と日常生活で起こりやすい支障について本人と一緒に確認し，失行症への正確な自覚を確立します．
②動作や行為の手順をいくつかの具体的な下位の動作に分けます．
③各段階の下位動作がきちんと達成できているか確認し，困難な動作や行為をできるだけ具体化します．
④可能ならば複雑な動作や行為は単純な動作や行為に，また困難な動作や行為はうまく実行できている動作や行為に置き換える工夫をします．
⑤動作や行為を確実にするために，実行すべき動作や行為をそのつど言葉で明確に述べてもらったり，紙に書いてもらったりします．
⑥実生活で頻繁に起こりやすい動作や行為の困難さに伴う支障については，事前に問題解決の仕方や手順をマニュアルにしておき，患者が困難に遭遇したときに参照して対応できるように指導します．

［参考文献］
1) Maher LM, Ochipa C: Management and treatment of limb apraxia. Rothi S, Heilman KM(eds): Apraxia; The Neuropsychology of Action, pp 75-91, Psychology Press, 1997
2) Rothi S, Heilman KM(eds): Apraxia; The Neuropsychology of Action. Psychology Press, 1997
3) 坂爪一幸：認知リハビリテーション．渡辺俊之，本田哲三（編）：リハビリテーション患者の心理とケア，pp 236-249, 医学書院, 2000
4) 坂爪一幸：構成障害．鹿島晴雄，種村　純（編）：よくわかる失語症と高次脳機能障害，pp 306-314, 永井書店, 2003
5) 坂爪一幸：高次脳機能の障害心理学—神経心理学的症状とリハビリテーション・アプローチ．学文社, 2007
6) van Heugten C: Apraxia. In：Eslinger PJ(ed): Neuropsychological Interventions; Clinical Research and Practice. pp 222-245, Guilford Press, 2002
7) Zoltan B: Vision, Perception, and Cognition; A Manual for the Evaluation and treatment of the Neurologically Impaired Adult, 3rd ed, Slack Inc., 1996〔河内十郎（監訳）：失行・失認の評価と治療．第3版, pp 115-138, 医学書院, 2001〕

〈坂爪一幸〉

訓練課題 1

巧緻性運動・動作

目　　的▶上肢・手指部の巧緻的な運動や動作のぎこちなさが改善するように練習します．

用　　具▶身の回りにある日常物品（必要に応じて適当なものを用意してください）．

手続き▶
1. 腕を回内（内向き）・回外（外向き）に交互に回転させます．
2. 手のひらの開閉（握ったり開いたり）を反復します．
3. 親指とほかの指（人差し指など）をできるだけ速く付けたり離したりします．
4. 親指とほかの指を順番に付けたり離したりする動作をできるだけ速く反復します．
5. 小さなものをつまんだりする細かな動作を練習します．
6. 折り紙やちぎり絵や粘土細工や書写など手指部の運動調節が要求される課題を練習します．

指　　示▶上記「手続き」の1～4に関しては運動や動作を実際に行ってみせた後に，模倣してもらいます．5と6の説明や指示は設定した課題に応じて適宜行ってください．

評　　価▶動作のなめらかさの程度を記録します．各運動や動作について「不能・拙劣・なめらか」の3段階で評定，あるいは「不能・非常に拙劣・拙劣・やや拙劣・なめらか」の5段階で評定すると記録しやすいです．

バリエーション▶
　身の回りにある材料や市販されている教材などを利用して，上肢・手指部の運動や動作の調節力が必要な課題を適宜工夫してください．

結果の解釈▶
1. 単純な運動や動作の実行にぎこちなさや不器用さがみられる場合は，肢節運動失行が疑われます．
2. 指先を細かく操る動作に不器用さがみられる場合は，肢節運動失行が疑われます．

訓練課題 2

道具の使用動作

目　的▶道具の使用動作が改善するように練習します．

用　具▶身の回りにある日常的な物品や道具(ハサミ，クシ，カナヅチ，カギなど)．

手続き▶　1. 物品や道具の使用方法と使用手順を詳しく述べてもらいます(叙述)．
　　　　 2. 実際に使用してもらいます(実行)．
　　　　 3. 使用動作が困難であったときには，どのような間違いや使いづらさがあったかを確認してもらいます(実行結果の評価)．
　　　　 4. これらの過程を反復して練習します．

指　示▶　1. この道具の使い方を説明してください．
　　　　 2. 説明は使い方の手順に従って順序よく，詳しく説明してください．
　　　　 3. 実際に使ってみてください．
　　　　 4. 使いづらさがあったら，どのような感じか詳しく述べてください．

評　価▶各動作を観察します．次のような点に注目して評価し，記録します．
　　　　 1. 道具の持ち方を記録します(「不能・不適切・適切」)．
　　　　 2. 道具を使う動作の実行位置を記録します(「不能・不適切・適切」)．
　　　　 3. 道具を使う動作のなめらかさを観察します(「不能・不器用・器用」)．
　　　　 4. 動作の間違い(錯行為)の有無を観察します(「不能・錯行為あり・錯行為なし」)．

バリエーション▶
　　　　 1. 身の回りの使い慣れた道具で練習します．
　　　　 2. 普段あまり使ったことのない道具で練習します．
　　　　 3. 使い方がうまくない場合には，手本を見せたり手を取って一緒に実行したりしてください．

結果の解釈▶
　　　　 1. 道具や物品の使用動作がぎこちない場合は，観念運動失行が疑われます．
　　　　 2. 道具の使用動作を間違う場合は，観念運動失行が疑われます．

訓練課題 3

系列行為

目　的▶複数の物品や道具を使用した一連の動作（系列行為）が改善するように練習します．

用　具▶系列的な行為に必要な日常の身の回りにある物品や道具を複数用意します（例：「お茶入れ」行為では湯飲み茶碗，電気ポット，急須，茶筒を用意）．

手続き▶
1. 物品や道具の使用方法と使用手順を詳しく述べてもらいます（叙述）．
2. 実際に使用してもらいます（実行）．
3. 使用動作が困難であったときには，どのような誤りや使いづらさがあったかを確認してもらいます（実行結果の評価）．
4. これらの過程を反復して練習します．

指　示▶
1. これらの物品や道具の使い方を説明してください．
2. これらの物品や道具の使い方を最初から最後まで順序立てて詳しく説明してください．
3. 実際に使ってください．
4. 使いづらさがあったら，どのような感じか詳しく述べてください．

評　価▶系列行為の実行状態を観察します．次のような点に注目して評価して記録します．
1. 各物品や道具を使用する単一動作の適切さを記録します（「不能・不適切・適切」）．
2. 複数の道具を使うときの実行順序の正確さを記録します（「不能・不正確・正確」）．
3. 道具を使う各動作の器用さを観察します（「不能・不器用・器用」）．
4. 行為の間違い（錯行為）の有無を観察します（「不能・錯行為あり・錯行為なし」）．

バリエーション▶
1. 日常的な物品や道具による習慣的な短い系列行為から練習します．
2. 複数の物品や道具を対象にした複雑な長い系列行為を練習します．
3. うまくできない場合には，より簡単な短い系列行為から練習します．
4. 系列行為が非常に困難な場合には，最終動作に近い動作から逆順で練習したり，動作の手がかりとなる指示を適宜提供します．

結果の解釈▶
1. 動作の実行順序を間違う場合は，観念失行が疑われます．
2. 無意味な動作，動作の実行のためらい，動作の間違い，系列動作のまとまりのなさなどがみられる場合は，観念失行が疑われます．

訓練課題 4

構成失行（障害）

目　的▶「形作る」行為が改善するように練習します．
用　具▶課題シート 4-1〜4-4（▶p.187-190），筆記用具，紙，折り紙，マッチ棒（楊枝），パズル，積み木，粘土など
手続き▶さまざまな材料や教材を利用して構成力を高めるように練習します．その際，平面上（2 次元）での構成（形態模写，点模写，平面構成，マッチ棒構成など）や立体的（3 次元）な構成（折り紙，積み木など）などの課題の設定，および構成過程における手がかりの提供の仕方などを適宜工夫します．
指　示▶ 1. 手本と同じ形を描いてください（形態模写：課題シート 4-1）．
　　　　 2. 手本と同じように点を結んでください（点模写：課題シート 4-2）．
　　　　 3. 手本と同じ形を作ってください（平面構成：課題シート 4-3）．
　　　　 4. 手本と同じようにマッチ棒（楊枝）を置いてください（平面構成：課題シート 4-4）．
　　　　 5. 手本と同じように折り紙を折ってください（立体構成）．
　　　　 6. 手本と同じ物を積み木で作ってください（立体構成）．
　　　　 7. 手本と同じ物を粘土で作ってください（立体構成）．
評　価▶ 1. 各構成課題の達成具合を記録します．
　　　　 2. 各構成課題を解決できる時間を記録します．
　　　　 3. 各構成課題における誤りの仕方を種類別に記録します．誤り方の種類には前述のように単純化，密着化，回転化，積み上げ反応，並べ上げ反応，取り壊し反応，無目的な反応，保続反応，自己修正の欠如などがあります．課題に応じて記録してください．

バリエーション▶
　　　　 1. 各構成課題の難易度を適宜調整してください．楽しめる課題でやりやすいレベルから始めてください．
　　　　 2. 補助線を引くなどの手がかりを必要に応じて適宜に提供してください．
　　　　 3. 練習的な課題だけでなく，可能であれば「作品」になるような達成感の大きい課題設定も工夫してください．

結果の解釈▶
　　　　 1. 各課題を通じて「形作る」活動がうまくできない場合は，構成失行（障害）が疑われます．
　　　　 2. 左側（または右側）の部分だけがうまく構成できないなど，誤り方に空間側の偏りがみられる場合には，左半側空間無視（または右半側空間無視）の影響が考えられます．

課題シート 4-1

幾何図形の形態模写

手本と同じ形を描いてください.

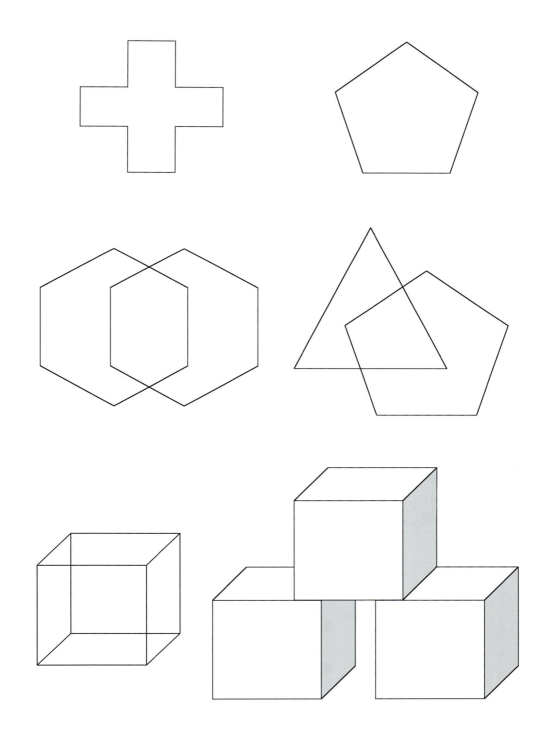

課題シート 4-2

点模写

手本と同じように点を結んでください．

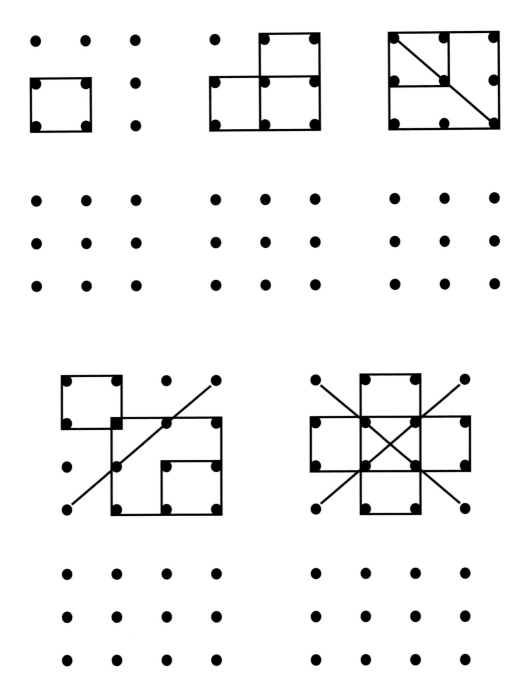

課題シート 4-3

パズルの構成

図の形を切り抜き，切り抜いた小さな形から元の大きな形を作ってください．

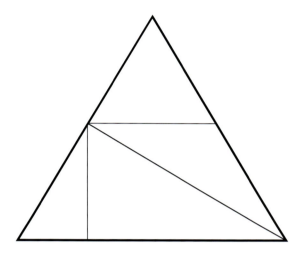

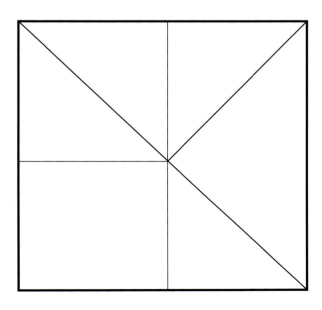

課題シート 4-4

マッチ棒の構成

手本と同じようにマッチ棒(楊枝)を配置してください.

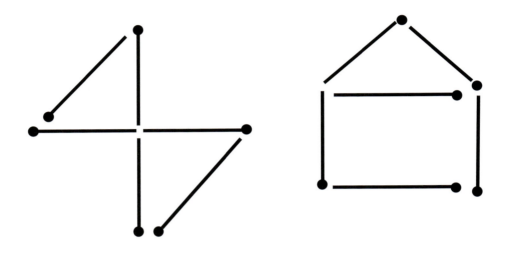

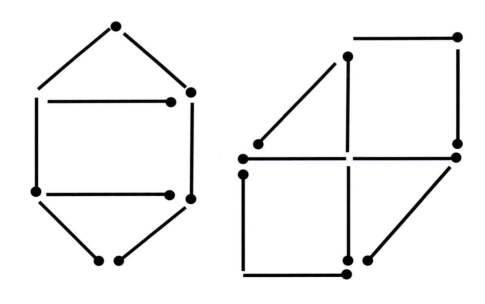

> 訓練課題 5

着衣失行（障害）

目　的▶「服を着る」行為が改善するように練習します．
用　具▶日常的によく着用する服
手続き▶
1. 服の上下・左右・裏表・前後の向きを確認します．
2. 服を自分の身体に的確に対応づけます．
3. 着衣の手順を確認して実際に身につけます．
4. 着衣の状態（整容）を確認します．必要に応じて，鏡を利用したり，鏡の利用によって向きの混乱を起こす場合には，患者と同じ向きに立って，着衣の方向や手順の手本を示してください．

指　示▶
1. この服を着てみてください．
2. 着る前に服の向き（上下・左右・裏表・前後）を確認して，着やすいように服の向きを整えてください．
3. 着る前に服と自分の身体の各部分（首・左右の腕・胸・腹）との位置を確認してください．
4. 服を着る手順を述べてください．
5. 服を実際に着てください．
6. 着衣に誤りや乱れがないか確認してください．

評　価▶着衣の行為過程にみられる以下の誤りに注目して観察してください．①着衣の向きの誤り，②着衣の手順の誤り，③着衣の整容の誤り，などを確認して記録します．

バリエーション▶
1. 服の向きをわかりやすくする手がかりを明示します．袖の部分に左右を表す目印をつけます．また，必要に応じて裏表や前後を表す目印もつけます．
2. 着衣の手順を写真や絵を利用して示します．順序よく着られるように手順を小分けにして表示します．
3. 着衣の状態を鏡で確認することを習慣化します．
4. 着衣が非常に難しい場合には，各着衣動作の段階を踏んで練習します．この際，着衣の最終段階に近い着衣動作から逆順に各着衣動作を練習して，最後に各動作を組み合わせていく手順を踏むと着衣動作が獲得されやすくなります．

結果の解釈▶
1. 麻痺の影響以外に，服がうまく着られない場合は，着衣失行（障害）が疑われます．
2. 服の着方が左側（または右側）だけうまくできないなど，誤り方に偏りがみられる場合には，左半側空間無視（または右半側空間無視）の影響が考えられます．

8 地誌的障害

概念

　地誌的障害とはやや耳慣れない言葉ですが，地理や場所に関する障害のことです．具体的には，よく知った道順であるにもかかわらず，道に迷ってしまう症状を指します．脳の損傷が起きてしまった後に新たに知った場所でも，迷ってしまいます．
　この障害の詳しいメカニズムはわかっていません．よく知っているはずの場所，環境，目印となる建物がわからなくなることによるもの（街並失認）と，それらは保たれているが道順がわからなくなるもの（道順障害）の2つがあるという意見があります．

病巣

　両側側頭葉から後頭葉の障害によって起きることが多いです．
　海馬傍回を含む主に右側大脳半球病巣で生じ，その場合は街並失認であると言われています．またその部位とは異なり，脳梁の膨大部付近の病巣によって生じた（この場合は道順障害）報告もあります．

日常生活での現れ方

　上述したように，よく知った道順であるにもかかわらず，道で迷ってしまう症状が現れます．また，発症後新たに知った場所でも迷ってしまうことがほとんどです．
　具体的には，病院内で病室を離れると戻ることができないということがあげられます．また，病室の前にたどりついても，そこが自分の部屋であるかどうか確信がもてずにいることが多く見受けられます．また，よく知っている都市の地図を見せて道を示すように指示しても示すことができません．しかし，毎日使っている鉄道やバスの名前などについては，普通に答えることができます．

診療場面での現れ方

　病院で迷う患者の場合は，実際に病院のなかを歩いてもらうと，新しく道順を覚えられないことが明らかになります．また，熟知した場所（自宅，近所など）の見取り図が描けないことが多いので，自宅の見取り図や，駅から自宅までの地図を描く，あるいは口述してもらうよう求めるのもよい方法です．さらに，熟知した風景や建物を見ても，それがどこだかわからないことがあります．これに対しては，家の近くの写真などを見せて調べることが行われます．

診断のポイント

　この障害を示す患者は，相貌失認や半側空間無視など，ほかの高次脳機能の障害を示すことが多いです．もし左半側空間無視のため，左に曲がるべきところを常に右へと曲がってしまうために道に迷ってしまうということであれば，これは地誌的障害とあえて言わずに，半側空間無視のひとつの現れであるととらえたほうがよいといえます．診断には特に認知症の有無を確かめる必要があります（後述）．

鑑別診断

半側空間無視

　前述した半側空間無視があって，そのために左に曲がらなくてはならないところで左に曲がれないために道に迷ってしまう場合は，「左半側空間無視に伴う地誌的障害」として，一般的な意味での地誌的障害には含みません．このため，半側空間無視の検査を行う必要があります．半側空間無視ありと診断された場合は，実際に道の迷い方が半側空間無視によるものかどうかを確かめる必要があります．ちなみに，半側空間無視と地誌的障害が合併するということも起こりえます．

認知症

　アルツハイマー（Alzheimer）病の場合，病状が進行すると徘徊といって家から出て行ってしまい，家に戻れなくなってしまうという症状がしばしば認められます．この場合は認

知症の一症状としてこの地誌的障害が存在すると考えられます．認知症による地誌的障害かどうかは，記憶の検査や知能の検査を行うこと，脳の画像診断を行うことで鑑別が可能です．

補助診断

上記の症状に加えて，MRIなどで右側頭葉から後頭葉にかけて病変があることが重要です．この症状を示す患者を統一的に調べる検査法は，その作成が困難なため，ないのが現状です．

リハビリテーションの方法

病院において患者がトイレに行くのに迷ってしまうことなどが問題となります．そこで，病室とトイレの間にテープを貼るなどして誘導しやすくするのがよいでしょう．また，患者にとってどういう指標が重要な目印になっているのかを把握しておくことも必要です．そして，それに類する指標(たとえば，壁とは明瞭に異なるコントラストを有する指標)を適当に配置して，それを手がかりにするように指導します．その際，眼の高さに指標がくるように配慮することが必要です．

さらに，付き添って道順を教える，次第にできるようになったら後ろから付いて行って見守る，といったことを介助者が行うのがよいと思われます．たとえば，地図に病院内の各場所の名前を記入しておき，さらにポイントとなるところで，その場所から見える建物や風景の写真を貼り付けておく．それを用いたところ，患者が迷うことが改善したという報告があります．

日常生活への援助

在宅の場合でも，患者が適応できるようにするため，廊下にテープなどを貼って，それをたどっていけば部屋からトイレに行くことができるようにするといった工夫をするのがよいと考えられます．家のなかにいろいろと目安になるものを置いておき，それを手がかりにするように患者と話し合っておくこともよいでしょう．

外出の際，どのくらいまでは迷えずにひとりで行くことができるのかを知っておくと，どこから先は一緒に出かけるという目安になります．万一迷ってしまったら，自分の名前や住所を書いたカードを持っていることが役に立つでしょう．さらに，現在は携帯電話な

どの通話機器も有用です．また迷ってしまったときには，まわりにいる人に家まで連れて帰ってもらうなどの援助を遠慮せずに頼むように，日頃から患者に話しておくことが必要です．

［参考文献］
1) Zoltan B: Vision, Perception, and Cognition; A Manual for the Evaluation and Treatment of the Neurologically Impaired adult. 3rd ed, Slack Inc., 1996〔河内十郎（監訳）：失行・失認の評価と治療　第3版, pp 139-163, 医学書院, 2001〕
2) 相馬芳明：地誌的障害. 杉下守弘(編)：右半球の神経心理学, pp 112-124, 朝倉書店, 1991
3) 武田克彦, 宮森孝史：視覚認知障害のリハビリテーション. 診断と治療社, 2002
4) 武田克彦：ベッドサイドの神経心理学. 改訂2版, 中外医学社, 2009
5) 髙橋伸佳：街を歩く神経心理学. 神経心理学コレクション, 医学書院, 2009

（武田克彦）

9 失認症（視覚失認）

概念

　失認とは，あるひとつの感覚を介して対象物を認知することができないという障害です．ほかの感覚様式（モダリティ）を介せばその対象物を認識できます．視覚，聴覚，触覚については失認が存在すると考えられています．

　失認は，たとえば視力，聴力などの一次感覚の低下，知能の低下や意識障害だけでは説明できないものです．それらがあっても説明できないほど認識の障害がはっきりしている場合をいいます．以下に視覚失認の概念について述べます．

　視覚的に呈示された物の名前を言うように求められたときに，脳内でどのような処理が行われているかについて19世紀の神経学者たちは，脳内処理のモデルは主に3つの段階があると仮定しました．第1段階は視覚分析（visual analysis）の段階です．物を正確に見る段階ともいえました．第2段階は認知システムの段階です．この第2段階はさらに2つに分けられます．前段はひとまとまりの表象として把握する段階，後段はひとまとまりの表象がそれと関係の深い知識を呼び起こし，最終的には概念や意味と結びつく段階です．この第2段階の障害が認知の障害，すなわち失認ということになります．さらに，第3段階にはひとまとまりの表象の名前を言うという呼称の段階があります．

　視覚失認は上述したモデルでいえば第2段階の障害ということになります．すなわち，要素的な一次感覚が保たれているのに，①その対象物をひとまとまりの表象として把握されないという障害により（第2段階の前段にあたります），また，②表象としては把握しているのに，それが過去において蓄えられている経験と結びつかない障害により（第2段階の後段にあたります），視覚的に提示された物品が何であるかわからない状態と考えられています．

　このように視覚失認は大きく2つに分けられます．①を統覚型視覚失認，②を連合型視覚失認と呼びます．どちらであってもほかの感覚モダリティ（たとえば触覚）を介して呈示されれば物品が何であるかわかります．ここで改めて2つの視覚失認を定義してみます．

Ⓐ 統覚型視覚失認

　視力，視野，明るさ，色，奥行きなどについては正常あるいは正常に近い能力を有しているにもかかわらず，形態の認知が障害されている病態です（図4-26）．

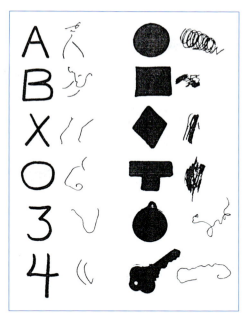

図 4-26 統覚型視覚失認患者が簡単な図形を模写した場合

〔Benson R, Greenberg JP: Visual form agnosia. Arch Neurol 20：82-89, 1969 より〕

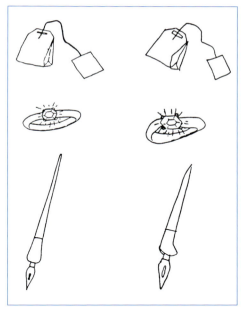

図 4-27 連合型視覚失認患者が図を模写した場合

〔Farah MJ, Hammond K, Levine DN, et al: Visual and spatial mental imagery: dissociable systems of representation. Cogn Psychol 20：439-462, 1988 より〕

B 連合型視覚失認

　連合型視覚失認とは，要素的知覚により形態の把握は保たれているのですが，視覚的に呈示された対象が何かわからない病態です（図 4-27）．連合型の視覚失認は物体の模写が可能です．それにもかかわらず，その物品の名称が言えません．また，その物品の使用法を言語あるいは身振りで表すこともできません．この症状は正常な視覚系と，対象についての過去の経験を貯蔵する部分との情報が離断されたことによるとされています．

病巣

A 統覚型視覚失認

　統覚型視覚失認の病巣は，事故により一酸化炭素（CO）中毒にかかった患者のように，一般にびまん性の病変であるといわれています．いままでの CT や MRI の検討では，両側の後頭葉などの脳後部が侵されていることがわかっています．

Ⓑ 連合型視覚失認

両側の後頭葉と脳梁膨大に損傷のある患者が報告されています．後頭葉の中でも，舌状回や紡錘状回を含んでいることが重要と考えられています．また，おそらく側頭葉に蓄えられていると考えられているその物体に対する情報と，後頭葉の視覚系とが離断されているのはないかと考えられています．

日常生活での現れ方

物を見てもそれが何であるか言えません．またほとんどの場合，顔を見てそれが誰であるのかということや，書かれた単語や文章を読むこと，色を認識したりすることも障害されています．すなわち，視覚に関係する事柄全般が障害されていて，一見すると「盲」のようにみえる場合があります．一方で，言えなかったものを触ってみることができれば，すぐにそれが何であるかわかります．また，たとえば「ミカンの色は何色？」「キリンとはどのような形をしていますか？」といった問いに対しては，的確に答えることができます．

診療場面での現れ方

視力が保たれている，すなわち見えている，あるいは対象を見ていると思われるのに，見せられた対象(物品など)の名前を答えられない場合に視覚失認を疑います．この場合，患者はその形を小さい部分に分けて記述する傾向があります．たとえば，「聴診器」を「長いコードの先に丸いものがついている」などといったように記述します．このように視覚的によく似たものとして見誤る場合に，この病態が疑われます．

また，この症状を有する患者は見えたものが何かを問われたとき「光っていてよく見えない」などと言ったりします．さらに物品を見せると，「触らせてもらえれば，わかるんですけどね」といった答え方をすることもみられます．実際に触らせると，それが何であるか言えます．このような場合には，視覚提示されたときのような不安な様子は認められません．

診断のポイント

視覚失認を疑った場合，物品呼称の検査をまず行うとよいと思われます．WAB 失語症

検査のなかには，物品を見せてその名前を言わせる項目があります．たとえば鉛筆，歯ブラシ，金づちなどが物品呼称の検査に用いられています．

　物品を呈示したとき，視覚失認の患者は物品の名前が言えない，あるいは誤って言います．その場合には，その物品を手で触らせて名前を答えてもらいます．もし視覚失認であれば，触らせればその名前を言うことができます．ちなみに失語症の場合は，たとえ触ったからといって急に言えるようになるわけではありません．視覚失認を疑う場合，実際の物品以外に物品の描かれた絵を見せてその名称を言わせる検査も行うとよいでしょう．WAB 失語症検査のなかにも，物品の絵が描かれていてそれを呼称する検査があります．

　視覚失認を疑って検査を行うときには，患者が物の名前を言えないということだけでなく，それがどのカテゴリーに属しているのかを調べる必要があります．見せた物品（たとえば栓抜き）と同じカテゴリーの物を比較刺激（ボタン，栓，スプーン，100円玉など）のなかから選ばせる検査です．また，見せた物品の使用方法をジェスチャーで示してもらう必要もあります．これらは後に述べる視覚失語との鑑別に必要な検査です．

　以上の検査を行った場合，視覚失認を有する患者は物品の名前を見せられても，それが何であるか言えません．また，描かれた物品の名称を言うこともできません．さらに，見せられた物品がどのカテゴリーに属するのか言えず，さらに見せられた物品をどう使うかジェスチャーで示すことができません．

　さらに視覚失認の診断には，一次感覚の能力，言い換えれば要素的な視覚機能は保たれていることを示す必要があります．中でも重要なのは，視力が保たれていることを示すことです．検査にはランドルト環の視標などを用いるのがよいと言われています．しばしば文字刺激で視力を測定する場合がありますが，視覚失認の患者の多くは文字を読むことに障害があるため，文字を刺激とするのは適当ではありません．

　また，視野が極めて制限されていれば，物品や絵を見せられて答えることができなくなると予測されます．そのため視野検査を行う必要があります．

　最後に意識障害や知能障害があるために，今までに述べてきた検査ができないのではないということを示す必要があります．それにはウェクスラー（Wechsler）成人知能検査（WAIS-Ⅲ）のなかの言語性検査の課題などを行わせて，知能の障害がないことを示すことが望ましいといえます．しかし，この検査の中には，単語課題のように単語を提示してその意味を問うという課題があります．この検査のように視覚的に提示された課題については，視覚失認があると課題の遂行が難しくなります．このことを考慮して，それ以外の検査で知能障害の有無について調べる必要があります．

　以上のプロセスを踏めば視覚失認の診断は確定します．視覚失認は大きく2つの型に分けられると述べましたが，その2つのどちらかなのかは，提示された形を把握できているかどうかにかかっています．そのために，提示された物品の絵を模写できないか，あるいはできるかについて検査します．模写に失敗しても要素的な感覚が保たれているのなら，統覚型の視覚失認ということになります（図4-26）．一方，模写が正確にできるのに物が何であるかわからないとなると，これは連合型の視覚失認と考えられます（図4-27）．

鑑別診断

以下に，視覚失認と鑑別すべき病態をあげ，それらの病態と視覚失認はどの検査においてどういう成績をとることによって鑑別できるかを示します（表 4-24）．

Ⓐ 大脳性視力障害

視覚失認では視力が保たれているという点が鑑別点となります．

Ⓑ 高度の視野障害

視野検査を行って，その視野が保たれているかどうかが視覚失認との鑑別点です．

Ⓒ 失語

失語でも，見せられた物品の名前を言うことができなくなります．ただ失語では，その名前の言えない物品を触らせたからといってすぐ名前が言えるようにはなりません．物品を呈示して，触覚性によりその名前を言わせることが視覚失認との鑑別点です．

Ⓓ 視覚失語

視覚失語は，視覚的に与えられた対象を呼称できない状態です．しかし，対象を認識しているということを，使用法を示したり，名前を言われてそれについて説明したり，そのほか対象の意味を表すことで示すことができます．また，視覚失語は失語とは異なり，触覚性にその物を与えられれば，物の名前を言うことができます．

連合型視覚失認と視覚失語との間には，共通する特徴があります．どちらも，呼称できない絵の模写が可能で，形を適切に記述できます．しかし，両者の間には重要な差異も認

表 4-24 視覚失認の鑑別診断

	視力検査	対象の呼称	対象の使用をまねる	対象の分類	他の感覚を通して呼称
視覚失認	○	×	×	×	○
視力障害	×	×	×	×	○
失語	○	×	○	○	×
視覚失語	○	×	○	○	○

○：障害がないかあってもごく軽度　　×：障害あり

〔武田克彦：ベッドサイドの神経心理学．2版，p133，中外医学社，2009 より一部改変〕

められます．視覚失語の患者は視覚刺激を同じカテゴリーに属する刺激のグループに正しく分類できます．また，視覚刺激に対して適切なパントマイム動作でその使い方を示すことができます．しかし，これらのことを連合型視覚失認の患者は行うことができません．したがって，与えられた物品をカテゴリーに分類ができるのかどうか，またジェスチャーでその物品の使用法を示すことができるのかどうかが両者の鑑別点です．

補助診断

1つはBORB（Birmingham Object Recognition Battery）です．この検査は全14項目の下位検査からなる高次視覚・視知覚検査です．これには，図形の模写課題，線分の長さ・円の大きさ・線分の傾き・円の間隙の位置を弁別する課題，重なり合う文字・図形・線画を同定する課題，異なる2方向から見た線画を同定する課題，三角形・時計・キリンなどを何も見ずに白紙に描画させる課題，線画を見せてその絵が実在するか否かを判定させる課題，たとえばサルの絵を呈示し，次に異なる種類のサルとリスを選択肢として呈示し，正しいほうを選ばせる課題，さらに同カテゴリーではなく関連する物品を選ぶ課題，線画で呈示された物品の呼称課題などが含まれています．

日本高次脳機能障害学会（旧日本失語症学会）により標準化された標準高次視知覚検査（Visual Perception Test for Agnosia；VPTA）もあります．①視知覚の基本機能，②物体・画像認知，③相貌失認，④色彩認知，⑤シンボル認知，⑥視空間の認知と操作，⑦地誌的見当識，の7つの下位項目からなっています．

リハビリテーションの方法

視覚失認について対応できるリハビリテーション（以下，リハ）は，残念ながら数少ないのが現状です．ここでは，まず視覚についての高次機能障害患者が一般に併せ持っている基本的な障害に対するリハについて述べます．視覚に関する高次機能障害患者は多くの場合，視野障害を併せ持っています．それらの患者について以下のようなリハを試みるとよいと思われます．

1
眼球運動（サッケード）を大きくする訓練

眼球運動には，1点からほかの1点に向かって視線を急に動かす運動と目標の動きに追従する運動とがあります．主に後頭葉の損傷によって視野障害がみられる場合，眼球運動が減少（hypometriaといいます）がみられる場合があります．その障害を代償するための

ひとつの方策として，サッケード(衝動性眼球運動)を大きくする訓練があげられます．視野障害のある側の見える範囲を広くすることで，より広い視野(view)を得ることができるようになると考えられます．以下に述べる方法はこの眼球運動，特にサッケードを大きくする方法についてです．

　この訓練は，視野計があることが望ましいとされています．課題シート1を見てください(▶p.205)．この図を適当に離して壁に貼っておきます．この中央の点を固視点とし，そこを患者にずっと見てもらいます．そして，それとは異なる標的となる刺激を，固視点と標的との距離がいろいろな距離になるように提示するわけですが，実際には患者の後ろからペンライトでその点を照らすようにするとよいでしょう．標的となる刺激を提示する時間ですが，最初は5秒くらいで長く提示します．提示時間はだんだん短くしていくのがよいでしょう．訓練が進めば，それを瞬間的に提示することもできます．標的となる刺激は図に示すように，軸を適当に設定してその軸に沿って提示することが望ましいといわれています．軸は水平，垂直，45°，135°などに設定してあります．患者はシートに座り，たとえば「はい」という声に合わせて頭を動かすことなく，標的の指標に眼をシフトするように求められます．サッケードの眼球運動はできるだけ速く動かすことが必要です．また，できるだけそのサッケードの大きさを大きく取るように求められます(「訓練課題1」参照，▶p.204)．なお，この方法は参考文献13)で詳細に述べられています．

2
視覚探索の訓練

　この訓練では，少し離れた壁に課題シート2を貼っておきます(▶p.207)．この図にはたくさんの記号が散らばっています．患者は壁に貼られた課題シートの中のＴを順番にポインターで指し示すのですが，妨害刺激が含まれています(逆⊥と＋)．このように妨害刺激が入っていると，その遂行は難しいものです．このときどのくらい時間がかかるかを測定しておくとよいでしょう．なおこの方法も参考文献13)に詳細に述べられています．

　視覚失認自体についてのリハはごくわずかしか報告されていません．数少ないもののうちひとつをここで紹介します．
　その方法は，健常なほかの感覚モダリティあるいは言語を利用するというものです．まずいろいろな物品を見せてそれぞれの名前を言わせます．このとき，物の名前が言えなかった場合には，この後で課題に使われる道具のいくつかを実際に手に取ってみてもらうか，あるいはその課題で示されていた道具の名前を検査者が言いながら，呈示された物が何であったかを訓練します．

日常生活への援助

　まず，失認という障害についてよく理解することが大事です．患者は，物の名前がわかりませんが，知能が障害されたり，いわゆる目が見えなくなったのとは違います．ですから，まわりの人はこの失認という状態をよく理解した上で，本人とよく話し合ってどの程度まで援助すべきかを決めることが大事です．また，本人のプライドを傷つけないように援助することが大切です．

　患者は物の名前が言えなくなるだけでなく，その使い方までがわからなくなってしまいます．しかし，その障害の程度はさまざまです．一見すると特にどこが悪いのかわからないという軽度の障害から，「盲」のようにみえる場合まであります．軽度の場合は外出などもでき，日常生活にはあまり不自由がない場合があります．しかし，重度の場合には，付き添って歩くことが重要な援助となります．

[参考文献]
1) Benson R, Greenberg JP: Visual form agnosia. Arch Neurol 20：82-89, 1969
2) Farah MJ, Hammond K, Levine DN, et al: Visual and spatial mental imagery: dissociable systems of representation. Cogn Psychol 20：439-462, 1988
3) Freund CS: Über optische Aphasie und Seelenblindheit. Arch Psychiatr Nervenkr 20：276-297, 1889〔相馬芳明，杉下守弘（訳）：視覚失認と精神盲について．精神医学 25：1229-1237, 1983〕
4) Freund CS: Über optische Aphasie und Seelenblindheit. Arch Psychiatr Nervenkr 20：371-416, 1989〔相馬芳明，杉下守弘（訳）：視覚失認と精神盲について．精神医学 26：317-328, 1984〕
5) Zoltan B: Vision, Perception, and Cognition; A manual for the Evaluation and Treatment of the Neurologically Impaired adult. 3rd ed, Slack Inc., 1996〔河内十郎（監訳）：失行・失認の評価と治療．第3版，pp 139-163, 医学書院，2001〕
6) 日本高次脳機能障害学会（編）：標準高次視知覚検査．改訂版，新興医学出版社，2003
7) Riddoch MJ, Humphreys GW: BORB: Birmingham Object Recognition Battery. Laurence Erlbaum Associates, Sussex, 1993
8) 高山吉弘：失認症．江藤文夫，原　寛美，板東充秋，他（編）：高次脳機能障害のリハビリテーション．臨床リハ別冊，pp 44-49, 医歯薬出版，1995
9) 武田克彦：ベッドサイドの神経心理学．改訂2版，中外医学社，2009
10) 武田克彦，宮森孝史：視覚認知障害のリハビリテーション．診断と治療社，2002
11) WAB失語症検査作成委員会（編）：WAB失語症検査　日本語版．医学書院，1986
12) Wechsler D（著），日本版WAIS-Ⅲ刊行委員会（訳）：日本版WAIS-Ⅲ知能検査「実施・採点マニュアル」日本文化科学社，2006
13) Ziel J: Rehabilitation of Visual Disorders after Brain Injury. Psychology Press, UK, 2000〔平山和美（監訳）：脳損傷による視覚障害のリハビリテーション．医学書院，2004〕

〔武田克彦〕

訓練課題 1

眼球運動（サッケード）を広げるための訓練

目　的▶サッケードを大きくする
用　具▶課題シート1，（可能であれば）視野計，ペンライト
手続き▶
1. 課題シート1をできるだけ患者から離して壁に貼る．
2. 課題シート1の中央の点を固視点とし，そこを患者に見てもらい，それとは異なる標的となる刺激を，固視点と標的との距離がいろいろな距離になるように提示する．また，患者の後ろからペンライトを照らすとよい．
3. 標的となる刺激の呈示時間は，最初は5秒くらいで長く提示し，だんだん短くしていく．また訓練が進めば，それを瞬間的に提示する．
4. 標的となる刺激は，軸を設定してその軸に沿って提示することが望ましい．また，この場合の軸は，水平，垂直（図A），45°，135°（図B）などに設定する．
5. サッケードの眼球運動はできるだけ速く動かす．また，できるだけそのサッケードの大きさを大きく取る．

指　示▶「はい」という声に合わせて頭を動かすことなく，標的の指標に目をシフトしてください．
評　価▶標的となる刺激の提示時間の推移

結果の解釈▶
シートのどの部位に位置する標的刺激を追いかけるのが難しいのかがわかれば，視野ないし空間のどの部位に障害がみられるかがわかる．

⑨ 失認症(視覚失認) 205

課題シート 1

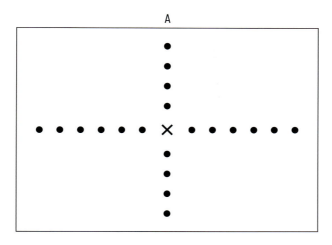

〔Ziel J: Rehabilitation of Visual Disorders after Brain Injury. Psychology Press, 2000／平山和美(監訳)：脳損傷による視覚障害のリハビリテーション．p.48, 医学書院, 2004 より改変〕

訓練課題 2

妨害図形の中から標的となる図形を見つけ出す訓練

目　的▶視覚探索
用　具▶課題シート 2，ポインター
手続き▶患者に指し示してもらう「T」以外に，妨害刺激（⊥と＋）が含まれている，課題シート 2 をできるだけ患者から離して壁に貼る．
指　示▶課題シート 2 のなかの「T」を順番にポインターで指し示してください．
評　価▶かかった時間

バリエーション▶
　　　　T⊥＋などの記号を入れ替えることによって新たな訓練ができる．

結果の解釈▶
　　　　シートのどの部位に位置する標的刺激を探すのに時間がかかるかによって，視野ないし空間のどの部位が障害されているかわかる．

⑨ 失認症（視覚失認）　　207

課題シート2

〔Ziel J: Rehabilitation of Visual Disorders after Brain Injury. Psychology Press, 2000／平山和美（監訳）：脳損傷による視覚障害のリハビリテーション．p.62 医学書院，2004 より改変〕

10 障害の無自覚

概念

　脳への損傷によって，脳の機能が障害されます．そのために日常生活では，能力が低下して，活動が制限されます．また社会生活や社会参加にも制約が生じてきます．しかし，機能や能力や活動に生じた障害自体に対して，またそれらの障害に起因するさまざまな困難さや問題に対して，自覚がなかったり，認識に乏しかったり，無頓着であったり，さらには否定したりする場合があります．このような状態や現象は，障害に対する無自覚あるいは無意識性(unawareness)，洞察の欠如(lack of insight)，自己洞察の障害(impaired self-awareness)，病態失認(anosognosia)，疾病の否認(denial of illness)，自己意識の障害(impaired self-consciousness)など，さまざまな用語で記述されてきています．

　自分に生じた障害に対して自覚や認識に欠ける患者が存在することは，歴史的には，von Monakow(1885)，Anton(1889)，Pick(1908)，Babinski(1914)などの臨床神経学者たちによって早くから注目されてきました．たとえば，Babinski は左片麻痺の存在を否認する患者の状態を病態失認と呼びました．片麻痺を否認する程度によって，障害の存在を否定する病態否認と，障害に対して無関心な病態無関知とに分けました．一方，Weinstein と Kahn(1950)は，心理力動論の立場から，自我防衛といった動機づけ要因を重視しました．そして麻痺に限らずに，失禁，性的不能，盲，不随意運動，記憶障害など，あらゆる身体・精神的障害や欠陥に対する否認を疾病の否認と称しました．これ以降，病態意識の対象範囲が徐々に拡大し，また発現機序の神経基盤の解明と心理的な要因の関与が研究されてきました．

　高次脳機能障害に対する無自覚の存在も従来から指摘されてきました．麻痺に対する無自覚以外にも，ウェルニッケ(Wernicke)失語の患者にみられる言語障害への病識の欠如，皮質盲の患者にみられる皮質盲の否認〔アントン(Anton)症候群〕，半側無視の患者にみられる自己の身体や外空間の知覚・認知障害の認識の乏しさ，健忘症の患者にみられる記憶障害の自覚の乏しさなどは以前から知られていました．

　最近では，障害の無自覚は，より包括的な立場から考えられています．Prigatano と Schacter(1991)は障害の無自覚の問題を，"syndromes of impaired awareness" としてまとめています．それによれば，障害の無自覚は，所定の機能の最高次レベルの機構における障害を反映しており，前頭葉損傷によって社会性や判断，側頭葉損傷によって言語や記憶，頭頂葉損傷によって視空間，そして後頭葉損傷によって視覚など，各脳領域に関連した機能障害に対して生起し得るとしています．加えて，障害の無自覚には，これらの神経学的な側面だけでなく，心理的な側面が関連することも指摘しています．

ここでは，障害(欠損や病態など)に対する自覚性(意識性や認識や洞察など)の低下(変調や否認や欠如など)を総称して「障害の無自覚」としておきます．障害の無自覚とは，一般的には，患者が自分に生じた神経学的障害(運動障害や感覚障害など)や高次脳機能障害(言語障害や記憶障害など)を自覚しなかったり，認識が悪かったりする状態をいいます．また，障害の無自覚は，障害自体に対する主観的な意識状態だけでなく，障害に起因したさまざまな問題(失敗や間違いなど)に対して自覚が乏しい場合にも使われています．これらの状態を，意識水準の低下や認知機能の広範な障害や知的能力の低下などによって説明できないとき，障害の無自覚が存在していると考えられます．

病巣

　障害の無自覚は，自覚の対象になる障害の違いによって，関連する病巣が異なります．また，障害の無自覚が局所性に生じているか，または全般性に生じているかによっても，関連する病巣が違ってきます．

1 各種の障害に対する無自覚

　主な高次脳機能障害に対する無自覚と関連する病巣は，おおよそ次のようになります．
　片麻痺に対する無自覚は，Babinski が左片麻痺への病態の否認を報告して以来，右大脳半球損傷との関連の深さが指摘されてきました．特に，右大脳半球頭頂葉(特に下頭頂小葉)領域の損傷が重要視されています．最近の研究では，脳室前角・側脳室・第三脳室の拡大による皮質および皮質下を含む大脳の萎縮や，右側の側頭頭頂葉の損傷および視床の損傷が報告されています．また前頭葉機能の障害や，深部白質の損傷，特に放線冠・尾状核・淡蒼球の損傷の関与が指摘されています．さらに，基底核領域，特に尾状核頭部の代謝活動の低下が報告されています．
　皮質盲に対する無自覚は，辺縁系および後頭葉と側頭葉の皮質連絡を含む損傷が重要視されています．
　言語障害や記憶障害に対する無自覚は，側頭葉の損傷が重要視されています．
　半側無視に対する無自覚は，頭頂葉の損傷が重要視されています．
　社会的行動障害，たとえば不適切な行動，衝動性，計画性の乏しさ，そして判断の誤りなどに対する無自覚は，前頭前野の両側性の損傷が重要視されています．

2 局所性と全般性の無自覚

　障害の無自覚は局所性に生じる場合と全般性に生じる場合とがあります．

局所性の無自覚では，感覚，運動，言語，記憶などの各機能障害に対して特異的に無自覚が現れてきます．局所性の無自覚は概して，大脳後方領域や皮質下領域の損傷，またそれらへの連絡路の損傷によって生じやすいとされています．各高次脳機能障害に特異的な無自覚に関連する病巣は前述のとおりです．

　全般性の無自覚の際には，自己コントロール，洞察，自己監視，そして誤りの修正などに困難さが出現し，実際の生活への現実的な適応性に対して全般的に影響が現れます．全般性の無自覚は，前頭葉，特に前頭前野の損傷，または前頭前野への連絡路の損傷によって生じやすいです．

日常生活での現れ方

　概して，自分の障害に対して思い悩む様子がみられません．本来であれば，手や足が動かない，話せない，話が理解できない，新しいことが覚えられない，以前のことが思い出せないなどの場合には，それらを自覚して，思い悩んだり，悲しんだり，嘆いたりすると思われます．しかし，障害の無自覚がある場合には，それらを気にとめることがなかったり，不自由さを訴えることがなかったり，認めることがなかったり，否定したりします．

　また，日常生活などで，自分の行動がうまくいかなくても気にしなかったり，自分の行動に無頓着であったり，誤りや間違いなどに気づかなかったり，誤りや間違いを自ら正そうとしなかったり，誤りや間違いを指摘されても修正できなかったりします．

　さらに，障害から回復しようという態度に欠けていたり，障害を補うために何かを工夫しようとする態度がみられなかったり，回復やリハビリテーションや生活上の目標を現実的に考えることができなかったりなどします．

診療場面での現れ方

　障害の無自覚には，障害に対する病態の意識性が特異的に欠ける「局所性の無自覚」と，特定の障害以外に広範囲にわたって病態の意識性が欠ける「全般性の無自覚」とがあります．

　これらの現れ方，および面接や観察時に留意すべき点はおおよそ次のようになります．

1 局所性の無自覚

　局所性の無自覚は，障害された機能や能力に対して特異的に現れてきます．前述のように，麻痺，皮質盲，言語障害，記憶障害，半側無視などに対して無自覚が生じます．

障害の無自覚はさまざまな状態を呈します．無自覚にも段階があり，障害に悩まない（無関心），障害を認知しない（無認知），障害を否定する（否認）などの違いがみられます．
　場合によっては，異常な自覚を訴える場合もあります．たとえば，半側身体失認の患者では，手がない（喪失感），余分な手が生えている（余剰感），手がプラスチックでできている（異物感）などの異常体験を告げる場合や，よく動く手は別のところにあるなど妄想的な解釈を行う場合（半身パラフレニー）もみられます．

2 全般性の無自覚

　無自覚が思考や行動に対して全般性に生じる場合があります．全般性の無自覚の際には，自分の思考や行動に対する自己コントロールや洞察や自己監視や誤りの修正などに困難さが出現します．そのために概して，日常生活や社会生活上の適応性が悪くなります．場にそぐわない言動が多かったり，間違った言動に対して無頓着であったり，修正しようとしなかったり，現実的ではない目標を立てたりします．これらが面接や生活場面でみられないかどうかに注意して確認します．

3 面接・観察時の留意点

　障害の無自覚が存在するかどうかは，患者との面接や行動観察を通じて，積極的に確認することが必要な場合も多いです．その際に，次の点に留意して確認します．
①患者が障害について自発的に訴えるかどうか，あるいは患者に状態を尋ねたときに，自分の障害について的確に答えられるかどうかなどを確認します．
②障害に対する患者の訴えや報告が，障害の客観的な状態と実際に見合っているかどうか，また患者の状態に関する家族の報告と合っているかどうかに注意して確認します．
③患者に何らかの課題を課したときに，どの程度解決できるかという患者自身の予測や見通しと実際の実行状態との間に大きな食い違いがないかどうかを確認します．
④患者が課題や日常場面の行動で誤ったときに，その間違いに気づいて修正しようとするかどうかに注意して観察します．
⑤病棟や日常生活などの自然な場面で，障害に対して何らかの代償や補償などの行動を自発的に示しているかどうかを観察します．

診断のポイント

　障害の無自覚の発生は，脳損傷の性質，脳損傷後の経過期間，評価の方法，そして患者の発症前の認知的特徴（考え方）やパーソナリティ特性などによって異なります．概して，

障害の無自覚は脳損傷の発症からの経過期間が短い場合に現れやすく，そして時間経過に伴って改善する傾向が指摘されています．また，障害の存在を否定しようとする心理的な防衛機制が関与している可能性もあります．

　局所性の無自覚の場合，対象になる障害の種類によって，関連する病巣は違ってきます．たとえば，片麻痺の無自覚の場合，右側大脳半球損傷後の左片麻痺に対して生起しやすいです．左側大脳半球損傷後の右片麻痺に対する無自覚が少ないのは，左大脳半球の頭頂葉領域が損傷されると失語症を合併することが多く，そのために無自覚の状態が適切に言語化（表現）されないという考えがあります．いずれにしても，各高次脳機能障害に関連する脳領域の損傷の有無を確認します．

　障害の無自覚と言語との関係に関しては，次のような考え方があります．損傷された脳領域と言語野との連絡が離断されてしまうと，言語野に正しい情報が伝達されなくなります．この場合，不正確あるいは不完全な情報に基づいて言語野が応答してしまうことになり，結果として「作話」という形で障害に対する無自覚が発現する可能性が指摘されています．

　全般性の無自覚の場合，両側大脳半球の前頭前野の損傷，または前頭前野との連絡路の損傷によることが多く，これらの領域の損傷を確認します．特に，脳外傷後には前頭葉自体や前頭葉との連絡路が損傷されることが多いために，無自覚が全般性に生じやすい傾向にあります．

鑑別診断

　障害の無自覚のある患者には，無自覚の対象になっている当該の障害以外にも，ほかの障害を伴うことがあります．たとえば，意識水準の低下，自発性の低下，見当識の低下などを伴うことが比較的多くみられます．このことから，障害の無自覚が発現するためには，脳の局所的な機能障害だけでなく，脳の全般的な機能障害が必要であるという指摘もあります．

　障害の無自覚を確認するには，意識水準の低下，言語的な理解や表現の困難さ，認知機能の広範な障害や知的能力の低下などを原因にするものと鑑別することが重要です．

1 軽度意識障害

　意識障害は意識混濁（意識水準の低下）と意識変化（意識内容の変化）とに大別されますが，意識変化においても意識（覚醒）水準の低下が多かれ少なかれ背景に存在します．意識はあらゆる高次脳機能や心理機能が正常に機能するための基盤です．意識（覚醒）水準の低下はさまざまな心理活動に影響してきます．意識障害が重度であれば，すべての心理活動が阻害されます．意識障害が軽度の場合には，多くの心理活動が変調します．外観上，う

すぼんやりとして，応答や反応が遅かったり，鈍かったりします．会話では，質問を取り違えたり，質問の理解が悪かったりします．記憶では，新しいことが覚えられなかったり，以前のことが思い出せなかったりします．そして，自己認識も悪くなり，障害に対する自覚が低下します．

2 失語症

失語症では言語機能が障害され，言語理解や言語表現が困難になります．コミュニケーション能力が低下するために，障害に関することを尋ねて報告してもらう際に，面接者の質問や問いかけの理解が不十分であったり，間違って理解したり，また自分の感じたことや思ったことを十分に伝えることができなかったりする可能性があります．言語障害に対する自覚の状態に注目すると同時に，言語報告だけに頼らないで，日常行動の観察からも，障害の無自覚の存在を確認することが大切です．

3 認知症

認知症では記憶機能の障害が中核になりますが，ほかの認知機能も広範に障害され，知的能力が全般的に低下します．また感情や意欲の障害もみられます．認知症の程度によりますが，重度になるにつれて，自己認識が低下して，さまざまな機能障害に対して自覚の悪さが生じてきます．さらに，機能障害に起因する能力の低下や行動上の問題への自覚が全般的に低下し，代償もできなくなり，日常生活上の適応性が困難になります．

認知症がある程度重度の場合には，無自覚は全般的に現れますが，認知症が存在しない場合でも，全般性の無自覚は生じます．認知症のない全般性の無自覚では，通常の知能検査などの成績には問題がなく，知的能力の障害は目立ちません．しかし，日常生活，特に社会生活で困難さが現れます．一方，認知症に随伴した無自覚では，知的能力の低下と生活上の適応性の困難さの両方が現れてきます．

補助診断

障害の無自覚を対象にして測定するための標準的な検査はほとんどありません．評価の手続きとしては，Bisiachら(1986)のように評点法を使う場合があります．障害の無自覚の程度を，次のように0～3点の4段階に分けて評価します．この評点法を用いて，感覚，運動，言語，記憶，知覚・認知，注意などの各高次脳機能障害，また日常場面や社会的場面における行動の問題などを評点して判断します．

- 0点＝障害を自発的に報告するか，または一般的な質問に対して障害を述べる．

- 1点＝特定の機能状態に関する特別な質問に対して障害を述べる．
- 2点＝通常の神経学的な検査を通じて障害の存在を明らかにした後で，その障害を認める．
- 3点＝障害に対して全く自覚や認識がない．

［検査課題や検査法の参考文献］
1) Bisiach E, et al: Unawareness of disease following lesions of the right hemisphere; Anosognosia for hemiplegia and anosognosia for hemianopia. Neuropsychologia 24：471-482, 1986
2) Sohlberg MM, Mateer CA: The assessment and management of unawareness. In: Sohlberg MM, Mateer CA (eds): Cognitive Rehabilitation; An Integrative Neuropsychological Approach. pp 269-305, Guilford Press, 2001

リハビリテーションの方法

　障害された機能を回復するには通常多大な努力が必要になります．障害された機能に絶えず注意を向けてリハビリテーション（以下，リハ）に集中しなければなりません．障害の無自覚のある患者では，病態への意識性が低いために，障害に対する努力的な態度が基本的に保持されず，障害された機能に十分注意が向けられることもありません．たとえば，麻痺に対する自覚がない場合には，麻痺した手や足への能動的な注意や回復のために動かそうとする積極的な態度に欠けるため，リハが妨げられます．

　障害の無自覚のある患者では，前述のように，意識水準の低下，感情の平板化や鈍麻，意欲低下，パーソナリティの変化などを合併している場合も多いです．さらに障害の存在を認めたくないという，心理力動の関与も考えられます．障害の無自覚に対しては，これらを考慮した包括的な対策が必要になります．

　障害の無自覚に対するリハは，障害の存在や症状に対する本人の理解の確立と心理面への配慮，障害の無自覚への機能改善型治療介入，能力代償型治療介入，能力補填型治療介入，行動変容型治療介入，そして環境調整型治療介入に大別できます．

1
障害の無自覚に対する理解の確立と心理面への配慮

　障害の無自覚の症状は，ほかの高次脳機能障害に比べて明瞭にとらえることが困難です．障害の存在に対する本人自身の自覚が十分ではありませんので，障害を思い悩むことに乏しいですが，その反面，自分に生じた状態がよくわからないために，困惑し不安になっている場合も少なくありません．したがって，障害の無自覚の具体的な症状を説明して，障害の無自覚に伴う日常生活や社会生活上の困難さを的確に理解してもらうことが必要になります．その際に，必要以上に負担をかけて心理的に不安定にならないように，受

容的な態度や支持的な態度で接するなどのきめ細かい配慮が大切です．

2 機能改善型治療介入

　障害の存在に対する自覚（意識づけや病感）の確立や養成を目的にします．
　面接や会話を通じて，障害自体の説明，および障害の無自覚によって生じやすい問題などを具体的に説明することが必要です．このためには，障害の原因や検査結果の記録（カルテなど）を患者とともに参照して理解を促すこともあります．また必要に応じて，会話や実際の活動状態をビデオに記録して，面接者とともに視聴し，自分の障害の状態を客観的に検証してもらうことによって，障害への自覚を促したり，病感を養ったり，さらには正確な病識を得てもらうように働きかけます．その際，障害に無理に対峙させて説得するのではなく，自分の状態について納得して自覚できるように説明します．患者に過度の緊張感や余計な不安感を与えないように配慮して，人間的なあたたかみのある受容的な態度を終始忘れることなく接することが大切です．

3 能力代償型治療介入

　自分の障害に対する認識や自覚は，本来であれば，特別に意識しなくても自然に生じてくるはずのものです．能力代償型治療介入では，ほかの健常な機能を介在させて，この低下した自然な自己認識を補って確保することを目的にします．前述の機能改善型治療介入と重なる部分も多いです．
　低下した自己認識を代償するのに大きな役割を果たすのは，言語による意識の明瞭化の働きです．障害の無自覚の代償手段として，言語を媒介にした自己教示法を使います．自分の障害の状態を言語化することによって明瞭化し，障害の存在を意図的に客観化して，病態への意識性を代償的に高めることを狙いにします．また，自分の行動の目的や見通しと実際の行動結果との比較を言語化してもらうことによって，障害の無自覚によって生起する行動の誤りを明確に意識して修正してもらいます．

4 能力補塡型治療介入

　何らかの外的な補助手段を利用して，患者と環境間の適応的な関係を確保し保障することを目的にします．
　障害の無自覚に起因する現実の生活場面での困難さを可能な限り軽減する補助手段を工夫します．環境調整型介入と重なりますが，患者の障害の状態と生活環境に応じて，障害の自覚を補い，また自覚を促すための手がかり，さらには困難さを補うための具体的な方法などを配置します．たとえば，行動の仕方を目につきやすいところに掲示するなどし

て，自覚や補いを促す手がかりをわかりやすく具体的な形で生活環境に配置します．

5 行動変容型治療介入

　適応行動の生起頻度をできるだけ高め，不適応行動の生起頻度をできるだけ減らすことを目的にします．

　日常生活のなかでみられる障害への自覚的な発言や行動に対して"認め"をきめ細かく提供していきます．障害の無自覚に起因する問題的な行動は通常目につきやすいために，周囲は注目しやすいです．しかし自覚的な行動に対しては，注目することが少ない場合が多いです．日常の自覚的な行動の生起に注意して，それらにきめ細かく注目して"認め"ていくことが大切になります．このような働きかけを通じて，患者が自分の行動に対する自覚をできるだけもてるように心がけます．

　無自覚的な発言や行動が現れる状況を注意深く観察し，それらを生起させている原因や維持している要因を特定して除去することも大切です．無自覚に起因する発言や行動に対して患者を一方的に注意したり非難したりすることは，患者を困惑させ，気分を不安定にし，混乱させてしまうために禁物です．

6 環境調整型治療介入

　患者にとって家庭や職場は重要な環境です．関係者への教育的な説明と支援を目的にします．

　障害の無自覚やそれに起因する問題はわかりづらいために，障害の無自覚に起因する日常生活や社会生活上のさまざまな支障や困難さを，家族などの関係者は患者のやる気や性格のせいにしてしまうことが少なくありません．この場合，生活上の支障や困難さの所在を患者本人の責任とみなしてしまい，患者を責めてしまうようになります．このようなことを防ぐためには，関係者に対して，障害の無自覚の症状やそれに関連して発生してくる家庭や職場での生活上の問題などを正確に理解して的確に対応してもらうための教育的な働きかけや支援が必要になります．

日常生活への援助

　障害の無自覚の発現には，脳の局所的な機能障害だけでなく，脳の全般的な機能障害も原因であるという指摘があります．そのために日常生活では，脳機能全般への働きかけ，および障害への自覚を高めることを特別に意識した働きかけの両者を考えます．このとき，患者の気持ちに配慮して心理的に支持する基本的な態度を忘れてはいけません．

1 全般的な活性化

　全身の活性化，特に脳の全般的な活性化を図ります．脳の代謝活動を増し，覚醒水準を高めることが大切になります．身体への適度な運動課題を通じて脳を賦活したり，レクリエーション活動や楽しめる作業課題などを通じて適度な身体的・精神的緊張という負荷を与えることで活動性を高めたりするように働きかけます．日常生活では，睡眠と覚醒のリズムを一定に保ち規則正しく生活したり，栄養状態を適正に管理したり，散歩や人と接して会話をする機会を多くしたりするなどが大切です．その際に，患者が自分自身に関係する情報への意識性を全般的に高めるように留意して接します．たとえば，自分の周囲の状況の理解（どこにいるか，これから何をするか，何のためにするのかなど）を深めるように意識的に働きかけます．

2 障害とその結果への自覚の促し

　障害の無自覚は，検査室や診察室などの非生活的な場面よりも，日常生活や社会生活で影響が現れやすいです．実生活では，障害を自覚して，障害の状態に見合って行動すること，また障害を補って行動すること，さらに障害に起因する問題行動を修正することが要求されます．

　障害の無自覚，およびそれに起因して生じる日常生活や社会生活の妨げや問題をできるだけ少なくする工夫が大切になります．このために，以下の一連の過程を患者と一緒に確認します．

①障害の存在，およびそのために実生活で生じやすい誤りについて，本人と一緒に話し合って確認し，障害への病感を養い，障害に対する正しい自覚を確立します．

②実際に行動する前に，障害の状態と今の状況について患者とともに確認し合い，どのようにすればよいかを具体的に話し合います．

③実際に行動した後で，先に確認した行動の見通しや予測と行動の結果との照合作業を患者と一緒に行います．行動の結果が予想と違った際には，その原因や要因などを探索的に話し合います．

④①〜③の過程を確実にするためには，会話だけでなく，紙に書いたり，ビデオ記録などを利用したりして，できるだけ客観化して考えられるように材料を工夫して話し合います．

⑤実生活で生じやすい具体的な問題などについては，想定される原因や問題解決の仕方や実際の解決手順を事前にマニュアルにして作成しておき，患者が問題に遭遇したときに適宜参照するように指導します．

[参考文献]
1) Babinski MJ: Contribution à l'étude des troubles mentaux dans l'hémiplégie organique cérébrale(anosognosie). Rev Neurol 27：845-848, 1914〔遠藤正臣(訳)：「病態失認」について．精神医学 20：913-920, 1978〕
2) Gerstmann J: Problem of imperception of disease and of impaired body territories with organic lesions. Arch Neurol Psychiat 48：890-913, 1942
3) Gerstmann J: Psychological and phenomenological aspects of disorders of the body image. J Nerv Ment Dis 126：499-512, 1958
4) Geschwind N: Disconnexion syndromes in animals and man. Brain 88：237-294, 585-644, 1965〔河内十郎(訳)：高次脳機能の基礎．新曜社，1984〕
5) McGlynn SM, Schacter DL: Unawareness of deficits in neuropsychological syndromes. J Clin Exp Neuropsycol 11：143-205, 1989
6) Mesulam MM: A cortical network for directed attention and unilateral neglect. Ann Neurol 10：309-325, 1981
7) Prigatano GP, Schacter DL: Awareness of Deficit After Brain Injury; Clinical and Theoretical Issues. Oxford University Press, New York, 1991〔中村隆一(監訳)：脳損傷後の欠損についての意識性—臨床的・理論的論点．医歯薬出版，1996〕
8) Prigatano GP: Assessment and rehabilitation of anosognosia and syndromes of impaired awareness. In: Halligan P, et al(eds): Handbook of Clinical Neuropsychology, pp 387-397, Oxford University Press, 2003
9) Prigatano GP(ed): The Study of Anosognosia. Oxford University Press, 2010
10) 坂爪一幸：認知リハビリテーション．渡辺俊之，本田哲三(編)：リハビリテーション患者の心理とケア，pp 236-249, 医学書院，2000
11) 坂爪一幸：高次脳機能の障害心理学—神経心理学的症状とリハビリテーション・アプローチ．学文社，2007
12) 坂爪一幸：重度の左片麻痺があるのに左手足は動くという—病態失認とその対策．福井圀彦，藤田　勉，宮坂元磨(編)：脳卒中最前線—急性期の診断からリハビリテーションまで，第4版, pp 307-311, 医歯薬出版，2009
13) 山鳥　重：神経心理学入門．pp 286-306, 医学書院，1985
14) Weinstein EA, Kahn RL: The syndrome of anosognosia. Arch Neurol Psychiat 64：772-791, 1950

〈坂爪一幸〉

⑩ 障害の無自覚

訓練課題 1

高次脳機能障害の一般的な知識の獲得

目　　的▶高次脳機能障害の一般的な知識を獲得して，自分の障害に対する意識づけの基盤を準備します．

用　　具▶高次脳機能障害の一般的でわかりやすい解説文(本書など)，筆記用具

手続き▶高次脳機能障害全般についてわかりやすく解説した文章を読んでもらいます．今の自分の状態と比べて，同じ点や違う点に注意して記してもらいます．

指　　示▶1. 高次脳機能障害について記載した文章をよく読んでください．
　　　　2. 高次脳機能障害の具体的な症状や状態像を紙に箇条書きにしてください．
　　　　3. 箇条書きした症状や状態像が今の自分にあてはまるかどうかをよく考えて答えを記してください．

評　　価▶1. 高次脳機能障害の一般的な理解程度を評価します．
　　　　2. 自分の状態との比較が妥当かどうかを評価します．

バリエーション▶
　　　　1. 高次脳機能障害の日常生活への影響について考えてもらいます．
　　　　2. 高次脳機能障害の社会生活への影響について考えてもらいます．

結果の解釈▶
　　　　1. 高次脳機能障害についての一般的な知識の学習を通して，全体的に関心や興味が乏しい場合には，障害の無自覚の存在が疑われます．
　　　　2. 自分の障害の状態と箇条書きにした症状との対応づけや比較判断がうまくできない場合には，障害の無自覚の存在が疑われます．

訓練課題 2

自分の高次脳機能障害への自覚

目　的▶自分の高次脳機能障害についての知識を獲得して自分の状態と比較します．

用　具▶自分の高次脳機能障害についての詳しい解説文（本書の該当する章など），筆記用具

手続き▶自分の高次脳機能障害について詳しく解説した文章を読んでもらいます．今の自分の状態と比べて，同じ点や違う点を記してもらいます．

指　示▶
1. 自分の高次脳機能障害の具体的な症状について記載した文章をよく読んでください．
2. 自分の高次脳機能障害の具体的な状態像を紙に箇条書きにしてください．
3. 自分の高次脳機能障害が日常生活にどのように影響するかを予想してください．

評　価▶
1. 自分の高次脳機能障害の理解程度を評価します．
2. 自分の高次脳機能障害の生活への影響の理解程度を評価します．

バリエーション▶
1. 自分の高次脳機能障害の症状と他の高次脳機能障害の症状を比較して，共通点や差異点を見つけ出してもらいます．
2. 自分の高次脳機能障害と他の高次脳機能障害を比較して，日常生活上で生じやすい問題や困難さなどを予想してもらいます．

結果の解釈▶
1. 自分の高次脳機能障害の状態を適切に判断できない場合には，障害の無自覚の存在が疑われます．
2. 自分の高次脳機能障害の状態が生活に与える影響を予想できない場合には，障害の無自覚の存在が疑われます．

訓練課題 3

日常生活活動への高次脳機能障害の影響の自覚

目　　的▶日常生活上の活動に与える高次脳機能障害の影響を確認して，障害への自覚を促します．

用　　具▶一日の具体的な活動の一覧表，筆記用具

手続き▶患者と一緒にその日の活動予定について一覧を作成します．各活動項目について，実際に活動する前に達成の予測を記入してもらいます．さらに各活動の終了後に実際に予定通りにできたかを自己評価して記入してもらいます．家族や関係者は患者が予定通りに活動できていたかどうかを確認します．その後に，活動の評価の食い違いについて患者と一緒に話し合って確認します．

指　　示▶
1. 今日一日の活動の予定を具体的な項目に分けて立ててください．
2. 各活動項目について，実行できるかどうかの見込みを記入してください．
3. 予定通りに活動できたかどうかを振り返って記入してください．

バリエーション▶
1. 1週間の生活上の予定でどのような問題や困難が生じるかを予想してもらいます．
2. 生活上に生じた実際の問題や困難に対して，原因と対策を話し合います．

結果の解釈▶
1. 予定した活動の種類と自分の障害の状態との兼ね合いから，困難さについての予想の食い違いが大きい場合には，障害の無自覚の存在が疑われます．
2. 予定した活動がうまくできなかったことに無関心でいたり，気にとめる様子がなかったりする場合には，障害の無自覚の存在が疑われます．

11 認知症

概念

　認知症(dementia)とは一度正常に達した認知機能が後天的な脳の障害によって持続性に低下した状態です．意識の障害を認める場合や症状が一過性の場合には認知症と診断しません．意識が清明であり，症状が持続性・進行性である場合に認知症と診断します．具体的には，認知症による多彩な認知機能障害(記憶障害，失語，失行，失認，遂行機能の障害)のため通常の社会生活ができなくなった状態です．

　なお，先天性障害のため正常な知能の発達ができない場合は精神発育遅滞と呼ばれて認知症とは区別されます．また，高齢者では健常であっても「忘れっぽく」なることがあります．このような加齢に伴う生理的な記憶の低下(age-associated memory impairment；AAMI)は，認知症と区別されます．また，記憶の障害のみを認め，ほかの認知機能障害を認めない場合は健忘症候群として認知症と区別します．

　いわゆる軽度認知障害(mild cognitive impairment；MCI)は「正常ではないが認知症でもない」状態です．MCIは症状を示す概念であり，原因疾患にはさまざまな病態が含まれています．MCIから将来，認知症，特にアルツハイマー(Alzheimer)型認知症と診断される患者群があるため，認知症の早期診断の観点から注目されています．

　わが国では，日本神経学会など6つの学会が共同で2010年に作成し，その後，一部補足された「認知症疾患治療ガイドライン」があります．

　わが国の認知症患者の数や有病率についての報告を見ると，厚生労働省(2010年)は満65歳以上の高齢者について認知症有病者数を約439万人(認知症有病率推定値15％；高齢者の7人に1人の頻度)と推計しています．これは，久山町研究の認知症有病率から推計した認知症患者数の推計476万人(2012年)ともほぼ一致しています．将来の認知症の推定患者数の予測では2025年には675万人，2040年に802万人，2060年に850万人になることが報告されています．

　認知症の原因疾患については，アルツハイマー型認知症と血管性認知症が2大病型とされています．65歳以上の認知症患者を原因疾患別に見ると，アルツハイマー型認知症が43.1％，血管性認知症は30.1％，不明が18.7％，その他の認知症が8.1％を占めています(「平成7年度東京都社会福祉基礎調査・高齢者の生活実態」より)．なお，アルツハイマー型認知症の患者数は血管性認知症やその他の認知症に比べ今後，顕著に増加すると予想されています．

　レビー(Lewy)小体型認知症は老年期の変性性認知症疾患ではアルツハイマー型認知症に次いで2番目に多いとされています．レビー小体型認知症の疫学的報告は少なく，詳細

な患者数や有病率は明らかでありませんが，認知症患者の約20％程度といわれています．

わが国の施策として，「認知症になっても本人の意思が尊重され，できる限り住み慣れた地域のよい環境で暮らし続けることができる社会」の実現を目指す目的で2015年に新オレンジプランが作成されています(http://www.mhlw.go.jp/stf/houdou/0000072246.html)．

日常生活での現れ方

1 記憶障害・見当識障害

認知症では新しいことを覚えることが難しくなります．そのため，最近経験したことを覚えられなかったり，思い出せなくなったりします．また，以前に記憶した事柄を思い出せなくなることもあります．認知症では，このような記憶障害が徐々に進行していきます．さらに，時間・場所・人物を認識する見当識の障害を認めます．従来，記憶の障害は認知症の中核症状とされてきましたが，前頭側頭型認知症などでは，必ずしも記憶障害が前景に出ないことがあります．

2 精神症状・行動障害

認知症に伴って，種々の精神症状(自発性低下，睡眠障害，人物誤認，せん妄，幻覚，妄想，興奮，抑うつ，作話など)や行動障害(トイレ以外での排泄，介護者や家族に対して攻撃的である，不潔なままでいる，夜間・日中に徘徊するなど)を認めることがあります．認知症に伴ってみられる精神症状・行動障害はbehavioral and psychological symptoms of dementia(BPSD)と総称されています．2002(平成14)年の東京都の在宅認知症高齢者の実態調査では約6割に，認知症に伴う精神症状や行動障害を認めることが報告されています．認知症性高齢者では高齢による視覚・聴覚の衰えに加えて判断や思考が低下しており，幻覚や妄想が生じやすい状態にあります．被害妄想や嫉妬妄想，物盗られ妄想(物が見つからないとその物を盗られたと考える)などが認められます．また，自発性低下・無気力・怒りっぽい・疑い深いなどの人格の変化や病前性格の尖鋭化もみられます．なお，せん妄や抑うつは認知症に伴ってみられることもありますが，認知症と鑑別を要する重要な精神症状です．

3 家族が認知症に気づく症状

　日常生活で家族が認知症に気づく症状として，「同じことを何回も言ったり聞いたりする」「置き忘れやしまい忘れが目立つ」「物の名前が出てこない」「以前はあった興味や関心が薄れた」などが多くみられます．その他，「時間や場所の感覚が不確かになった」「怒りっぽくなった」「財布が盗まれたという」「だらしなくなった」「疑い深くなった」，「計算間違いが多くなった」「複雑なテレビドラマの内容が理解できない」「日課をしなくなった」「水道やガス栓の閉め忘れが目立つ」「慣れているところで道に迷った」「服薬中の薬の管理ができない」などといった症状もあげられます．さらに認知症が進行すると着衣や身の回りのこともひとりではできなくなり，家族などの介助が必要になってきます．

診療場面での現れ方

　認知症を疑った場合，記憶・見当識・計算力・判断力・知識などについての診察を十分に行います．患者本人または家族から病歴を聴取する際にも，これらの障害の有無について注意しながら問診を進めます．既往歴や職業，家族構成や子・孫の名前などを尋ねてみることでも，記憶や知識の障害の有無や障害の程度を推測することができます．

1 見当識の診かた

　時間に対する見当識は今日の日付や曜日が正しく答えられるかを診ます．答えられないときは現在の季節を尋ねてみます．場所に対する見当識は自分の今いる場所の名称や地名を尋ねてみます．人に対する見当識は家族や面会人を正しく認識しているかを診ます．一般に見当識は時間，場所，人物の順番で障害されます．

2 記憶の診かた

　認知症の診察では記憶障害を診ることが重要です．近時記憶(recent memory)，遠隔記憶(remote memory)，即時記憶(immediate memory)に分けて診ます．記憶の診かたは3つの記憶に関連のない物の名称を覚えてもらい，5分後に再生してもらう方法が用いられます．具体的には「ネコ・サクラ・デンシャ」のような3つのことばを復唱してもらい，覚えておくように指示します．その後，ほかの診察を行い，その間には3つのことばのリハーサルができないようにしておきます．約5分後に覚えてもらった3つの物品の名称を尋ねてみます．

　遠隔記憶については子どものときに過ごした場所や出身校，職歴や生活歴などについて

尋ねてみます．認知症では子どもの頃のことなど，より遠い過去の出来事をよく覚えている傾向があります（時間的傾斜）．復唱については数字の順唱と逆唱を診てみます．一般に順唱は5桁，逆唱は4桁まで可能な場合は障害がないとされています．

3 計算

100から順に7ずつ引き算してもらう方法（serial 7's）が多く用いられます．

4 感情，判断，知識など

認知症の初発症状として感情や意欲の障害，人格の変化などがみられることがあります．態度や着衣の様子，礼節が保たれているか，注意の障害がないか，集中力が保たれているかなどにも留意して診察を進めます．その他，①有名なことわざの意味を聞いてみる，②動物や野菜の名前を知っている限り，言ってもらう（一般に同一のカテゴリーで12個以上答えられる場合は障害がないとされています），③ある品物（例：鉛筆）を見せてその名称を答えてもらう，④最近話題になっているニュースを知っているか聞いてみる，⑤立方体や時計の絵を書いてもらう，⑥「バナナとミカン」，「ライオンとイヌ」の類似点を聞いてみる，などの質問も知識，単語，構成，理解などの障害を診るのに有用です．

5 知能検査

認知症の有無をみるためには知能検査が行われます．簡易知能検査は比較的短時間で施行できるので，認知症のスクリーニングや経過をみる際に有用です．Mini Mental State Examination（MMSE）が代表的ですが，日本では改訂長谷川式簡易知能評価スケール（HDS-R）がよく使われます．詳細な知能検査を行う場合は，Wechsler Adult Intelligence Scale, third edition（WAIS-Ⅲ）が用いられます．

Ⓐ MMSE，HDS-R

MMSEは30点満点で健常者では平均約28点（健常者の得点範囲は24～30点），カットオフポイントは23/24（23点以下：認知障害あり）です（表4-25）．

HDS-Rは30点満点でカットオフポイントは21/20（20点以下：認知症の疑いあり）です．

Ⓑ WAIS-Ⅲ

WAIS-Ⅲは14項目の下位検査（絵画完成，単語，符号，類似，積木模様，算数，行列

表 4-25 MMSE（Mini-Mental State Examination）

		質問内容	解答	得点
1.	5点	今年は何年ですか． 今の季節は何ですか． 今日は何曜日ですか． 今日は何月何日ですか．	年 曜日 月 日	0, 1 0, 1 0, 1 0, 1 0, 1
2.	5点	ここはなに県ですか． ここはなに市ですか． ここはなに病院ですか． ここは何階ですか． ここはなに地方ですか．		0, 1 0, 1 0, 1 0, 1 0, 1
3.	3点	物品名3個（相互に無関係） 検査者は物の名前を1秒間に1個ずつ言う． その後，被検者に繰り返させる． 正答1個につき1点を与える． 3個すべて言うまで繰り返す（6回まで）． 何回繰り返したかを記す．（　　回）		0, 1, 2, 3
4.	5点	100から順に7を引く（5回まで）． あるいは「フジノヤマ」を逆唱させる．		0, 1, 2, 3, 4, 5
5.	3点	3で提示した物品名を再度復唱させる．		0, 1, 2, 3
6.	2点	（時計を見せながら）これは何ですか． （鉛筆を見せながら）これは何ですか．		0, 1, 2 0, 1, 2
7.	1点	次の文章を繰り返す． 「みんなで，力を合わせて綱を引きます」		0, 1
8.	3点	（3段階の命令） 「右手にこの紙を持ってください」 「それを半分に折りたたんでください」 「机の上に置いてください」		0, 1, 2, 3
9.	1点	（次の文章を読んで，その指示に従ってください） 「眼を閉じなさい」		0, 1
10.	1点	（何か文章を書いてください）		0, 1
11.	1点	（次の図形を書いてください）		0, 1
			計	点／30点

注：日本で用いられているMMSEには数種類の変法があります．たとえば，復唱が「ちりもつもればやまとなる」であったり，図形が立方体の透視図である場合もあります．

〔Folstein MF, et al: "Mini-mental state". A practical method for grading the cognitive state of patients for the clinician. J Psychiatr Res 12: 189-198, 1975 より〕

推理，数唱，知識，絵画配列，理解，記号探し，語音整列，組み合わせ）から構成されており，11項目の下位検査から16～89歳までの言語性IQと動作性IQ，総合（全検査）IQを求めることができます．IQはその年齢の平均値が100（1SD＝±15）になるように標準化されています．得られる情報が多い重要な検査ですが，検査に60～90分を要します．

ⓒ その他の心理検査

Raven色彩マトリックス検査（Raven's coloured progressive matrices）はWAB失語症検査に非言語性知能検査として含まれており，日本語版では45歳以上で標準化されています．設問は，一部が欠けている図を提示し，欠けている部分に相当する正解を選択肢のなかから選んでもらう様式です．36点満点で24点以下の場合は知能の低下があると考えられています．

その他，コース（Kohs）立方体組み合わせテスト，国立精研式認知症スクリーニング・テストなどが用いられることがあります．遂行機能の検査には前頭葉機能検査（Frontal Assessment Battery at Bedside；FAB），遂行機能障害症候群の行動評価（Behavioural Assessment of the Dysexecutive. Syndrome；BADS）などが，記銘力の検査にベントン（Benton）視覚記銘力検査，リバーミード（Rivermead）行動記憶検査，ウェクスラー記憶検査（Wechsler Memory Scale-Revised；WMS-R）などが用いられることがあります．

診断のポイント

1 認知症の診断基準

認知症の診断基準として，代表的なものはアメリカ精神医学会によるものです．DSM-IV-TRを経て，現在は2013年に改訂されたDSM-5になりました．DSM-5では，Major Neurocognitive Disorderが，認知症（dementia）に相当する用語として，Mild Neurocognitive Disorderが軽度認知障害に相当する用語として，それぞれ用いられています．表4-26と表4-27にDSM-5の認知症と軽度認知障害の診断基準を示します．DSM-5では認知症と軽度認知障害の原因は，それぞれアルツハイマー型認知症*，血管性認知症，前頭葉側頭葉変性症，レビー小体型認知症，外傷性脳損傷，パーキンソン（Parkinson）病，物質・医薬品の使用，HIV感染症，ハンチントン（Huntington）（舞踏）病，プリオン病，ほかの医学的疾患，複数の病因，特定不能に分けられています（＊：DSM-5では，アルツハイマー型認知症をアルツハイマー病と表記していますが，本項ではアルツハイマー型認知症と表記することにします）．

表4-26 認知症 Major Neurocognitive Disorder（DSM-5）の診断基準

A. 1つ以上の認知領域（複雑性注意，実行機能，学習および記憶，言語，知覚-運動，社会的認知）において以前の行為水準から有意な認知の低下があるという証拠が以下に基づいている．
　1. 本人，本人をよく知る情報提供者，または臨床家による，有意な認知機能の低下があったという懸念，および
　2. 標準化された神経心理学的試験によって，それがなければほかの定量化された臨床的評価によって記録された，実質的な認知行為の障害．
B. 毎日の活動において，認知欠損が自立を阻害する（すなわち，最低限，請求書を支払う，内服薬を管理するなどの，複雑な手段的日常生活動作に援助を必要とする）．
C. その認知欠損はせん妄の状態でのみ起こるものではない．
D. その認知欠損は他の精神疾患によってはうまく説明されない（例：うつ病，統合失調症）
　▶以下によるものか，特定せよ
　　アルツハイマー病，前頭葉側頭葉変性症，レビー小体病，血管性疾患，外傷性脳損傷，物質・医薬品の使用，HIV感染，プリオン病，パーキンソン病，ハンチントン病，他の医学的疾患，複数の病因，特定不能

〔髙橋三郎，大野　裕（監訳）：DSM-5　精神疾患の分類と診断の手引．p 282, 医学書院，2014 より引用〕

表4-27 軽度認知障害 Mild Neurocognitive Disorder（DSM-5）の診断基準

A. 1つ以上の認知領域（複雑性注意，実行機能，学習および記憶，言語，知覚-運動，社会的認知）において以前の行為水準から軽度の認知の低下があるという証拠が以下に基づいている．
　1. 本人，本人をよく知る情報提供者，または臨床家による，有意な認知機能の低下があったという懸念，および
　2. 可能であれば標準化された神経心理学的試験に記録された，それがなければ他の定量化された臨床的評価によって実証された認知行為の障害．
B. 毎日の活動において，認知欠損が自立を阻害しない（すなわち，請求書を支払う，内服薬を管理するなどの，複雑な手段的日常生活動作は保たれるが，以前より大きな努力，代償的方略，または工夫が必要であるかもしれない）．
C. その認知欠損はせん妄の状況でのみ起こるものではない．
D. その認知欠損は他の精神疾患によってうまく説明されない（例：うつ病，統合失調症）
　▶以下によるものか，特定せよ
　　アルツハイマー病，前頭葉側頭葉変性症，レビー小体病，血管性疾患，外傷性脳損傷，物質・医薬品の使用，HIV感染，プリオン病，パーキンソン病，ハンチントン病，他の医学的疾患，複数の病因，特定不能

（筆者注：認知症の診断基準と異なるのは，自立している，手段的日常生活動作が保たれている点である）
〔髙橋三郎，大野　裕（監訳）：DSM-5　精神疾患の分類と診断の手引．p 283, 医学書院，2014 より引用〕

2 認知症の原因疾患の診断

　認知症の原因疾患の診断には頭部CT・MRI，SPECT，PETなどの画像診断，脳波，髄液検査，血液検査などの諸検査が必要です．認知症の原因となる疾患と診断の概略を図4-28にまとめました．認知症の原因疾患として，アルツハイマー型認知症と血管性認知症（多発脳梗塞性認知症）の頻度が高く，また，両者を鑑別することが重要です．

認知症の疑い
(意識障害, せん妄・うつ病 (仮性認知症) などが除外されている)

↓

病歴
一般身体所見・神経学的所見
検査所見
　画像診断 (頭部 CT・MRI など),
　脳波, 髄液検査, 血液検査など
　心理テスト (WAIS-Ⅲ, MMSE など)

↓

認知症の診断基準 (DSM-5)
1) major neurocognitive disorder
2) mild neurocognitive disorder
病因の特定
アルツハイマー病, 脳血管性認知症, 前頭側頭葉変性症, レビー小体型認知症, 外傷性脳損傷, パーキンソン病, 物質・医薬品の使用, HIV 感染症, ハンチントン (舞踏) 病, プリオン病, その他 (他の医学的疾患, 複数の病因, 特定不能)

↓

治療
1) treatable dementia の場合
　原因疾患に対する治療
2) 薬剤治療
　アルツハイマー型認知症
　　ドネペジル塩酸塩, メマンチン塩酸塩, ガランタミン臭化水素酸塩など
　精神症状を伴う場合
　　幻覚・興奮:非定型抗精神病薬など
　　抑うつ状態:抗うつ薬など
　　意欲低下:アマンタジン塩酸塩など
3) 認知リハビリテーション
　回想法, 見当識訓練, 注意力訓練 (APT), など

認知症の原因疾患
・脳血管障害
　脳血管性認知症
　　多発性脳梗塞, ラクナ状態, ビンズワンガー (Binswanger) 病など
　　慢性硬膜下血腫, 脳アミロイドアンギオパチーなど
・頭部外傷
・腫瘍
　脳腫瘍, 傍腫瘍症候群としての辺縁系脳炎 (limbic encephalitis) など
・正常圧水頭症
・変性疾患
　1) アルツハイマー型認知症
　2) その他の変性疾患 (非アルツハイマー型変性認知症)
　　びまん性レビー小体病 (DLBD), ハンチントン (Huntington) 病, 進行性核上性麻痺 (PSP), cortico-basal degenerations (CBD), 歯状核赤核淡蒼球ルイ体萎縮症 (DRPLA), 視床変性症, 多系統萎縮症 (MSA), パーキンソン症候群, パーキンソン病, Parkinson disease with dementia (PDD) など 前頭側頭型認知症 (frontotemporal dementia (FTD); ピック (Pick) 病, 運動ニューロン疾患に伴う認知症など)
・プリオン病
　Creutzfeldt-Jakob 病 (CJD) など
・中枢神経系感染症
　HIV 感染症 (AIDS 脳症), 神経梅毒, クリプトコッカス髄膜炎, 脳炎後遺症など
・脱髄性疾患 (多発性硬化症など)
・先天性代謝異常, 先天性脂質代謝異常 (成人型) など
・内分泌疾患
　甲状腺機能低下症, クッシング (Cushing) 症候群, アジソン (Addison) 病など
・栄養障害性疾患
　ペラグラ (ニコチン酸欠乏), 亜急性脊髄連合変性 (ビタミン B_{12} 欠乏), ビタミン B_6 欠乏症, Wernicke-Korsakoff 症候群 (ビタミン B_1 欠乏症) など
・その他の内科疾患
　肝性脳症, 腎性脳症, 肺性脳症, 神経ベーチェット (Behçet) 病など
・重金属, 薬剤など
　砒素, ビスマス, 金, マンガン, 水銀, 一酸化炭素 (CO), 有機溶剤, アルコール, 薬剤など

図 4-28 認知症の診断と原因疾患のまとめ

A アルツハイマー型認知症

　アルツハイマー型認知症は緩徐に発症し, 持続的な認知機能の低下を認めます. 診断に際してほかの認知症の原因となる疾患が除外されている必要があります. 頭部 CT・MRI では脳の萎縮 (脳溝や脳室の拡大) を認めます (図 4-29).

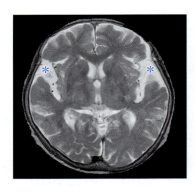

図 4-29 アルツハイマー型認知症の MRI
臨床的にアルツハイマー病が疑われる 1 例の MRI 所見です．T2 強調画像水平断ではシルビウス裂の拡大（*）を認めますが，特定の疾患を診断できるような特異的な所見は認めません．なお，VSRAD（早期アルツハイマー型認知症診断支援システム）を用いて求めた Z スコアの結果は 2.4 で，海馬傍回付近の萎縮の程度は健常者の標準脳と比較すると統計学的に有意差を認めました．

Ⓑ 血管性認知症（多発性脳梗塞性認知症，vascular dementia）

　アルツハイマー型認知症と比較して，①発症は急性で，②多くは脳卒中の既往があり，③症状は段階的に悪化していきます．また，発症年齢はアルツハイマー型認知症と比べると若年で男性に多いとされています．認知症と関連を有すると推測される病変による，脳の局所症状や神経徴候，頭部 CT・MRI の異常所見を認めます．具体的には，片麻痺などの運動障害，仮性球麻痺や歩行障害などを認め，頭部 CT・MRI で大脳皮質や皮質下の多発性脳血管障害や白質病変〔頭部 CT では大脳白質の脳室周囲低吸収域（periventricular lucency；PVL），頭部 MRI では T2 強調画像で脳室周囲高信号域（periventricular hyperintensity；PVH）〕を認めます（図 4-30）．ラクナ状態（lacunar state）やビンスワンガー病などが含まれます．また，血管性認知症では，まだら認知症（lacunar dementia；一部の認知機能は早期から低下するが，ほかの機能は比較的保たれている）を認めることがあります．

Ⓒ レビー小体型認知症（dementia with Lewy bodies；DLB）

　進行性の認知機能障害に加えて，パーキンソニズムと幻覚，特に幻視を主体とする特有の精神症状を特徴とします．認知機能障害は発症初期には記憶の障害が目立たないことがあります．神経変性疾患による認知症疾患であり，神経病理学的にはレビー小体（Lewy body）の出現を特徴としている点でパーキンソン病と共通しています．老年期の変性性認知症疾患ではアルツハイマー型認知症に次いで 2 番目に多いとされています．また，心臓交感神経機能検査である ^{123}I-MIBG 心筋シンチグラフィーで MIBG の取り込み低下を認めることが知られており，わが国では診断によく用いられます．なお，パーキンソン病に認知症を伴う場合，パーキンソン病の経過中に認知症が併発した場合には認知症を伴うパーキンソン病（Parkinson disease with dementia；PDD），認知症症状がパーキンソニズムに先行している場合，またはパーキンソン病の発症から 1 年以内に認知症症状が発症した場合には DLB とする場合があります．

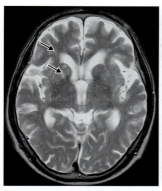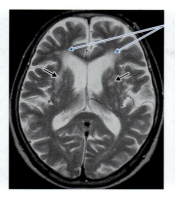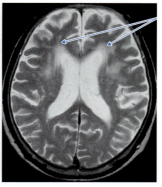

図 4-30 血管性認知症の MRI
T2強調画像水平断で，脳室周囲高信号域(PVH)(→)と多発脳梗塞(→)を認めます．この症例では明らかな脳梗塞の既往歴はなく，認知症が疑われて MRI を施行しました．

D 前頭側頭型認知症(frontotemporal dementia；FTD)

前頭側頭型認知症は変性型認知症のひとつで，前頭葉変性型，Pick 型，運動ニューロン疾患に伴う認知症に分類されます．前頭側頭葉変性症には，前頭側頭型認知症，進行性非流暢性失語(progressive non-fluent aphasia；PA)，意味性認知症(semantic dementia)が含まれます．ピック病(Pick disease)をはじめとする前頭葉，側頭葉の病変で変性性の疾患が含まれています．臨床上の特徴としては，性格変化と反社会的行動が前景に立ちますが，記憶，道具的機能，視空間能力，日常生活動作は損なわれないか，比較的保たれる傾向があります．特に発症早期には，記憶障害は目立たないものの，行動の制御困難，感情鈍麻，病識の欠如が見られることが重要です．頭部 MRI では経過とともに前頭葉，側頭葉の前面の萎縮が明らかになります．機能画像である，脳 SPECT で前頭葉や側頭葉の前部の血流低下，脳 PET で前頭葉や側頭葉の前部のグルコース代謝の低下が認められます．

E その他の認知症の原因疾患

その他の認知症の原因疾患として，頭部外傷，脳腫瘍，正常圧水頭症，HIV 感染症，クロイツフェルト・ヤコブ病(Creutzfeldt-Jakob disease；CJD)(図 4-31)，ビタミン欠乏症，甲状腺機能低下症などがあげられます．また，アルコールや薬物・有機溶剤や金属による中毒なども認知症の原因となり得ます．これらのなかには，各病因に対する治療で認知症の進行の抑制ないし改善が期待できる，treatable dementia も含まれています．

非アルツハイマー型変性認知症では，レビー小体型認知症，前頭側頭型認知症のほかにハンチントン病や進行性核上性麻痺などがあげられます．

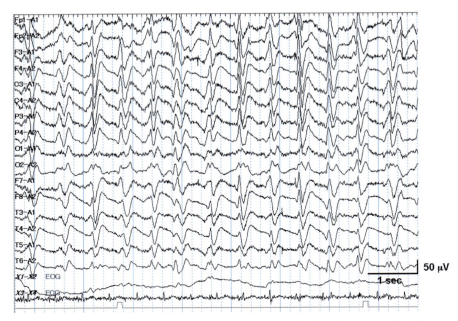

図 4-31 クロイツフェルト・ヤコブ病の脳波所見；周期性同期性放電（PSD）

クロイツフェルト・ヤコブ（Creutzfeldt-Jakob）病（CJD）の脳波所見です．CJD は認知症を主症状とする疾患のひとつで，脳波検査では周期性同期性放電（periodic synchronous discharge；PSD）が特徴的に認められます．

認知症の治療

treatable dementia は原疾患に対する治療を行うことで認知症の症状が改善することがあるので，その鑑別を行うことは認知症の治療上最も重要です（図 4-28）．

1 薬物治療

ドネペジル塩酸塩はアルツハイマー型認知症の認知症症状の進行を遅らすことができるとされ，広く使用されています．そのほか，メマンチン塩酸塩，ガランタミン臭化水素酸塩などの薬剤が保険適用になっています．

パーキンソン病に認知症が加わった場合（PDD）またはパーキンソン症候群のうち認知症や幻視や精神症状を伴う場合は，DLB を疑い，保険の適用外ですが，ドネペジル塩酸塩を投与することがあります．PDD や認知症を伴うパーキンソン症候群の精神症状に対しては，まずドネペジル塩酸塩による治療を行い，経過をみて非定型抗精神病薬の少量からの追加投与を行うことがあります．

血管性認知症の治療には原因となる脳梗塞の再発予防と血圧，脂質異常症，糖尿病などの危険因子に対する治療が必要です．

2 非薬物療法

認知症の治療において，非薬物療法は重要な位置を占めています．わが国のガイドラインでは，認知症の非薬物療法による介入を薬物療法の開始前に検討することが推奨されています．また，BPSDについても，非薬物療法である適切なケアは薬物療法に優先するとしています．非薬物療法は認知症患者のみならず介護者も対象となり，手法として，心理学的なもの，認知訓練的なもの，運動や音楽，芸術的なものがあげられ，リハビリテーション（以下，リハ）とケアが含まれます．認知症に対するリハは個人を対象に行う場合と少人数の集団を対象にする場合があります．認知症に対する認知機能の向上そのものを目的とした定型的なリハの有意性は，まだ明らかではありませんが，廃用を防ぎ残存機能を高めるという点で二次的に認知機能の向上が期待できます．現実見当識訓練法（reality orientation training；ROT）はある程度の治療効果が実証されています．回想法，芸術療法（音楽，絵画，演劇など）は一定の効果が期待できるとされています．

認知症の非薬物療法の開発は，薬物療法と組み合わせて行うさまざまなリハが試みられています．具体的には，理学療法（筋力強化，バランス訓練，関節可動域訓練など），作業療法（家事・家庭内役割作業，手工芸，工作，園芸など），レクリエーション療法，散歩，体操，脳活性化訓練，学習療法などがあげられます．また，運動と計算，しりとりなどの認知課題を組み合わせた，認知症予防を目的とした取り組み（コグニサイズ）が試みられています．環境の整備，介護者に対する教育や指導も重要です．

A 回想法

高齢者の思い出，過去の回想に対して治療スタッフが共感的，受容的に働きかけていきます．

B 現実見当識訓練法

「今は何月何日なのか？」「今の季節はいつなのか？」「今いる場所はどこか？」などの時間や場所に対する見当識障害を解消するための訓練であり，現実認識を深めることを目的とします．場合によっては，あらかじめ正解を提示したのちに，再度復唱してもらうなどの方法もとられます．

鑑別診断

認知症を疑った場合，せん妄とうつ病を鑑別する必要があります．

1 せん妄

せん妄は認知の変化を伴う意識障害（意識の変容）です．せん妄は急性に発症し，症状が変動しやすいことが特徴であり，このことが鑑別のポイントになります．なお，せん妄は認知症に伴ってみられることもあります．

せん妄の症状は急激に数時から数日で出現します．せん妄でみられる意識障害は自己の周囲の環境認識に対する清明度の低下であり，そのため注意を集中・維持したり，注意をほかに転じることができなくなります．具体的には，会話がとりとめなくなったり，保続のため会話が成り立たなくなったり，話題が予測不可能な転換をきたしたりします．また，昏迷ないし傾眠に近い活動性の低い状態から，落ち着きがなく興奮する状態になったり，昼夜の逆転や幻覚・幻視などを認めます．これらの症状は1日のなかでも変動します．また，見当識障害，特に時間に対する見当識障害を初期から認めます．

せん妄の原因は多彩で，脳血管障害・頭部外傷・脳腫瘍・変性疾患などの中枢神経系疾患，腎疾患や肝疾患，脱水，電解質異常，内分泌・代謝性疾患，心・肺疾患，感染症，腫瘍などがあげられます．また，薬剤の服用中などにみられる物質中毒性せん妄（アルコール，睡眠薬，抗不安薬，ジギタリス製剤など）やアルコールや薬剤などの離脱時にみられる物質離脱性せん妄があります．

2 うつ病

老年期のうつ病では精神運動抑制のため認知症と区別し難い症状を認めることがあります．このような状態を仮性認知症（pseudodementia）といいます．一般に，うつ病では認知症と比べて，①発症が急激である，②発症のきっかけが明らかである，③抗うつ薬による治療効果を認める，などの違いを認めます．なお，抑うつ状態は認知症に伴って認められることもあります．

その他

　認知症の予防には，2型糖尿病のコントロール，高血圧と脂質異常症の改善，望ましい体重の維持などメタボリックシンドロームや生活習慣病にかかわる健康維持が重要です．適正な運動習慣や禁煙，うつ病のコントロールも重要とされています．その他に，運動に合わせて知的課題を行うことや社会的な交流を維持することも重要とされています．ピアサポートやピアカウンセリングなども重要です．認知症の早期発見とその後の支援は大切な課題です．いわゆる「脳トレ」のアプリなどに現時点ではエビデンスのあるものはないというのが一般的な考えかたです．国立長寿健康センターの認知症情報サイト（http://monowasure.org/ninchi/）などの公的機関の情報を活用されるのもよいでしょう．

［参考文献］
1) 日本神経学会(監修)，「認知症疾患治療ガイドライン」作成合同委員会(編)：認知症疾患治療ガイドライン 2010．医学書院，2010．
2) 日本神経学会「認知症疾患治療ガイドライン」作成合同委員会：認知症疾患治療ガイドライン 2010 追補版（http://www.neurology-jp.org/guidelinem/nintisyo_tuiho.html）
3) 日本神経学会(監修)，「認知症疾患治療ガイドライン」作成合同委員会(編)：認知症疾患治療ガイドライン 2010 コンパクト版 2012．医学書院，2012．
4) 森　悦郎，三谷洋子，山鳥　重：神経疾患患者における日本語版 Mini-Mental State テストの有用性．神経心理学 1：82-90，1985．
5) 藤田和弘，前川久男，大六一志，他：WAIS-Ⅲ成人知能検査．日本文化科学社，2006．
6) 杉下守弘，山崎久美子：日本版レーブン色彩マトリックス検査手引．日本文化科学社，1993．
7) 加藤伸司，下垣　光，小野寺敦志，他：改訂長谷川式簡易知能評価スケール(HDS-R)の作成．老年精神医学雑誌 2：1339-1347，1991．
8) 日本精神神経学会(日本語版用語監修)，髙橋三郎，大野　裕(監訳)：DSM-5 精神疾患の診断・統計マニュアル．pp.583-634，医学書院，2014．
9) 本田哲三：認知症．千野直一(編)：現代リハビリテーション医学．第3版，pp.484-489，金原出版，2009．
10) 国立長寿医療研究センター：認知症予防に向けた運動コグニサイズ(http://www.ncgg.go.jp/department/cre/cognicise.html)
11) 新美芳樹：認知症施策推進総合戦略(新オレンジプラン)．総合リハ 44：7-13，2016．
12) 朝田　隆：認知症予防の効果とこれからの方向性．総合リハ 44：15-19，2016．
13) 朝田　隆：認知症．野村総一郎，樋口輝彦(監修)：標準精神医学，第6版，pp.379-409，医学書院，2015．

〔原　元彦〕

5 回復期リハビリテーション病棟におけるチームアプローチ

　高次脳機能障害は，一般に日常生活動作(活動)(activities of daily living；ADL)よりも手段的日常生活動作(活動)(instrumental activities of daily living；IADL)や社会生活上の障害が重度となります(2章「高次脳機能障害者の暮らしぶり」を参照，▶p.18)．したがって回復期リハビリテーション(以下リハ)病棟でのプログラムも，機能障害自体の回復促進とともに高次脳機能障害者が医療環境から在宅での家族と地域住民による「抱えの環境(後述)，▶p.244」への移行へ向けての枠組み作りが重要となります．

　以上の観点より，筆者らは2007(平成19)年より高次脳機能障害の評価(1〜2週間)と，病棟での生活障害訓練および在宅での実践結果のフィードバック・指導(4週間)を組み合わせた6週間のプログラムを実施しています．

　以下，この「統合的リハビリプログラム」(以下，本プログラム)を紹介したうえで現在までの実施結果と症例を提示します．

統合的リハビリプログラムの概要

1 対象および週間スケジュール

　対象は回復期リハ病棟に入院中の身体障害がない，もしくは軽度のJCS I -2レベル(覚醒しているが見当識障害あり)の亜急性期高次脳機能障害患者(認知症や中等度以上の失語症患者は除外)です．内容は，月曜日から金曜日までの院内訓練と週末の家族による外泊訓練です(後述)．毎週の外泊後，家族も交えカンファレンスを実施し次週の方針を確認していきます．退院後はリハ医の診察をふまえて外来での臨床心理士による認知訓練，作業療法士による在宅生活における問題点の評価・指導を継続します．

2 チーム成員の役割

　①リハ医は評価・チームの管理・家族への説明，②臨床心理士(以下CP)は神経心理学的評価・認知訓練，③作業療法士(以下OT)はADL/IADLの評価と訓練・適応があればメモリーノート訓練・外泊訓練指導，④理学療法士(以下PT)は身体機能の評価・訓練，

第1週目	第2週目	第3週目	第4週目	第5週目	第6週目	
入院 ・リハ医による医療診断 ・家族へのプログラムの説明 ・家族から情報収集(MSW) ・必要物品の依頼(Nrs) 各部門入院時評価	院内訓練 ①C	②C	③C	④C	→各部門退院時評価 ⑤C	退院
		第1回 外泊訓練	第2回 外泊訓練	第3回 外泊訓練	第4回 外泊訓練　症状説明会	外来リハ

図 5-1 統合的リハビリプログラムの流れ
Cは，カンファレンスを表す（原則的に週の始めに実施）

⑤言語聴覚士（以下 ST）は失語症の評価・本プログラムの適応有無の判断，⑥看護師・介護職（以下 Nrs）は病棟内問題行動の評価・徘徊防止処置・スケジュール管理・服薬管理，⑦医療ソーシャルワーカー（以下 MSW）は活用可能な社会資源と在宅でのマンパワー把握，⑧家族は外泊時に自宅での ADL/IADL を含めた生活全般の評価・訓練を実施し，結果をカンファレンスで報告します．またスタッフ全員でメモリーノート訓練，見当識訓練を施行します（後述）．

3 統合的リハビリプログラムの流れ（図 5-1）

A 第1週目（入院日～初回カンファレンス）

入院時にリハ医が診察・画像から総合的評価を実施し，各部門へ処方指示を出します．さらに家族へ画像を提示しながらプログラムの説明を実施します．Nrs は家族に見当識訓練やメモリーノート訓練の必要物品（カレンダー・卓上時計など）の準備を依頼します（表 5-1）．MSW は，家族から本人の生活歴や住居地域の状況，「使える」人的・社会的資源などの情報収集をします（表 5-2）．翌日から CP, OT, PT, ST の各部門で評価を行い，これらの評価に基づき，見当識訓練用のスケジュール表を作成します．病棟ではスケジュール表をもとに見当識，スケジュール管理，問題行動の有無を評価します．1週間の初期評価後，第1回目のカンファレンスを実施します．

第1回目のカンファレンスでは各部門の評価結果を受けて，リハ医から家族へ症状と見通し，入院プログラムの方針を伝えます．OT は家族へ外泊訓練のオリエンテーションを実施し，外泊時チェックリスト（表 5-3）の説明，記入の依頼を行います．また，見当識訓練の方法やメモリーノート訓練など院内訓練の方針を決定します．

表 5-1 入院時の家族への対応事項とベッド周りセッティング

- 準備を依頼：
  - 見当識訓練用：卓上時計，カレンダー，家族の写真 2 枚（メモリーノートとベッドサイド用）
  - ウエストポーチ：メモリーノート携帯用
- 了承を得る内容（離棟対策）：
  本人の写真を撮り院内各部署に配布，ゼッケンをつける，徘徊防止センサー使用
- ベッド周りセッティング：
  （寝た状態での本人の目につく場所に留意）
  時計，カレンダー，スケジュール，服薬セット，ウエストポーチ（メモリーノート入り）

表 5-2 「抱えの環境」づくりのための人的資源

1. 地縁関係
   - 声かけ・見守りしてくれる近隣住人
   - 民生委員「班長」
   - 郵便配達員・新聞配達員・牛乳配達員
   - 「趣味」の会
2. 血縁関係
   - 子ども・孫・兄弟・親戚
3. 友人関係
   4. 職場関係
5. 介護保険関係
   - ヘルパー・デイケア送迎者
   - ケアマネジャー

B 第 2 週目〜退院

　第 2 週以降は，院内訓練および外泊訓練を実施します．院内訓練では，スタッフ全員で見当識改善とスケジュール管理を目的とする見当識訓練を行います．具体的には，定時に日付，場所，現在のスケジュールを確認しその結果を記録，カンファレンスで報告します．また，必要に応じて OT が主導しているメモリーノート訓練の一環として伝言訓練をスタッフ間で実施します．また CP は認知訓練を，OT は外泊訓練時に問題となった IADL などを再評価し，代償手段の検討・訓練を，PT は活動性向上を目的に運動プログラムを実施します．さらに病棟では役割活動（例：「毎食後の病棟食堂テーブル拭き」など）指導を行っていきます．

　週末ごとに家族が外泊訓練を実施します．外泊時にはチェックリスト項目に従って，自発性，ADL，IADL を評価します（表 5-3-A：初回，表 5-3-B：2 回目以降）．外泊後，結果報告に基づきその後の院内訓練内容および自宅での対策を検討していきます．カンファレンスでは，自宅で生じた問題行動の原因を家族に詳しく説明し，次回外泊時の対応策を検討します．第 4 回目カンファレンスでは退院に向け自宅復帰後の週間生活スケジュール作成を家族に依頼します．最終カンファレンス（5 回目）では，家族からの退院後生活スケジュール案をスタッフと協議の上 MSW がケアマネジャーなどと調整を行います．

C 症状説明会開催（図 5-2, 表 7-2 ▶ p.268）

　高次脳機能障害者の在宅生活には，家族はもちろん友人・近隣住人による「見守り」や「声かけ」などの援助が必要となります．筆者らはそれを「抱えの環境づくり」と呼んでいます．具体的には退院前に関係者（家族・親戚・近隣住人・ケアマネジャーなど）を集め，リハ医・リハスタッフが説明会を行います．そこでは，高次脳機能障害を概説したパンフレット（巻末付録，▶ p.311 参照）と本人の症状説明書を手渡しながら，「高次脳機能障害」の概要・本人の症状・支援方法・注意点を説明して協力を依頼します．

表 5-3-A 外泊時活動チェック表(初回)

外泊期間：平成　年　月　日 ～　月　日

同行者の方へ：
このチェック表は、〇〇〇〇さんがご自宅で実際にどのように生活(行動)しようとするのか、行動パターンを把握し、今後のリハビリテーションプログラムを立てるためのものです

1. できるだけ指示をせずに、ご本人がどのような行動をとったかを観察し、スケジュール表にご記入下さい

時刻	トイレ	スケジュール	実施状況	コメント
3:00				
4:00				
5:00				
6:00				
7:00				
8:00				
9:00				
10:00				
11:00				
12:00				
13:00				
14:00				
15:00				
16:00				
17:00				
18:00				
19:00				
20:00				
21:00				
22:00				
23:00				
24:00				

実施状況：以下の項目でご記入下さい
A. 問題なく1人で実施できた　B. その場で見ている必要があった(見守り)
C. 促し・指示を出す必要があった(口出し)　D. 手助けが必要(手出し)
コメント：具体的にどのような様子であったかをご記入下さい

2. 以下の内容については、ご本人が適切な時間を過ぎても自発的に行動されない場合に指示をし、その実施状況をご記入下さい

実施状況：
A. 問題なく実施可能　B. その場で見ている必要がある(見守り)
C. 促し・指示があった(口出し)　D. 手助けが必要(手出し の介助)

		実施状況	コメント
洗面			
歯磨き			
食事	朝		
	昼		
	夕		
服薬	朝 (　：　)		
	昼 (　：　)		
	夕 (　：　)		
	就寝前 (　：　)		

3. その他
- 問題行動・困った行動(徘徊・落ち着きのなさなど)がありましたら、ご記入下さい

- 在宅で生活するにあたり、できるようになってほしいこと、できないと困ること、できないと自由にご記入下さい

- その他、気付いたこと、気になったことがありましたら、ご自由にご記入下さい

〇〇病院　総合リハビリテーションセンター

表5-3-B 外泊時活動チェック表（2回目以降）

外泊期間：平成　年　月　日～　月　日

同行者の方へ：
このチェック表は、○○○○さんがご自宅で生活する際に、具体的にどの活動で困るのかを把握し、今後のリハビリテーションプログラムを立てるためのものです。問題なくご本人が1人で実施できたB. その場で見ている必要があった（見守り）C. 促し・指示を出す必要があった（口出し）D. 手助けが必要であった（手出し）E. 実施しなかった。従って、できるだけ手助けをせず、ご本人がどのように活動されたかを以下の表にご記入下さい。

実施状況：以下の項目に沿ってご記入下さい
A. 問題なく1人で実施できた　B. その場で見ている必要があった（見守り）　C. 促し・指示を出す必要があった（口出し）　D. 手助けが必要であった（手出し）　E. 実施しなかった

1. 安全管理

項目	実施状況	コメント
火の元・ガス栓管理		
風呂のガス栓管理		
緊急時の家族への連絡		
在宅（連絡手段：　　　）		
屋外（連絡手段：　　　）		
戸締り		

2. 自己管理

項目	実施状況	コメント
服薬管理		
時間管理（スケジュールに沿っての行動）		

3. 家事活動

項目	実施状況	コメント
調理：計画・献立を立てる		
材料・道具などの準備		
料理の段取り		
温め（レンジなどの利用）		
炊飯器の使用		
ポットの使用		
配膳		
片付け・食器洗い		
ゴミの分別		
安全管理（ガス・IH・包丁）		
味付け（濃い・適切・薄い）		
買物：品物選び		
金銭管理		
洗濯：洗濯機の操作		
洗剤の量（少ない・適切・多い）		
洗濯物を干す		
洗濯物を取り込む		
洗濯物をたたむ		
タンスへ片付ける		
掃除：実施状況（　　　） 　　　場所：玄関 　　　使用道具：ほうき・掃除機・雑巾・その他（　　　） 　　　コメント：		
庭の手入れ：実施状況（　　　） 　　　コメント：		

4. 社会的交流

項目	実施状況	コメント
電話の対応	実施・非実施	
近所の人との交流	実施・非実施	
仲間との交流	実施・非実施	
携帯電話の使用	実施・非実施	
その他（　　　）	実施・非実施	

5. 問題解決

項目	実施状況	コメント
見知らぬ人の訪問	実施・非実施	
新聞集金	実施・非実施	
郵便書留	実施・非実施	
宅配便	実施・非実施	
家計管理	実施・非実施	
その他（　　　）	実施・非実施	

6. 仕事

項目	実施状況	コメント
農作業	実施・非実施	
簡易的作業	実施・非実施	
その他（　　　）	実施・非実施	

7. 外出時

項目	安全性	コメント
車の運転	安全・不安・危険・非実施	
徒歩	安全・不安・危険・非実施	
交通機関の利用	安全・不安・危険・非実施	
道順の理解	適切・やや不明確・迷う	

○○病院　総合リハビリテーションセンター

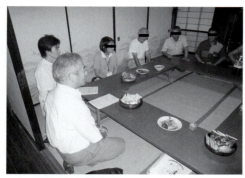

図 5-2 症状説明会

表 5-4 対象者プロフィール

症例	疾患名（病巣）	障害名	年齢(歳)	性別	家族構成	在院日数(日)
1	脳梗塞（左前脳基底部）	見当識障害・注意障害・記憶障害	81	男	独居	47
2	脳梗塞（左視床）	見当識障害・注意障害・記憶障害	72	女	独居	69
3	脳梗塞（左前頭前野，右尾状核）	見当識障害・注意障害・記憶障害・失行	72	男	妻	55
4	ヘルペス脳炎（右側頭葉下面，海馬）	記憶障害	70	男	妻	48
5	脳梗塞（両側頭頂後頭葉，両側小脳）	見当識障害・注意障害・記憶障害・失認	78	男	妻	57
6	左慢性硬膜下血腫（左前頭部，側頭頭頂部）	見当識障害・注意障害・記憶障害・失語症	73	男	妻・長男	43
7	くも膜下出血（右前頭葉）	見当識障害・注意障害・記憶障害	64	女	夫・長男	55

統合的リハビリプログラム実施結果

　本プログラムを 2007（平成 19）年 10 月〜2008（平成 20）年 9 月に当院回復期リハ病棟に入院し対象基準に該当した患者 7 例（表 5-4）に実施しました．発症からの期間は平均 30.9 日，在院日数は 53.4 日で，すべて自宅に退院しました．家族構成は独居，配偶者と 2 人世帯，もしくは 3 人世帯であっても日中 2 人世帯と人的資源に乏しい状態でした．

　入院時神経心理学的検査結果（表 5-5）では各症例とも GOAT（Galveston Orientation and Amnesia Test）75 点以下であり見当識障害が認められました．また，GOAT 75 点以下のため厳密な意味づけは難しいものの，注意障害，記憶障害，遂行機能障害が認められました．退院時においては GOAT で見当識の改善が認められたものの，その他の検査では大幅な改善はみられませんでした．

　一方，本プログラム非導入群の 10 例と比較すると，大幅に入院期間の短縮が認められました（表 5-6）．

　以下，事例を提示します．

表 5-5 入退院時神経心理学的検査結果　　＊実施困難　※未実施

症例	GOAT		WAIS-R(Ⅲ) 言語性 IQ(VIQ)		WAIS-R(Ⅲ) 動作性 IQ(PIQ)		WAIS-R(Ⅲ) 総合 IQ(TIQ)		WMS-R 言語	
	入院	退院	入院	退院	入院	退院	入院	退院	入院	退院
1	10	54	※	79	※	78	※	79	※	61
2	7	30	76	74	65	74	68	72	57	53
3	34	75	66	82	55	73	58	76	70	82
4	60	65	76	79	88	88	80	82	76	82
5	43	59	99	102	65	73	81	87	<50	63
6	75	70	61	64	64	61	59	59	69	※
7	73	85	73	73	52	52	61	61	74	74

症例	WMS-R 視覚		WMS-R 一般		RBMT		TMT-A		WCST CA	
	入院	退院	入院	退院	入院	退院	入院	退院	入院	退院
1	※	<50	※	54	1	7	940	454	1	1
2	<50	52	<50	<50	2	10	＊	470	0	0
3	<50	<50	59	68	8	7	＊	＊	1	0
4	73	80	73	79	18	12	168	165	＊	＊
5	<50	<50	<50	51	0	0	＊	368	＊	1
6	54	※	61	※	2	2	141	294	1	1
7	<50	61	56	65	6	10	＊	293	0	1

GOAT：Galveston Orientation and Amnesia Test, WAIS-R：Wechsler Adult Intelligence Scale-Revised, WMS-R：Wechsler Memory Scale-Revised, RBMT：Rivermead Behavioral Memory Test, TMT：Trail Making Test, WCST：Wisconsin Card Sorting Test

表 5-6 「統合的リハビリプログラム」導入前後の在院日数・神経心理学的検査・機能的自立度評価法(FIM)比較

	対象者数	平均年齢	在院日数	入院時神経心理所見		FIM	
				MMSE	RBMT	運動項目	認知項目
非導入群	10	63.8	87.1±54.1	18.4±5.4	8.2±5.2	76.6±14.6	23.8±6.3
導入群	7	72.9	53.4±12.9	17.9±4.7	8.1±7.1	85.6±6.3	24.1±5.8

事例紹介（症例 1）

　81歳，男性，脳梗塞（左前脳基底部）発症後 29 日で当院へ転院．入院時見当識障害・注意障害・記憶障害に加えて甚しい自発性作話が出現していました．また病識も低下しており，病棟内徘徊などの不穏行動が増強し看護・介護部門の目が離せない状況でした．なお，病前の ADL・IADL は自立していました．独居でしたが，近隣に長男・長女が在住していました．

　院内訓練では自分自身の置かれている状況の理解を促す目的で見当識訓練を実施しました．日中のスケジュールとしてアクティビティ（アンデルセン手芸），食後の食堂テーブル

表 5-7 外泊の様子とその対策

	様子	対策
1回目	つじつまの合わない言動が多い． 疲れやすく，寝ていることが多い．	その都度修正し，病識獲得を促す． 休憩時間を設け，生活リズムを作る． スタッフ・家族で対応を統一．
2回目	つじつまの合わない言動をすることもあるが，自発的に動く場面もみられてきた． 徘徊のリスク出現．	安否確認ポットの導入を検討．
3回目	自発的に ADL・IADL を実施するようになる． 火の管理が心配． 訪問者への適切な対応ができない．	IH やエアコンの使用を検討． 新聞の集金→家族が対応． 近所の人→病状説明．
4回目	家の周辺の場所・状況を理解する． 服薬管理は時々忘れる．	家族が準備する．
5回目	独居生活に対し，家族の不安あり．	在宅生活のスケジュール検討． 週6回のデイサービス利用． 毎晩家族が家に泊まる．

拭き，掃除の手伝いなど病棟内での役割活動を実施することにより無為に過ごす時間を減らすように配慮しました．CPでは注意訓練，OTではメモリーノート訓練，掃除・洗濯などのIADL訓練を実施しました．家族には毎週末の外泊訓練時に自宅での状況・問題点をチェックリストへ記入していただき，カンファレンスで報告しました(表5-7)．

　外泊(1回目)では，家族より「つじつまの合わない言動が多く，疲れやすい」といった問題点があげられました．これに対して院内生活において本人の誤った言動をその都度修正し病識獲得を促すとともに，積極的に休憩時間(毎昼食後30分臥床)を設けて生活リズムをつくることを院内・外泊時ともに統一しました．その後易疲労性が改善し，つじつまのあわない言動が軽減しました．

　2回目の外泊では自発的に活動する場面も認められてきましたが，自宅周辺への徘徊も出現しました．院内では徘徊が休憩時間に出現するようになってきたため，自主トレーニング(エルゴメータなど)を追加しました．さらに退院後の対策として安否確認ポット(使用記録が家族にメールで送られる機能つきの電気ポット)の導入を検討しました．

　3回目の外泊では，火の管理(ガス調理，石油ストーブ)の問題があげられました．そこでIH(induction heating)とエアコン使用を検討しました．また訪問者への適切な対応ができなかったため，集金などは家族が対応し，近隣住人に見守ってもらうよう依頼しました．

　4回目の外泊では自宅周辺の場所・状況が把握できるようになりましたが，服薬を忘れることが指摘されました．これに対しては，主治医が投薬内容を原則的に朝1回投与に変更し，退院後は当面家族が服薬準備するように設定し直しました．

5回目の外泊では特に大きな問題点はあげられなかったものの，独居生活に対して家族の不安が依然残っていたため，週6回のデイサービス利用と当面毎晩家族が泊まることとしました(安全が確認されたため退院後1週間で中止)．最終週にはリハ医，MSWが家族，親戚，近隣住人，ケアマネジャーを集めて「症状説明会」を開催し，症状説明と支援方法の指導を行いました．

院内訓練場面では持続性注意の向上と易疲労性の軽減が認められ，病棟生活では不穏行動，作話や徘徊・離院・離棟が減少していきました．退院後は炊事・洗濯などの屋内の家事はおおむね自立し，小額の金銭管理や，買い物も自転車で出かけることができるようになりました．

退院15か月後の現在，IADLや畑仕事，鳥の餌やりなどの活動も自発的に行っています．また近隣の友人との付き合いも適切に行えています．家族の援助については，週末に様子を見にきて掃除や食事の作りおきなどを実施する程度です．

まとめと今後の課題

回復期リハ病棟における先行研究は，これまで，各職種の役割の報告や回復期の対応法がまとめられたものなどがあげられますが，本研究のように家族，医師，CPをはじめ病棟NrsからOT，PTまで統合したプログラムは存在しません．

本プログラムによる，「構造化」されたチームアプローチ，「抱えの環境」づくり，および今後の課題の3点を述べます．

1　「構造化」されたチームアプローチ

本プログラムの第一の特徴として，チーム成員(家族を含む)各々の役割と，入院から退院までのスケジュールを明確にした「構造化」されたチームアプローチがあげられます．

高次脳機能障害者は院内での訓練が在宅生活へ汎化されにくく，実生活場面における評価・訓練が必須となります．しかし，自宅訪問の限られた時間内では生活上の問題点を十分に捉えることは難しいため，院内と外泊による自宅での評価・訓練を繰り返し，問題点を正確に把握することが，入院期間の短縮につながります．このような早期の外泊訓練は亜急性期の患者を混乱させるとの指摘もありますが，本プログラム対象者では上述の事例(症例1)以外は大きな混乱はみられませんでした．

さらに，従来は高次脳機能障害患者にかかわりの少なかったNrs，PTも役割が明確になり認知リハの役割を担うことが可能となりました．

2　「抱えの環境」づくり

高次脳機能障害者における退院後の「家族や地域共同体の『セーフティネット(安全網)』」の重要性は以前から指摘されています．筆者らはそのなかでも特に各患者固有の人間関係を重視し，それを「抱えの環境」と呼んでいます(前述)．高次脳機能障害者は周囲から障害を理解されにくいため，自宅に引きこもりがちです．しかし身体的廃用の予防お

およびQOLの観点からもできるだけ発病前に近い対人交流の場の維持に努める必要があります．「症状説明会」（前述）の実施により，家族・隣人・ケアマネジャーなど関係者の適切な対応とともに，関係者の戸惑い，悲しみ，不安の吐露も可能となりました．

3 今後の課題

　高次脳機能障害者は，職業復帰を含む社会生活の障害が中心となります．本プログラムはその前提となる自宅復帰に焦点をあてたものです．

　本プログラムの対象選定には，地域性や生活環境が重要となります．通院が困難で外来訓練継続が困難な場合や，対人交流が少ないため在宅生活が刺激に乏しいケースには，むしろ院内訓練を継続したほうが治療が促進される状況も考えられます．また，もともと近隣住人がいない，近所づきあいが乏しい，同居者が見守り困難，家族・親族が遠方在住などの場合は，「抱えの環境」づくり自体が課題となります．

　本章は高橋理夏，他：回復期リハビリテーション病棟における高次脳機能障害者への「統合的リハビリプログラム」の試み―見当識障害，注意障害，記憶障害を中心に．認知リハ 14(1)：78-85，2009をもとにまとめ直したものです．

［参考文献］
1) 原　寛美(監修)：高次脳機能障害ポケットマニュアル．pp 70-81，医歯薬出版，2005
2) 丹羽正利，本田哲三，山下映子，他：1健忘症例に対するチームアプローチと作業療法の役割．OTジャーナル 27：229-232，1993
3) 神田橋條治：精神療法面接のコツ．岩崎学術出版社，1990
4) Levin HS, O'Donnell VM, Grossman RG: The Galveston Orientation and Amnesia Test (GOAT). Neuropsychological Assessment, pp 757-758. Oxford University Press, 1979
5) 加藤譲司，本田哲三，近藤和泉，他：高次脳機能障害者統合的プログラムの試み―プログラム前後の比較検討．リハ医学 46：S 338，2009
6) 鞆綜淳子：脳外傷による高次脳機能障害の包括的リハビリテーション―高次脳機能障害者支援における看護師の役割．看護技術 54：40-45，2008
7) 岡本隆嗣，沖田啓子，橋本圭司：ためになるとっておきのゼミ生活を支える高次脳機能障害へのリハビリテーション―リハビリテーション病院における回復期の対応法．地域リハ 3：346-348，2008
8) 水野　瞳，原　寛美：リハビリテーション技術―誤りをさせない学習法(Errorless Learning法)．臨床リハ 15：349-351，2006
9) 高橋玖美子：医療ソーシャルワーカーによる生活評価．本田哲三，坂爪一幸，高橋玖美子(編)：高次脳機能障害のリハビリテーション―社会復帰支援ケーススタディ，pp 65-72，真興交易(株)医書出版部，2006
10) 石合純夫：障害別のパス―半側空間無視．日本リハビリテーション医学会診療ガイドライン委員会リハビリテーション連携パス策定委員会(編)：脳卒中リハビリテーション連携パス―基本と実践のポイント，pp 177-180，医学書院，2007
11) 渡邉　修：障害別のパス―失語．日本リハビリテーション医学会診療ガイドライン委員会リハビリテーション連携パス策定委員会(編)：脳卒中リハビリテーション連携パス―基本と実践のポイント，pp 181-184，医学書院，2007
12) 朝倉敬子，武林　亨：クリニカルパスの意義．日本リハビリテーション医学会診療ガイドライン委員会リハビリテーション連携パス策定委員会(編)：脳卒中リハビリテーション連携パス―基本と実践のポイント，pp 22-24，医学書院，2007
13) 田畑絵美，高橋理夏，本田哲三：高次脳機能障害者の統合的プログラムの試み―外泊時チェックリストを中心に．OTジャーナル 44：1417-1423，2010

〈本田哲三〉

6 高次脳機能障害のリハビリテーションと薬物療法

薬物療法の意義とエビデンス

1 薬物療法の意義

　脳外傷や脳卒中などの脳損傷後に生じる障害に対して，言語・作業療法や心理療法などのリハビリテーション（以下リハ）が行われるようになってきました．その際に，対症的な薬物投与が適切になされると，これらのリハの導入が容易になります．

　また，脳損傷では自然治癒を期待できる場合があります．もし，対症的に症状を軽減することができれば，悪循環に症状が進行することがなくなり，次第に行動範囲が広がって自然と症状も消失していく効果が期待できます．

　薬物治療の対象となる症状は，急性期（受傷〜1か月）では，通過症候群があり，回復期〜慢性期（2か月以降）では，興奮・抑うつ・認知障害などがあります（なお，けいれんに対する薬物療法は，本章ではふれません）．

2 薬物療法のエビデンス

A 薬剤選択の現状

　脳損傷で生じる障害の病態は，非器質性精神疾患（うつ病や統合失調症など）のものと異なる面もあり，後者の薬物療法で得られているエビデンスが，前者に対して必ずしも当てはまるとは限りません．このため，投与する薬剤の選択や用量は，治療者の経験的意見や，症例報告からの断片的な情報に基づいてなされてきました．

B エビデンスの重要性

　本章では，渉猟できた範囲での論文を，脳卒中合同ガイドライン委員会が作成したガイドライン（表6-1）にあてはめて，エビデンスレベル（レベルⅠ〜Ⅳ）を示します．また，その結果に基づいて現時点での推奨グレード（A〜C）を可能な限り付記していきます．

表 6-1 エビデンスレベルおよび推奨グレードの分類

＊エビデンスのレベル

Ⅰ：Randomized Controlled Trial (RCT) で証明されているもの
　Ⅰa　RCT のメタアナリシス（RCT の結果がほぼ一様）
　Ⅰb　少なくとも1つの RCT
Ⅱ：よくデザインされた研究で証明されたもの
　Ⅱa　少なくとも1つのよくデザインされた比較研究
　　　（非ランダム化）
　Ⅱb　少なくとも1つのよくデザインされた準実験的研究
　　　（コホート研究，ケースコントロール研究など）
Ⅲ：少なくとも1つのよくデザインされた非実験的記述研究
　　（比較・相関・症例研究）
Ⅳ：専門家の報告・意見・経験

＊＊推奨のグレード

A　行うように強く勧められる（少なくとも1つのレベルⅠの結果）
B　行うように勧められる（少なくとも1つのレベルⅡの結果）
C1　行うことを考慮しても良いが，十分な科学的根拠がない
C2　科学的根拠がないので勧められない
D　行わないよう勧められる

〔日本脳卒中学会脳卒中合同ガイドライン委員会（編）：脳卒中治療ガイドライン 2015，協和企画，2015 より〕

各薬剤の特徴

1 向精神薬とは？

抗うつ薬・抗精神病薬・気分安定薬・抗不安薬など，中枢神経系に対し選択的に働いて精神機能に特徴的な変化を起こす薬剤を総称して向精神薬と呼びます．まず，向精神薬がどのような機序で作用するのかを示します．

A 薬剤の作用と受容体

神経線維の接合部（シナプス）では，シナプス前神経細胞から，セロトニン・ドパミン・ノルアドレナリンなどの神経伝達物質が放出されます．これらはシナプス後神経細胞にある受容体に接合します（図6-1）．向精神薬は，これらの受容体を遮断し神経伝達を阻害する場合（アンタゴニスト）と，神経伝達物質に代わって作動する場合（アゴニスト）がありま

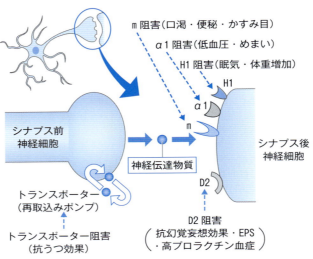

図6-1 シナプス間での薬理作用
H1：ヒスタミンH1受容体
α1：アドレナリンα1受容体
m：アセチルコリンm受容体
D2：ドーパミンD2受容体
EPS：錐体外路症状

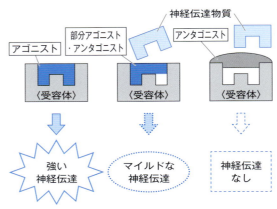

図6-2 アゴニスト・アンタゴニストと受容体

す．また最近では，マイルドなアゴニストとして作用する一方で，別の強いアゴニストが存在する場合にはアンタゴニストとして作用する向精神薬（部分アゴニスト・アンタゴニスト）も開発されてきました（図6-2）．

また，神経伝達物質はトランスポーター（運搬機構）によりシナプス前神経細胞に再取り込みされますが，向精神薬によりこの再取り込みが阻害されると，結果的にシナプス間での神経伝達物質の濃度が上がり，神経伝達が活発になります．

図6-3は抗うつ薬，図6-4は抗精神病薬，の模式的な形態を示します．図6-5は，薬剤

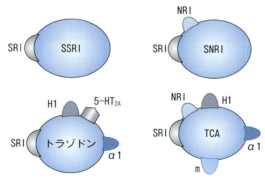

図 6-3 抗うつ薬の形態
SSRI：selective serotonin reuptake inhibitors（選択的セロトニン再取り込み阻害薬）
SRI：serotonin reuptake inhibitor（セロトニン再取り込み阻害作用点）
SNRI：serotonin noradrenaline reuptake inhibitor（セロトニン・ノルアドレナリン再取り込み阻害薬）
NRI：noradrenaline reuptake inhibitor（ノルアドレナリン再取り込み阻害作用点）
5-HT$_{2A}$：5-hydroxytriptamine(serotonin)$_{2A}$（セロトニン 2A 作用点）
m：（ムスカリン作用点）
TCA：Tricyclic antidepressant（三環系抗うつ薬）

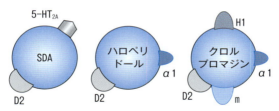

図 6-4 抗精神病薬の形態
SDA：serotonin-dopamine antagonist（セロトニン・ドパミン拮抗薬）

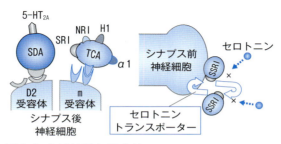

図 6-5 向精神薬と受容体

表 6-2 作用点からみた向精神薬と抗うつ薬の主な副作用

作用	遮断される受容体	症状（作用・副作用）	主な原因薬物
抗 m 作用	ムスカリン受容体（m 受容体）（注：アセチルコリン受容体の一つで副交感神経を作動させる）➡副交感神経作用の減弱	口渇・便秘・かすみ目 眼圧上昇・眠気・尿閉	低力価抗精神病薬 三環系抗うつ薬 四環系抗うつ薬 パロキセチン塩酸塩水和物（パキシル®）
抗 α1 作用	アドレナリン α1 受容体 ➡末梢血管の拡張	起立性低血圧・めまい	低力価抗精神病薬 中力価抗精神病薬 三環系抗うつ薬 四環系抗うつ薬 トラゾドン塩酸塩（デジレル®）
抗 H1 作用	ヒスタミン H1 受容体	眠気 体重増加	低力価抗精神病薬 クエチアピンフマル酸塩（セロクエル®） オランザピン（ジプレキサ®） リスペリドン（リスパダール®） 三環系抗うつ薬 四環系抗うつ薬 トラゾドン塩酸塩（デジレル®）
セロトニン 再取り込み 阻害作用		抗不安作用・抗うつ作用 頭痛・嘔気・性欲低下 セロトニン症候群 出血時間の延長	SSRI SNRI 三環系抗うつ薬
ドパミン 受容体 遮断作用	ドパミン D2 受容体	抗幻覚妄想作用 錐体外路症状	すべての抗精神病薬 三環系抗うつ薬 マプロチリン塩酸塩（ルジオミール®）
ノルアドレナリン 再取り込み 阻害作用		高血圧 排尿障害	ミルナシプラン塩酸塩（トレドミン®） 三環系抗うつ薬 四環系抗うつ薬
キニジン作用		QT 延長症候群 Torsades de pointes	抗精神病薬 三環系抗うつ薬 マプロチリン塩酸塩（ルジオミール®）

〔田吉伸哉：向精神薬の種類，作用，副作用．大森哲郎（編）：よくわかる精神科治療薬の考え方，使い方，p22，中外医学社，2008 より一部改変〕

と受容体の接合する様子を示します．このような機序により，向精神薬は薬効として有益に作用していきますが，その一方で有害な副作用を生じる側面もあります（表 6-2）．

B 薬剤の力価について

　向精神薬（特に抗精神病薬）を投与する際には，薬剤の力価の大小を配慮することが重要です．薬剤の力価とは，薬理作用の強さを示し，おおむね 1 錠あたりの mg が小さいものが高力価，大きいものが低力価に相当します．高力価ほど効果は強いのですが，その一方で薬物依存を形成しやすくなります．

表 6-3 抗うつ薬の種類

薬剤名	商品名	1日用量	特徴〔( )はエビデンスレベル〕
選択的セロトニン再取込み阻害薬(SSRI)➡副作用は比較的少ない			
フルボキサミンマレイン酸塩	ルボックス®	25〜150 mg	
パロキセチン塩酸塩水和物	パキシル®	10〜40 mg	感情失禁にも有効
塩酸セルトラリン	ジェイゾロフト®	25〜100 mg	興奮・易怒性に有効(Ⅲ),下痢に注意
セロトニン・ノルアドレナリン再取込み阻害薬(SNRI)			
ミルナシプラン塩酸塩	トレドミン®	25〜100 mg	意欲を高めるが,尿閉に注意
セロトニン2A受容体アンタゴニスト(SARI)			
トラゾドン塩酸塩	デジレル®	25〜100 mg	不眠・せん妄に対しても有効
四環系抗うつ薬			
マプロチリン塩酸塩	ルジオミール®	10〜75 mg	焦燥性うつに有効
ミアンセリン塩酸塩	テトラミド®	10〜60 mg	うつを伴う不眠に用いる
三環系抗うつ薬➡抗うつ作用は強力であるが,抗コリン作用・眠気・低血圧に注意			
クロミプラミン塩酸塩	アナフラニール®	10〜225 mg	強迫・焦燥に有効で,点滴も可能
ノルトリプチリン塩酸塩	ノリトレン®	10〜150 mg	意欲を高める
アミトリプチリン塩酸塩	トリプタノール®	10〜150 mg	TBIの興奮抑制に有効(Ⅲ)

TBI:外傷性脳損傷

2 抗うつ薬

セロトニン・ノルアドレナリンは,トランスポーターにより再取込みをされますが,抗うつ薬はこれらの再取込みを阻害します.

Ⓐ 抗うつ薬の種類

表 6-3 に示したような種類があります.

Ⓑ 抗うつ薬の副作用

① activation 症候群
　若年者への SSRI 投与の初期に,著しい不安・感情の激しい高ぶり・不眠・易刺激性・敵意・衝動性がまれに現れることがあります.
② セロトニン症候群
　セロトニンが過剰になり,錯乱・頭痛・発熱が起きることがあります.
③ 躁転
　抗うつ薬の投薬によって,気分が躁状態に転じることがあります.
④ 離脱症状
　抗うつ薬を急激に中止すると,感冒様症状・頭痛・吐き気・不安・焦燥が生じることがあります.そのため,前述した①〜③の副作用が生じた場合であっても,抗うつ

表 6-4 抗精神病薬の種類

薬剤名	商品名	1日用量	特徴〔（ ）はエビデンスレベル〕
非定型抗精神病薬 ➡ 副作用は比較的少ない			
セロトニン・ドパミン遮断薬(SDA) ➡ EPS が生じにくい			
リスペリドン	リスパダール®	0.5〜12 mg	抗幻覚作用に優れ作用発現が早い
ペロスピロン塩酸塩水和物	ルーラン®	4〜48 mg	血糖値を上げにくい
多元受容体作用(MARTA) ➡ 鎮静効果あり			
クエチアピンフマル酸塩	セロクエル®	25〜750 mg	TBI 後の興奮抑制に有効（Ⅲ）
オランザピン	ジプレキサ®	2.5〜20 mg	TBI 後の幻覚・興奮抑制に有効（Ⅲ）
ドパミン部分作動薬(DPA) ➡ EPS が生じにくい・プロラクチンを上げない			
アリピプラゾール	エビリファイ®	3〜30 mg	少用量で抗うつ，高用量では興奮を抑制
定型精神病薬			
ブチロフェノン系 ➡ 通過症候群での不穏に即効（Ⅱ），呼吸抑制なし			
ハロペリドール	セレネース®	0.75〜6 mg	幻覚妄想を抑制，EPS が生じやすい
フェノチアジン系 ➡ 鎮静・催眠作用が強い			
クロルプロマジン	ウインタミン®	12.5〜450 mg	
レボメプロマジン	レボトミン®	5〜200 mg	
ベンザミド系 ➡ EPS が少ない			
チアプリド塩酸塩	グラマリール®	25〜150 mg	脳血管疾患に伴うせん妄に保険適用あり
スルピリド	ドグマチール®	50〜1,200 mg	低用量で抗うつ，高用量で抗精神病作用

TBI：外傷性脳損傷，EPS：錐体外路症状，CVD：脳血管疾患

薬を中止するときは，段階的に減薬します．

3 抗精神病薬

抗精神病薬とは，基本的にドパミン D2 受容体へのアンタゴニストを指し，この受容体を介する神経伝達を減少させ，幻覚妄想や精神運動興奮を改善します．

Ⓐ 非定型抗精神病薬の種類

表 6-4 に示したような種類があります．

Ⓑ 統合失調症でのドパミン仮説

幻覚・妄想といった陽性症状は，中脳－辺縁系（図 6-6-Ⓐ）でのドパミン伝達が過剰になるために生じます．また，無為・自閉といった陰性症状は，中脳－皮質系（図 6-6-Ⓑ）でのドパミン伝達が欠乏するため生じます．そのため，抗精神病薬の投与により，ドパミン伝達作用が中脳－辺縁系に働くと幻覚や妄想の軽減を図る作用をもちます．しかし，その一方で中脳－皮質系に強く働きすぎると，陰性症状を増悪させる可能性があります．ま

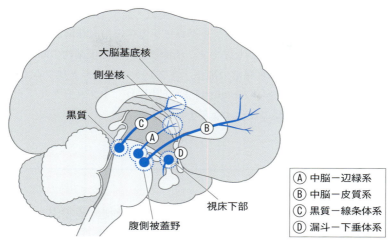

図 6-6 ドパミン経路
〔長嶺敬彦：抗精神病薬の「身体副作用」がわかる—The Third Disease, p 117, 医学書院, 2006 より一部改変〕

た，黒質－線条体系（図 6-6-ⓒ）でドパミン伝達が遮断されると，錐体外路症状〔extrapyramidal symptom（EPS, 後述）〕が生じやすくなります．さらに，漏斗－下垂体系（図 6-6-ⓓ）でドパミン伝達が遮断されると，プロラクチンが上昇し，無月経などが生じることがあります．

定型抗精神病薬は，これら 4 つのドパミン系をすべて遮断してしまうため，効果とともに副作用が出現しやすい欠点がありました．

これに対し非定型抗精神病薬では，常用量であれば，ドパミンの遮断が定型抗精神病薬の 60〜80％程度にとどまります．この程度の遮断は，中脳－辺縁系の臨床効果を発揮するには十分ですが，黒質－線条体系において EPS を出現させるには至らず，漏斗－下垂体経路にも影響がないため，副作用が出現しにくいという長所があります．

ⓒ 抗精神病薬の副作用

■ 錐体外路症状（EPS）

黒質－線条体系（図 6-6-ⓒ）のドパミン抑制によって，パーキンソニズム・アカシジア・急性ジストニア・遅発性ジスキネジアの副作用が生じることがあります．抗精神病薬の投与により早期から EPS が出現する場合は，漸減中止し他剤に切り替えます．

■ けいれん誘発作用

けいれんの既往のある患者では慎重に投与します．

■ 悪性症候群

脱水・身体的衰弱状態下での投薬をきっかけとして，まれに合併することがあります．

その症状は，①筋強直・発熱・発汗・嚥下困難・頻脈・血圧上昇・意識障害，②CPK（クレアチンホスホキナーゼ）値の上昇・高ミオグロビン血症・白血球増加，③ミオグロビン尿・腎不全・代謝性アシドーシス，などです．治療には，①原因薬物の即時中止，②十分な補液による脱水の改善と電解質異常の補正，③ダントロレンナトリウム水和物（ダントリウム®）初回1 mg/kg の静脈投与（200 mg/日まで使用可），④ブロモクリプチンメシル酸塩（パーロデル®）7.5 mg/日の経口投与，などを行います．

4 気分安定薬

表6-5の薬剤を気分安定薬と総称します．これらは神経細胞膜を安定させ，脳損傷後のいらいら感・攻撃性・衝動性を緩和します．これらのなかでカルバマゼピン（テグレトール®）とバルプロ酸ナトリウム（デパケン®）は抗けいれん作用を併せもちます．ただし催奇

表6-5 気分安定薬の種類

薬剤名	商品名	1日用量	特徴
炭酸リチウム	リーマス®	100～1,200 mg	TBI後の興奮抑制に有効（Ⅲ）
カルバマゼピン	テグレトール®	100～1,200 mg	TBI後の易怒性・脱抑制に有効（Ⅲ）
バルプロ酸ナトリウム	デパケン®	100～1,200 mg	TBI後の攻撃性・焦燥・不安に有効（Ⅲ）

TBI：外傷性脳損傷

表6-6 抗不安薬・睡眠薬の種類

薬剤名	商品名	1日用量	特徴
非ベンゾジアゼピン系➡筋弛緩作用が少なく，依存形成も少ない			
ゾルピデム酒石酸塩	マイスリー®	5～10 mg	超短時間型睡眠薬
ゾピクロン	アモバン®	7.5～10 mg	超短時間型睡眠薬
エスゾピクロン	ルネスタ®	1～3 mg	短時間型睡眠薬
ベンゾジアゼピン系			
トリアゾラム	ハルシオン®	0.125～0.5 mg	超短時間型睡眠薬
ブロチゾラム	レンドルミン®	0.25～0.5 mg	短時間型睡眠薬
フルニトラゼパム	ロヒプノール®	1～2 mg	中間型睡眠薬
ニトラゼパム	ベンザリン®	2.5～10 mg	中間型睡眠薬
クロチアゼパム	リーゼ®	5～30 mg	短時間型抗不安薬
エチゾラム	デパス®	0.5～3 mg（高齢者1.5 mgまで）	筋収縮性頭痛にも有効．依存に注意
アルプラゾラム	ソラナックス®	0.4～2.4 mg	抗不安作用が強い，半減期が短い
ロラゼパム	ワイパックス®	0.5～3 mg	肝障害時や高齢者にも使用可能
クロキサゼラム	セパゾン®	1～12 mg	長時間型抗不安薬
ロフラゼプ酸エチル	メイラックス®	1～2 mg	超長時間型，依存性が比較的少ない

形性をもつため，妊婦への服用は避けます．なお，気分安定薬は血中濃度を定期的に測定する必要があり，特に炭酸リチウム（リーマス®）は有効濃度の範囲(0.4〜1.2 mEq/L)が狭いため，数か月に一度の測定が重要です．

5 抗不安薬・睡眠薬（表6-6）

Ⓐ ベンゾジアゼピン（benzodiazepine；BZP）系薬剤の作用

BZP系薬剤は，抗不安作用の強いものが抗不安薬，催眠作用の強いものが睡眠薬と呼ばれ，不安障害・適応障害・心身症・うつ病・不眠などに広く用いられています．ほかの向精神薬と比較すると効果発現が比較的速く，かつ大量服薬しても致命的にはなりません．

しかし，高次脳機能障害で多くみられる興奮に対しての鎮静効果は乏しいこと，筋弛緩作用によるめまい・ふらつきや耐性・依存性の問題が指摘されていること，長期投与すると健忘症やせん妄を生じやすいことから，安易な投薬や漫然とした投与は避けるべきです．

Ⓑ 非ベンゾジアゼピン系の抗不安薬・睡眠薬

BZP系薬剤とは異なり全身には作用せず，筋弛緩作用が少なく，耐性や依存形成が生じにくいという利点があります．

6 その他の向精神薬

表6-7に示したような種類があります．

表6-7 その他の向精神薬

薬剤名	商品名	1日用量	特徴（（ ）はエビデンスレベル）
脳循環・脳代謝改善薬			
ニセルゴリン	サアミオン®	5〜15 mg	認知障害に有効（Ⅰa）
ドパミン作動薬			
ブロモクリプチンメシル酸塩	パーロデル®	5〜22.5 mg	分配性注意の改善（Ⅰb），発動性改善
アマンタジン塩酸塩	シンメトレル®	50〜300 mg	発動性改善（Ⅲ）
アセチルコリンエステラーゼ阻害薬➡アルツハイマー病に有効			
ドネペジル塩酸塩	アリセプト®	3〜10 mg	TBI後の短期記憶・注意障害に有効（Ⅰ）

TBI：外傷性脳損傷

表 6-8 コントロール困難な通過症候群に対する鎮静方法

薬剤名	商品名	特徴
チオペンタールナトリウム	ラボナール®	脳圧を下げ，かつ抗けいれん作用がある
プロポフォール	ディプリバン®	脳圧を下げるが，小児には使用禁忌
デクスメデトミジン塩酸塩	プレセデックス®	脳圧を下げ，投与中も意識が確認できる
ミダゾラム	ドルミカム®	小児にも使用でき，投与終了後の覚醒は早い
ジアゼパム	ホリゾン®	抗けいれん作用もあるが意識の確認ができない

〔重症頭部外傷治療・管理のガイドライン作成委員会(編)：重症頭部外傷治療・管理のガイドライン．第3版，pp 52-54，医学書院，2013 より〕

各症状への対応

1 興奮(Aggression)に対する投薬

Ⓐ 急性期の興奮(＝せん妄や通過症候群)

脳外傷の急性期には，せん妄や通過症候群による幻覚・妄想・興奮・攻撃性がしばしば生じます．せん妄とは，短期間に現れる失見当識の状態を指します．また通過症候群とは，脳の回復過程に起きる一過性の精神症状群を指します．これらの症状には，以下のような対応があげられます．

①環境の整備：照明を落とす，静かな音楽を流すなどの落ちついた環境とします．
②クエチアピンフマル酸塩(セロクエル®)・リスペリドン(リスパダール®)などの非定型抗精神病薬を経口投与します．
③ハロペリドール(セレネース®)：5 mg/Ap を生理食塩水に溶解し，1日1〜2回緩徐に点滴静注，または筋肉注射をします．
④レボメプロマジン(レボトミン®)：25 mg/Ap を1日1〜2回筋肉注射をします．
⑤これらの加療を試みても無効なときは，日本脳神経外傷学会の「重症頭部外傷治療のガイドライン　第3版」に沿って鎮静する方法もあります(表6-8)．

● 〈症例1〉通過症候群による興奮・攻撃性がみられた脳外傷例(図6-7，8)

30歳代男性，会社員．自転車に乗っていて電柱に激突し受傷しました．昏睡状態で近医に担送入院となり，保存的治療を受けました．頭部MRIでは，左前頭葉眼窩面と右後頭葉に脳挫傷を認めました．

受傷5日目より，暴言・暴力行為がみられるようになり，病院内の器物破壊をしながら徘徊をするようになりました．リスペリドン・クロルプロマジン(ウインタミン®)・レボ

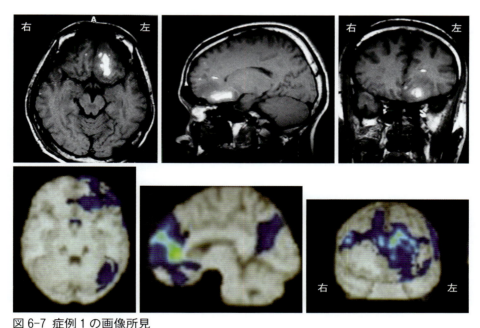

図 6-7 症例 1 の画像所見
MRI（上）にて左前頭葉眼窩面周囲に脳挫傷を認め，SPECT（下）でも相対的脳血流量が低下していた．

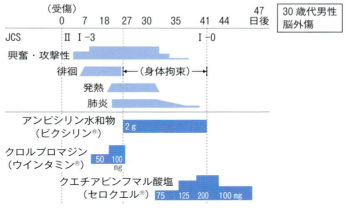

図 6-8 症例 1 の臨床経過

メプロマジンを投与しましたが，興奮や徘徊は継続しました．受傷 20 日目頃より，発熱・喀痰・咳嗽がみられ胸部 X 線撮影にて右下肺野に肺炎が確認されました．抗菌薬のアンピシリン水和物（ビクシリン®）を点滴投与するために，やむを得ず身体拘束を行いました．しかし，大声をあげ，酸素チューブを振り切る行為がみられたため，クエチアピンフマル酸塩を 75～200 mg/日投与したところ，興奮が軽減しました．受傷 40 日目に肺炎の治癒を確認し，クエチアピンフマル酸塩を漸減中止としましたが，興奮は再び生じませんでした．その後，意識は清明となり礼節も戻り，退院となりました．

表 6-9 外傷性脳損傷後各症状への投薬推奨グレード

薬剤名	商品名	推奨グレード
興奮に対して		
プロプラノロール塩酸塩	インデラル®	B
塩酸セルトラリン	ジェイゾロフト®	C
炭酸リチウム	リーマス®	C
バルプロ酸ナトリウム	デパケン®	C
アミトリプチリン塩酸塩	トリプタノール®	C
脳外傷後うつに対して		
アミトリプチリン塩酸塩	トリプタノール®	C
塩酸セルトラリン	ジェイゾロフト®	C
幻覚・妄想に対して		
オランザピン	ジプレキサ®	C
注意障害に対して		
ドネペジル塩酸塩	アリセプト®	B
アマンタジン塩酸塩	シンメトレル®	C
記憶障害に対して		
ドネペジル塩酸塩	アリセプト®	B
シチコリン	ニコリン®	C
遂行機能障害に対して		
ブロモクリプチンメシル酸塩	パーロデル®	B

B 回復期以降の興奮

　頭部外傷後の回復期～慢性期に持続的に生じる興奮や攻撃性は，非常に対応に難渋する症状です．この興奮や攻撃性には，さまざまな要因（不安・うつ・前頭葉機能障害・側頭葉てんかん）があると考えられます．したがって，ある脳外傷例に有効であった介入が，別の症例に有効とは限りません．そこで，以下にあげた介入を状況に合わせて選ぶことが勧められます．

　①行動変容法：興奮や攻撃性がみられた場合，それを誘発した刺激を回避するため，患者を一時的に静穏な環境に移します．

　②β遮断薬の投与：プロプラノロール塩酸塩（インデラル®）の投与は，脳外傷後の焦燥・攻撃性への薬物療法でグレードBのエビデンスをもっています（レベルⅠ）（表6-9）．血圧低下・喘息・心不全などの副作用に注意します．

　③気分安定薬の投与：多くの研究から，カルバマゼピン（テグレトール®）・バルプロ酸ナトリウム（デパケン®）・炭酸リチウム（リーマス®）の投与は，衝動性・易刺激性・躁状態の改善に有効といえます（レベルⅢ）（表6-9）．

　④非定型抗精神病薬の投与：定型抗精神病薬に比べ，リスペリドン（リスパダール®）・クエチアピンフマル酸塩による鎮静は副作用が少ない利点があります．

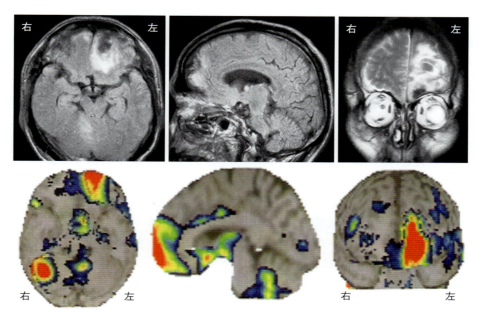

図6-9 症例2の画像所見
　MRI(上)にて左前頭葉と右小脳に脳挫傷を認め，SPECT(下)でも相対的脳血流量が低下していた．

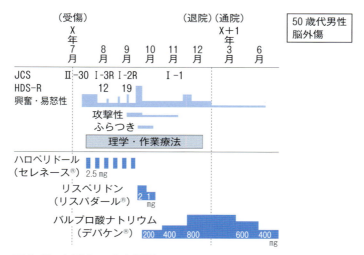

図6-10 症例2の臨床経過

- 〈症例2〉回復期に興奮や誇大妄想が続いた脳外傷例(図6-9, 10)

　50歳代男性，会社員．交通事故にて受傷しました．搬送時はJCS(Japan Coma Scale)Ⅱ-30で，頭部MRIにて左前頭葉と右小脳半球に脳挫傷を認め，保存的加療を行いました．

その後は，JCS I -R の状態が続き，医療スタッフに噛みつく・暴言を繰り返すなどの問題行動がみられました．また，安静がとれずベッド柵に頭を打ち付けるなどの自傷行為もみられ，連日ハロペリドール 2.5 mg の筋肉注射で鎮静を行いました．

　受傷 1 か月後には，興奮・攻撃性がみられ，さらに多弁・易怒性となりました．たとえば「自分は大会社の社長であるので，退院を急がなくてはならない．呼べば愛人が介護に駆けつけてくれる」などの誇大妄想的な発言を繰り返しました．また，集団で行動する際に，自分の流儀を通そうとするためほかの患者と口論になりがちで，暴言や物をたたきつけるなどの威嚇行為を繰り返しました．医療スタッフの説得は聞き入れず，鎮静のためのセレネースの注射も次第に拒絶するようになりました．

　受傷 2 か月後，同室の患者に暴力を振るったため，リスペリドン内用液 2 mg/日を服用しました．この服薬により攻撃性は消失しましたが，受傷 3 か月後には軽度ふらつきがみられるようになりました．一方，ほかの患者や医療スタッフに対する強い苛立ちが継続したため，リスペリドンを漸減してバルプロ酸ナトリウム 200～800 mg/日の服用に切り替えました．その後，苛立ちは次第に軽減しました．

2 うつ・感情失禁・睡眠障害・幻覚妄想に対する投薬

Ⓐ 脳卒中後うつ

　脳卒中後に高率に出現するうつ状態は，認知機能や身体機能，ADL の回復を妨げるため，積極的に対応すべきです（グレード B）．特に，脳卒中後の薬物治療は，うつ症状や身体機能の改善が期待できるため推奨されます（グレード B）．たとえば意欲が低下し，かつ抑うつ気分・睡眠障害・不安焦燥・自責の念などが強い場合には，抗うつ薬の投与が勧められます．

①SSRI：脳卒中後うつは，塩酸セルトラリン（ジェイゾロフト®）などの SSRI により，大きな副作用もなく有意に改善されます（レベル I b）．

②三環系抗うつ薬：ノルトリプチリン塩酸塩（ノリトレン®）の投与で脳卒中後のうつ状態が改善されること（レベル II a），またトラゾドン塩酸塩（デジレル®）でも同様に改善されることが報告されています（レベル I b）．これらの抗うつ薬により，うつ状態が改善した群では，非改善群に比べて，認知機能が有意に改善したという報告があります（レベル II a）．

③精神賦活剤：外見上うつ状態にみえても，本人に抑うつ気分がない場合には脳機能の障害に由来する発動性の低下という可能性があります．この場合は，抗うつ薬を投与しても効果は少なく，ドパミン作動性ニューロンの活性を増強するアマンタジン塩酸塩（シンメトレル®）など精神賦活薬の投与が勧められます．

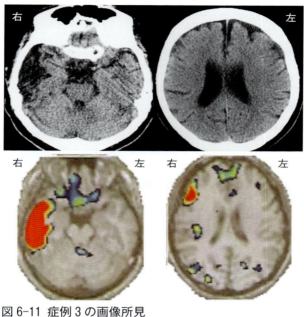

図 6-11 症例 3 の画像所見
CT（上）にて右側頭葉中心に広範な脳萎縮を認め，SPECT（下）でも同部位の相対的脳血流量が低下していた．

B 脳外傷後うつ

　脳外傷後うつは，病期により病態が異なることがいわれています．急性期に生じるうつは，左背外側前頭葉や左基底核を病変にもつものが多く，器質的要因が原因と考えられます．この場合は，脳卒中後うつとほぼ同様の薬物治療が勧められます（表 6-9）．一方，慢性期に生じるうつは，社会的機能や日常生活能力が低下しているために生ずるものが多く心理的要因が大きいため，薬物療法に加えて心理的なアプローチをとることも勧められます．

● 〈症例 3〉対人的問題行動と浪費がみられた脳外傷例（図 6-11，12）
　症例は 30 歳代男性，交通事故にて受傷し，右側頭葉〜前頭葉に脳挫傷を認めました．2 年後，配達業の仕事に復職しましたが，年下の同僚から呼び捨てにされたり，障害者扱いを受けたりするたびに，腹を立て興奮することを繰り返しました．休職をしたものの，抑うつ気分が生じて復職への意欲が低下しました．
　その一方で金銭浪費が著しくなり，それをとがめる妻への易怒性もみられました．また，希死念慮もみられるようになり，近医精神科からクロミプラミン塩酸塩（アナフラニール®）30 mg/日とバルプロ酸ナトリウム 800 mg/日の投与を受けました．

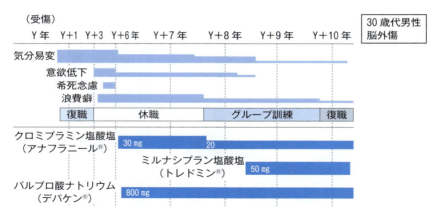

図 6-12 症例 3 の臨床経過

　受傷 7 年後，職場復帰を希望し，当院へ紹介されました．本症例は，自分が些細なことで興奮してしまい，感情を適切に調節できないという問題意識はもっていました．そこで，まず相性のよいほかの患者と，1 対 1 の対人コミュニケーション課題を中心とした認知訓練を月 2 回行いました．また，ミルナシプラン塩酸塩（トレドミン®）50 mg/日を追加投与したところ，意欲の改善がみられました．

　さらに，対人技能の改善を目的として，7〜8 人での集団作業訓練（デイケア）に参加しました．訓練中，自分の意見が通らなかったり，無視や批判をされたりすると強いストレスをもちました．しかし，そのようなときには，「すみませんが，ちょっとトイレに行かせてください」と発言して気分転換をはかることを指導されました．その後，気を取り直して再び訓練に戻るようにしました．このように間の取り方を身につけ，集団行動の中で生じる苛立ちやストレスを自制することができるようになりました．また，どのような状況が自分にとって苦手なのかを把握し，回避する工夫もできるようになりました．その後，職場の産業医と相談し，まず負担の軽い条件下で復職をしました．また金銭管理を妻に一任することで，浪費を防ぐようにしました．

● 感情失禁

脳損傷後には，情動失禁や病的泣き笑いがしばしば生じます．
① SSRI：パロキセチン塩酸塩水和物（パキシル®）の投与により感情失禁が消失した例が報告されています．
② β 遮断薬：プロプラノロール塩酸塩（インデラル®）の投与による有効例が報告されています．
③ その他：レボドパ（ドパストン®），アマンタジン塩酸塩が感情失禁に有効であったとする報告があります．これらの報告では，ドパミン系ないしはノルアドレナリン系へ

の増強効果がその作用機序として考えられています．

Ⓓ 脳損傷後の睡眠障害

　脳外傷例の約30％になんらかの睡眠障害がみられます．睡眠障害は，入眠困難・中途覚醒・早期覚醒の問題に分かれます．かつて，ベンゾジアゼピン系薬剤は，これらの睡眠障害に広く投与されてきました．しかし近年，脳損傷症例に対するベンゾジアゼピン系薬剤の投与は，認知機能（特に記憶機能）の回復を妨げる点や，せん妄を生じさせやすい点が指摘されてきたため，以下の投薬を勧めます．
　①ゾルピデム酒石酸塩（マイスリー®）1回5～10 mg（入眠障害に対して）
　②ゾピクロン（アモバン®）1回7.5～10 mg（入眠障害に対して）
　③エスゾピクロン（ルネスタ®）1回1～3 mg（入眠障害に対して）

Ⓔ 幻覚妄想状態

　脳損傷後の妄想は，何らかの誘因がある二次的な妄想が多く，次第に消失していく傾向があります．しかし症状が著しい場合には，オランザピン（ジプレキサ®）などの非定型抗精神病薬を，短期間投薬することが勧められます（表6-9，▶p.258）．

3 認知障害に対する投薬

　現段階で，薬物療法が認知障害の根治的治療として有効な可能性があるのは，注意障害・発動性障害・記憶障害といった精神現象の基盤をなすような障害におおむね限られます（表6-9，▶p.258）．
　一方，巣症状についての投薬の研究はいまだ混沌とした状態にあります．

投薬にあたっての注意

①医療スタッフの幅広い情報を取り入れます．
②家族に疾患の性質と治療方針をよく理解してもらいます．
③高次脳機能障害者に薬物治療の重要性を伝えるには，慎重な態度と多くの時間が必要です．たとえば，病識がない症例や服薬を拒絶する症例でもなんらかの不調感をもっており，そこに焦点を当て治療への同意を得ます．
④投薬は少量から開始し，漸増しながら効果をみていきます．また，投薬の効果を見極めるための追加変更は単剤のみとします．なお抗うつ薬は，効果が現れるまでタイムラグがあります．

［参考文献］
1) Azouvi P, Jokic C, Attal N, et al: Carbamazepine in agitation and aggressive behaviour following severe closed-head injury; results of an open trial. Brain Inj 13: 797-804, 1999
2) Deb S, Crownshaw T: The role of pharmacotherapy in the management of behaviour disorders in traumatic brain injury patients. Brain Inj 18: 1-31, 2004
3) Elovic EP, Jasey NN, Eisenberg ME: The use of atypical antipsychotics after traumatic brain injury. J Head Trauma Rehabil 23: 132-135, 2008
4) Fann JR, Uomoto JM, Katon WJ: Sertraline in the treatment of major depression following mild traumatic brain injury. J Neuropsychiatry Clin Neurosci 12: 226-232, 2000
5) Fleminger S, Greenwood RJ, Oliver DL: Pharmacological management for agitation and aggression in people with acquired brain injury. Cochrane Database Syst Rev, 2006〔岸泰宏（訳）：Systematic renews 頭部外傷後の焦燥・攻撃性に対する薬物療法．精神科治療 22：850-852, 2007〕
6) Francisco G, Walker W, Zasler D, et al: Pharmacological management of neurobehavioural sequelae of traumatic brain injury: a survey of current physiatric practice. Brain Inj 21: 1007-1014, 2007
7) 堀川直史：脳外傷後精神障害に対する向精神薬療法．保坂 隆（編）：精神科専門医にきく最新の臨床 精神科, pp 93-95, 中外医学社，2005
8) 重症頭部外傷治療・管理のガイドライン作成委員会（編）：重症頭部外傷治療・管理のガイドライン．第3版, pp 52-54, 医学書院，2013
9) 菊川素規，菊川玲子：高次脳機能障害回復期の情動障害に対するバルプロ酸ナトリウムの有用性．Jpn J Rehabil Med 45: 46-51, 2008
10) Kim E, Bijlani M: A pilot study of quetiapine treatment of aggression due to traumatic brain injury. J Neuropsychiatry Clin Neurosci 18: 547-549, 2006
11) Kokiko ON, Hamm RJ: A review of pharmacological treatments used in experimental models of traumatic brain injury. Brain Injury 21: 259-274, 2007
12) Levy M, Berson A, Cook T, et al: Treatment of agitation following traumatic brain injury: A review of the literature. NeuroRehabilitation 20: 279-306, 2005
13) McDowell S, Whyte J, D'Esposito M: Differential effect of a dopaminergic agonist on prefrontal function in traumatic brain injury patients. Brain 121: 1155-1164, 1998
14) Nahas Z, Arlinghaus KA, Kotrla KJ, et al: Rapid response of emotional incontinence to selective serotonin reuptake inhibitors. J Neuropsychiatry Clin Neurosci 10: 453-455, 1998
15) Neurobehavioral guidelines working group member: Guidelines for the pharmacologic treatment of neurobehavioral sequelae of traumatic brain injury. J Neurotrauma 23: 1468-1501, 2006
16) Tenovuo O: Pharmacological enhancement of cognitive and behavioral deficits after traumatic brain injury. Curr Opin Neurol 19: 528-533, 2006
17) 大森哲郎（編）：よくわかる精神科治療薬の考え方，使い方．pp 1-8, 中外医学社，2008
18) O'Shanick G: Update on antidepressants. J Head Trauma Rehabil 21: 282-284, 2006
19) 先崎章：実践講座 知っておきたい薬の知識 神経系の薬剤(1)―脳損傷者に対する使用方法．総合リハ 34：563-567, 2006
20) 篠原幸人，小川 彰，鈴木則宏，他，脳卒中ガイドライン委員会（編）：脳卒中治療ガイドライン 2009．pp 150-151, 協和企画，2009
21) 竹迫賢一，川平和美，日吉俊紀，他：脳卒中の感情失禁に対するβ遮断薬の効果について．リハ医学 31：173-177, 1994
22) Umansky R, Geller V: Olanzapine treatment in an organic hallucinosis patient. Int J Neuropsychopharmacol 3: 81-82, 2000
23) Wroblewski BA, Joseph AB, Kupfer J, et al: Effectiveness of valproic acid on destructive and aggressive behaviours in patients with acquired brain injury. Brain Inj 11: 37-48, 1997

〔山里道彦〕

7 高次脳機能障害者の就労へのアプローチ

　高次脳機能障害のリハビリテーション（以下，リハ）では身体的な日常生活動作（活動）(activities of daily living；ADL）よりも，実生活場面の手段的日常生活動作（活動）(instrumental activities of daily living；IADL）や社会生活上の問題が顕著になります（2章「高次脳機能障害者の暮らしぶり」参照，▶p.18）．したがって，初期の病院内訓練の段階から最終的な目標である在宅や職場における社会生活を見据えた一貫したプログラムが必要となります．

　一方，わが国のリハ医療は「目に見える」身体障害を前提としているため，就労支援は制度上もっぱら職業リハ機関が実施してきました．しかし筆者らの経験では，①医学的知識をふまえて亜急性期（回復期リハ病棟）から患者を診ているリハ医療スタッフは「目に見えない」症状の的確な把握が可能である，②企業側も医療職による説明・指導を尊重する風潮がある，特に，③「休職者」の復職支援は職場の枠組みが明確であるため，院内リハスタッフの短期間の対応で十分であることが明らかになりました．

　実際，筆者らのリハ外来での脳血管障害後高次脳機能障害者への支援では，71％が就労にいたっています（図7-2，▶p.273）．その中には，スタッフが実際に職場に出向いての支援（職場訪問指導，▶p.271）が必要となるケースも存在します．平成28年度診療報酬改定により病院リハスタッフによる職場でのアプローチが可能となりました（表7-1）．

　本章では，リハ病院で高次脳機能障害者のリハを担っているスタッフを想定して，筆者らの経験から実践可能な就労支援手法を紹介します．

就労支援におけるリハチームの役割分担

　医師は，的確な診断に基づいてプログラムの方針を立てるとともに，チームの責任者として当事者と家族に症状の解釈・説明および医学的管理（けいれん発作ほか）を行い，さらに職場への説明・指導を実施します．作業療法士（以下，OT）はIADL能力・作業能力評価を踏まえ職場での業務の分析を行い，適切な介入方法（外的補助用具を含む物的環境整備）の選択・指導を行います．一方，医療ソーシャルワーカー（以下，MSW）は家庭・職場・地域の「目に見えない」人的な環境を評価し，職場での見守り・声かけなどの人的援助サポート体制の構築と活用可能な制度・サービスの導入を受け持ちます．

表7-1 リハビリテーション実施場所の拡大（平成28年度診療報酬改定より）

生活機能に関するリハビリテーションの実施場所の拡充
▶ 社会復帰等を指向したリハビリテーションの実施を促すため，IADL（手段的日常生活活動）や社会生活における活動の能力の獲得のために，実際の状況における訓練を行うことが必要な場合に限り，医療機関外におけるリハビリテーションを疾患別リハビリテーションの対象に含めることとする．

［算定要件］
(1) 当該保険医療機関に入院中の患者に対する訓練であること．
(2) 各疾患別リハビリテーションの（Ⅰ）を算定するものであること．
(3) 以下の訓練のいずれかであること．
　①移動の手段の獲得を目的として，道路の横断，エレベーター，エスカレーターの利用，券売機，改札機の利用，バス，電車，乗用車等への乗降，自動車の運転等の訓練を行うもの．
　②特殊な器具，設備を用いた作業（旋盤作業等）を行う職業への復職の準備が必要な患者に対し，当該器具，設備等を用いた訓練であって当該保険医療機関内で実施できないものを行うもの．
　③家事能力の獲得が必要である患者に対し，店舗における日用品の買い物，居宅における掃除，調理，洗濯等（訓練室の設備ではなく居宅の設備を用いた訓練を必要とする特段の理由がある場合に限る．）の訓練を行うもの．

※訓練の前後において，訓練場所との往復に要した時間は，当該リハビリテーションの実施時間に含まない．
※実施にあたっては，訓練を行う場所への往復を含め，常時従事者が付添い必要に応じて速やかに当該保険医療機関に連絡，搬送できる体制を確保する等，安全性に十分配慮していること．

〔厚生労働省保険局医療課：医療保険行政の動向．平成28年2月27日資料より〕

就労支援に必要な診断・評価

　高次脳機能障害の診断・評価は，画像診断（CT，MRI，SPECTなど）と神経心理学的評価を踏まえた上で，面接による病識，生活歴，職歴，当事者・家族のニーズ，ADL・IADL・身体機能・作業能力，自宅での暮らしぶりの評価により，多角的・総合的に障害と社会的活動能力を評価します．

　以下，評価項目を列挙します．

1 病識

　当事者自身の病歴の理解（病気・事故の発症・受傷の時期とその後どの病院に入院しどのような治療を受けたのか）の聞き取りから始まります．さらに現在，医療スタッフのかかわりを必要とする理由について確認することにより，「障害の認知（自覚）」の状態を評価します．

2 当事者・家族のニーズ

当事者がいつまでにどのような仕事に戻りたいのか，さらにそのために職場で要求される能力を具体的に聞き取ります．その際，訴えの背後にはしばしば家族の経済的不安や，ひいては家庭崩壊の危機をはらんでいることへの配慮も必要となります．あわせて受傷による家族構成員の役割の変化，経済状況の逼迫度による社会福祉諸制度活用のニーズを押さえます．

3 生活歴

従前の日常生活の自立度と人間関係を評価することにより，就労支援におけるサポート体制を確立する手立てとします．具体的には，生活項目を3側面〔心身機能的側面，（家庭・社会）活動的側面，制度・経済的側面〕から総合的に把握し，対応を必要としている生活項目を抽出します(表7-2)．

4 ADL・暮らしぶり

高次脳機能障害者では基本的日常生活動作(活動)はおおむね自立しています(2章参照，▶p.18)．しかし，就労の前提として自宅での暮らしぶりの把握が必要となります．「暮らしぶり評価表(表7-3)」を用い，家族に15分ごとの1日の暮らしぶり記入を依頼します．さらに，休日と出勤日における職場と家庭内での人間関係，職務のストレスの発散方法(休日の過ごし方)，睡眠および食事内容の聴取から栄養のバランスを評価します．

5 職歴・職場環境

発症・受傷までの職歴，勤務先の概要(私企業・公務員の区別，企業規模，会社の余裕)，在籍期間，職位・職責と業務内容，休職期間，通勤手段および通勤時間を聞き取ります．

さらに，職場の人間関係と受け入れ状況(協力的な上司や同僚の有無)の把握により職場でのサポートの可能性(職務の見守り・声かけ・指示)を評価します(表7-4)．

6 IADL

IADL項目では通勤における公共交通機関の利用，服薬管理，電話の応対・外出能力が重要となります．公共交通機関の利用は，電車・バスを利用しての通勤行動を評価しま

表7-2 高次脳機能障害者「社会診断項目」

(1) 心身機能的側面

項目	要注意（かろうじて生活維持）	要対応
並存疾患	通院での管理可能	要入院精査・加療
二次的障害（痛み，廃用，誤用，過用）	通院での管理可能	要入院精査・加療
日常生活活動		要介助
障害の認定（身体障害）	身体障害3・4級程度	身体障害1・2級程度
障害の認定（精神障害）	精神障害3・4級程度	精神障害1・2級程度

(2) (家庭・社会) 活動的側面

項目	要注意（かろうじて生活維持）	要対応（生活破綻）
家庭		
家族構成		独居（日中のみも含む），要介護者同居
年齢	85歳以上の高齢夫婦	90歳以上の高齢夫婦
家事担当者	未婚の子供・配偶者（就労中）	本人
手段的日常生活活動	時間がかかる，声かけ，見守りを要す	困難・要介助
住居	マンション（オートロック・デジタル化）	
外出		
方法	時間がかかる，声かけ，見守りを要す	困難・要介助
頻度	週1～3回程度の買い物，月1回程度の通院	月1回程度の通院のみ
住環境	要自動車運転	
社会的交流		
「別居家族」との交流	年2～3回（盆と正月，冠婚葬祭）	なし（冠婚葬祭のみ）
「心を打ち明ける人」の有無	家族・友人・援助者（ヘルパー・ケアマネジャーなど）	なし
「友人関係」の程度	こちらからの一方的交流のみ	なし
「近所付き合い」の程度	回覧版・挨拶のみ	なし
「社会参加」の程度	家庭・親族内の交流に限定	なし
「趣味活動」の有無	障害で参加困難な趣味・サークル	なし

(3) 制度・経済的側面

項目	要注意（かろうじて生活維持）	要対応（生活破綻）
医療保険	国民健康保険	未加入・保険料未納
職業・職歴	パート，契約雇用	ニート，福祉的就労，無職
本人・世帯の収入	生活保護	無収入・無年金
	国民年金のみ・課税対象基準：低所得	
地域の制度・サービス	待機者が多くサービス利用困難	自己負担金が払えない
インフォーマルな社会資源	過疎化・高齢化地域	孤立した辺境の地
資産	賃貸住宅，貯金なし	返済不能のローン

注：各生活項目につき，ソーシャルワークの立場から，「要注意」および「要対応」の2段階の評価を行う．

〔高橋玖美子：地域包括ケアシステムにおける簡易社会診断手法の開発．健康福祉研究 4：1-16, 2007 より一部改変〕

表 7-3 暮らしぶり評価表

東京都リハビリテーション病院

【日常生活行動の観察評価】

　朝起きてから夜寝るまでの1日の過ごし方を，観察したり思い出したりして，詳しく記載して下さい．評価に当たっては，最初はできるだけ手出し介助や口出し介助は行わず，危険のない範囲で，患者さんご本人の自由な行動を見守るようにして下さい．その後，必要に応じて介助や声かけをした場合には，それに対する反応も記載して下さい．

　評価の視点は以下の通りです．1日の活動に沿って，下表にご記入下さい．記入例を添付いたしますのでご参照下さい．ご面倒な作業とは思いますが，今後の生活の問題点を探る貴重な資料となるものです．よろしくお願いいたします．

〔評価日：　年　月　日〕　〔患者名：　　　　　記入者名：　　　　　　（続柄　　　）〕

時間	活動	ノート使用	1人で始められたか中断しなかったか	周囲からの促しや制止に従えたか	タイミングは適切か	気になる点や心配な点など，自由に記載して下さい

〔水品朋子，坂本一世，本田哲三：「暮らしぶり評価表」作成の試み―遂行機能障害・記憶障害を中心に．OTジャーナル 36：246-252，2002 より〕

表 7-4 職場環境チェックリスト

1. 職場のサポーティブな雰囲気の有無とルール
2. 職場の指揮系統
3. 通勤にあたっての問題点
4. 職務の水準とリスク
5. 職務分担の変更や再構成の可能性
6. 職場での援助者
7. 休憩場所などの環境

す．事前評価ではまず自宅から病院までの通院行動を評価し，その結果により家族同行による「通院自立訓練（最初は，家族が指示，さらに家族が一歩下がって見守り，最後には遠監視から通院自立へ）」を実施します．必要に応じて最寄り駅から乗り換え・目的駅までの経路・目じるし，所要時間などを記した「通院マニュアル」を作成し，自動券売機での切符購入が困難なケースにはICカード（例：首都圏のSuicaやPASMOなど）利用も検討します．服薬管理はまず主治医が薬剤の種類・服薬回数をできるだけ最少とするように配慮します．さらに服薬時刻は，携帯電話アラーム機能での自己管理を検討し，困難ならば職場スタッフにサポートを依頼します．電話の応対は事務系職種における主な職務となっている場合が多いため，院内訓練としてメモ取りや電話応対のシミュレーションを実

施します．外出能力ははじめての目的地に単独でたどり着けるか，迷った場合に通行人に尋ねたり携帯電話で指示を求める適切な行動がとれるかを評価します．

7 作業能力

作業能力の評価として，文章書き写し・電卓計算・直方体作製の各検査，およびパソコン能力課題として「Word」「Excel」検査を使用します．いずれの検査も，短時間(15分程度)で評価し，正確性と速さおよび継続的に課題に取り組めるか(達成度)を評価します．

文章書き写し検査は，A5判の用紙に書かれた文章を間違いなく原稿用紙に書き写す課題であり，文章内容の理解度と記憶力を同時に評価します．

電卓計算検査は，10題の見取り算の打ち込みと10題の2〜5桁の加減乗除の計算を行います．

直方体作製検査は「箱作り法」を参考にした課題で，見本を見ながら可能な限り同じ形の箱を作製し作業能力を評価します．

「Word」「Excel」打ち込みによりパソコン操作能力の評価を行います．「Word」検査は，見本(ワープロ検定4級)を見ながら15分間で間違いなく文字を打ち込めるかを評価します．「Excel」検査は，見本を見ながら15分間でデータ入力，表作成およびグラフ作成能力を評価します．

当事者・家族・職場スタッフへの障害の説明（カンファレンス）

就労支援の前提として，上記の診断・評価結果を当事者・家族・職場スタッフにわかりやすく伝え，障害の正確な理解と受容を促します．筆者らは，必ず脳画像所見と文書を添えて説明しています(図7-1)．

以上を通じて，必要と判断されたケースには院内(外来)訓練に加えて職場直接介入援助(▶p.271)を実施します．

介入計画書の作成と契約

職場直接介入援助(職場訪問指導，後述)は，1〜2回で終了するケースから数か月にわたる場合までさまざまです．後者ではまず当事者と家族に計画書を提示し援助の要請を得るとともに，職場とも契約を結ぶ必要があります(表7-5)．

A様の診断結果，職場直接介入援助計画

1. 画像所見
   両側前頭葉・右側頭葉に病巣あり
2. 神経心理学的評価より
   知的能力が中等度から重度に障害され，段取りがうまくできない．
   記憶は視覚性，言語性ともに低下している．
3. 作業療法評価
   身体能力は問題ないが，作業の速度が遅い，正確性にやや欠けている．
   しかし，作業を達成する際の集中力はある．
   そのため，作業は繰り返し作業が望ましい．
4. 就労について
   新しい職場より，現在のアルバイトに定着するほうがよい．
5. 目標
   作業マニュアルを用いて，閉店作業をひとりで行えるようにする．
   職場にひとりで行く出勤日を増やす．
6. 職場へのかかわり
   週1回3時間を3か月間，担当者2名が職場で介入援助を行い仕事上の問題点に対処，解決していく．

以上

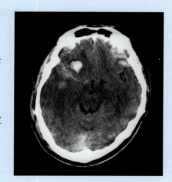

図7-1 障害の説明文書例

表7-5 介入計画書記載項目

1. 介入期間(○年○月○日～○月○日　3か月間)
2. 介入目標(職場復帰・配置転換など)
3. 介入方法
   (週1回2～3時間をめどに，原則2名の担当スタッフによる定期的な職場訪問指導)
4. 担当スタッフ名(職種，氏名)
5. 介入スケジュール
6. 守秘義務の厳守
7. 連絡先

職場スタッフへの指導(外来および職場訪問指導)

職場スタッフが来院可能な場合は，上記カンファレンスで対応方法を指示します．
さらに必要に応じて，実際にスタッフが現場で職務と課題の分析を実施し，当事者に求められる職務完遂を援助します(職場訪問指導)．現場での即断が要求されるため，職場訪

問指導では原則として2人以上1組(異職種)で以下の内容を実施します．
　①代償的方法の提示：外的補助手段の提示，作業環境整備の指導
　②(当事者への)作業上の誤りの指摘と解決策の提示
　③(職場関係者への)現場で出現している「目に見えない」障害の説明
　④サポート(「見守り」「声かけ」「指示」)体制の構築
　⑤医学的問題への援助
　以上の介入は当初の計画書に基づいて，「フェイディング(徐々に支援の質と量を減らしていく)」し，最終的に結果報告書を職場・当事者へ提出して終了となります．

外来でのフォロー

　就労支援後には1～数か月ごとに外来で経過をチェックします．その際，主治医は当事者の述懐を「鵜呑みにせず」，家族と職場同僚・上司にも確認するように心がけます．以上の情報を総合して判断し対応することにより当事者自身が自覚しにくい家庭・職場状況を把握するとともに，目に見えない「抱えの環境」を提供していきます．

医療機関での就労援助結果

　最後に筆者らの外来における就労支援介入結果を紹介します．
　対象は1999(平成11)年5月～2006(平成18)年6月までに，外来リハビリを実施したすべての脳血管障害による高次脳機能障害者48例です(表7-6)．これらの対象者の就労時間(フルタイム・パートタイム・未就労)と就労内容(前職復帰・配置転換・変則勤務・転職・障害者雇用)を初診後平均544日(±453日)後に後方視的に調査しました．この間，就労支援として作業療法部門は外来で平均33回介入し，メモ取り・スケジュール帳使用訓練に加えて職務のシミュレーションおよび事務職に戻るためのパソコンの「Word」「Excel」の習得訓練を行いました．さらに，24例の職場スタッフに指導し，6例には訪問指導を実施しました(表7-7)．
　以上の結果，就業者数は34例で就業率は71％でした(図7-2)．就労内容では，事務職・簡易作業者では前職復帰者が多い一方，管理職・教員は配置転換となる傾向が認められました(表7-8)．さらに，神経心理学的検査でもフルタイム群(前職復帰，配置変換，転職)と未就労群〔作業所・職業訓練所通所，通所訓練(デイケア)，無職〕では，WAIS VIQ，WMS視覚，TMT(A)で有意の差が認められました(表7-9)．

表 7-6 支援対象

【対象】
　脳血管障害により高次脳機能障害を有し外来訓練を行った 48 例
　（男：女＝39：9，平均年齢 44.3±10.7 歳）
　（くも膜下出血 21 例，脳梗塞 11 例，脳出血 8 例，他 8 例）
【障害内訳（重複あり）】
　記憶障害 32 例，注意障害 8 例，遂行機能障害 8 例，半側空間無視 3 例
【発症後〜初診までの期間】
　中央値 100 病日（28〜7,612 病日）

表 7-7 支援内容

	N（例）	障害の診断	本人・家族障害説明	カンファレンス	職場スタッフへの指導	職場訪問
フルタイム群	23	23	23	14	16	2
パートタイム群	11	11	11	12	5	3
未就労群	14	14	14	11	3	1

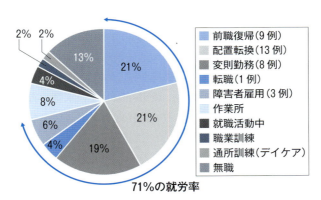

図 7-2 就労支援結果

表 7-8 職種の内訳

	前職	現職
前職復帰（9）	事務職 3，熟練加工・組立 2，教育 2，簡易作業 2	
配置転換（13）	事務職 3，会社員 2，営業職 2，警察官 2，他（海外駐在，大学教員，建設現場監督，など）	事務職 11（うちパソコン入力 6），営業（小規模），管理業務
変則勤務（8）	会社員 2，会社コンサルタント，歯科技工士，テレビ編集，飲食店，他	事務職 2，サービス業 2，熟練加工，簡易作業，教育，他
転職（1）	公務員	事務職
障害者雇用（3）	営業職，中学校用務，電車修理業務	サービス業，事務職（パソコン入力），簡易組立作業

表 7-9 神経心理学的評価結果と復職状況

	年齢	WAIS VIQ	WAIS PIQ	WMS 言語	WMS 視覚	WMS 一般
フルタイム群	43±10	104±13.6	97.5±17.4	80.5±18.3	91.7±14.8	80.5±17
パートタイム群	44.5±11	1) 89.7±22.4	98.1±18.9	73.7±22	2) 77.4±12	71.2±20
未就労群	46.2±11	83±25	89.5±22	74.3±16.2	63.6±13	67.4±14

	WMS 注意	WMS 遅延	RBMT 標準	TMT(A)	KWCST
フルタイム群	96.3±14.8	72.5±21	16.9±5.5	104±35	3.9±2.1
パートタイム群	90.3±19	63.9±19	14.6±8	1) 162±95	4±2.4
未就労群	88.1±16	58.3±18	12.3±6	176±101	2.4±2

フルタイム群(前職復帰,配置変換,転職)
パートタイム群(変則勤務,障害者雇用)
未就労群〔作業所・職業訓練所通所,通所訓練(デイケア),無職〕
1): $p<0.05$ 2): $p<0.01$
WAIS:ウェクスラー成人知能検査,WMS:ウェクスラー記憶検査,RBMT:リバーミード行動記憶検査,TMT:Trail Making Test, KWCST:慶應版ウィスコンシンカード分類検査

おわりに

　就労支援は高次脳機能障害者のリハに必須であり,2016年4月からの診療報酬改定により一部可能となりました.今後は医療機関・地域就労センター・職業リハ施設間の連携と各地域の実情に見合った就労支援体制の構築が望まれています.

　なお,高次脳機能障害者の就労支援でも,就労経験のない未就労者(若年),就職先の選択から始まる失職者および休職者では,就労の難易度や医療スタッフのかかわりも異なってきます.本章では,急性期-亜急性期から高次脳機能障害のリハにかかわる医療スタッフを念頭にアプローチを述べました.さまざまな介入事例については成書を参照してください.

〔本田哲三,倉持　昇,本田玖美子〕

[参考文献]
1) 髙橋玖美子:地域包括ケアシステムにおける簡易社会診断手法の開発.健康福祉研究 4:1-16,2007
2) 水品朋子,坂本一世,本田啓三:「暮らしぶり評価表」作成の試み—遂行機能障害・記憶障害を中心に.作療ジャーナル 36:246-252,2002
3) 倉持　昇,菊池恵美子,本田哲三:脳血管障害による高次脳機能障害者に対する就労支援とその効果—医療機関での外来訓練結果より.認知リハビリテーション研究会(編):認知リハビリテーション 2008,pp 19-25,新興医学出版社,2008
4) 本田哲三:高次脳機能障害リハビリテーションの課題と展望—医療サイドから.臨床リハ 16:37-41,2007
5) 本田哲三,坂爪一幸,髙橋玖美子(編):高次脳機能障害のリハビリテーション—社会復帰支援ケーススタディ.真興交易㈱医書出版部,2006
6) 東京都リハビリテーション病院高次脳機能障害者社会復帰支援マニュアル検討委員会:高次脳機能障害者の社会復帰支援(総集編).東京都リハビリテーション病院,2006

8 若年脳外傷者への包括的リハビリテーションの実践

はじめに

2001～2005年度まで，厚生労働省が行った高次脳機能障害支援モデル事業の結果，高次脳機能障害は，脳損傷の結果として起こる認知や行動の問題であると定義されました．

わが国においても，多くの方々の努力により，全国各地に家族会が発足し，厚生労働省の方針もあって，高次脳機能障害が広く知られるようになり，各種の専門的支援が全国で行われるようになりました．

本章では，筆者が神奈川リハビリテーション病院，東京医科歯科大学難治疾患研究所，東京慈恵会医科大学附属病院，NPO法人日本脳外傷後遺症リハビリテーション支援ユニオン（JUTRA），NPO法人高次脳機能障害支援ネット（SOWA），国立成育医療研究センターなどで実践してきた若年脳外傷者への包括的リハビリテーションの実際について解説します．そして，2004年10月より，社団法人日本損害保険協会からの支援により行われている，当事者家族ボランティア支援プログラム「オレンジクラブ」における包括的リハビリテーションのノウハウを紹介します．

包括的リハビリテーションのはじまり

大橋らは，今から約35年前に，リハビリテーション（以下，リハ）病院における90症例の治療経験から，今後われわれに残された問題として，重症頭部外傷患者を長期的展望に立って観察し，社会的自立への援助を継続的に行っていくことが必要であると提唱しています．そして，急性期治療を行う施設での機能的2次合併症予防への配慮がもう少し徹底されれば，リハビリテーション病院での入院期間短縮を含めて，不必要な医療の削減をはかり，患者への負担が軽減できるのではないかと考察しました．

脳外傷者の障害像は，①身体的障害，②神経心理学的障害，③心理社会的障害（情緒・行動障害・対人関係における障害）に大別することができます．この中で，社会参加に際し，最も障害となる要因は，心理社会的障害であるといわれています．そこで，渡邉らは，心理社会的障害の中でも対人関係のスキルの障害に対し，障害像や目的が類似した患者をグループ化して治療することが，この問題の改善の一助になるのではないかと考えました．

表 8-1 神奈川リハビリテーション病院の通院リハプログラムの内容と関連した職種

主な関連職種	各セッションの内容	頻度
医師・看護師	健康相談・診察・障害の説明	毎回
ソーシャルワーカー	医療相談（社会資源の情報提供） 地域・企業との調整	毎回 随時
臨床心理士および言語聴覚士	社会技能訓練（SST）	週1回
職業訓練員	就労能力評価 園芸療法 ロールプレイ（営業）	初回 2週に1回 2週に1回
理学療法士	身体能力の評価および応用動作訓練	2週に1回
体育訓練員	各種スポーツ	2週に1回
作業療法士	作業療法（主に陶芸）	2週に1回
更生施設生活指導員	更生施設等の社会資源の情報提供 料理実習	2週に1回 2週に1回
全職種	ハイキング立案・実行 患者・家族との定期的話し合い（障害の説明・方針の提案） 福祉施設見学	3回 3か月に1回 1回

〔渡邉　修，大橋正洋，橋本圭司，他：脳外傷者に対する通院リハビリテーションプログラムの試み．総合リハ　31：669-675, 2003より〕

表 8-2 NYU ラスク研究所の The Brain Injury Day Treatment Program の特徴

① Holistic ⇒各障害の意味，構成，ステップがすべて理解されている．
② Comprehensive ⇒もらさず対応している（必ずしも多職種である必要はないと感じた）．
③ Multiple approach であり，しかも統合されている．
④ Step by Step の訓練が準備されている．
⑤各障害について，trainee ごとに order made の strategy が用意されている．
⑥ Family や Significant Others の声に非常に謙虚である．
⑦ Staff 同士の綿密な communication の結果，理想的なチームが実現している．
⑧ Staff 全員から強い「Guts」を感じた．

〔橋本圭司：脳外傷による高次脳機能障害者への包括的リハビリテーションの実践．臨床リハ　18：52-57, 2009より〕

　これらの理由から，神奈川リハ病院では，入院リハを終了した脳外傷者に対し，通院でのグループプログラムを開始しました（表 8-1）．その目的は，①亜急性期以後の必要な医療の継続，②医療と福祉および地域との連携強化，③対人関係のスキル向上，の3つでした．
　同院の通院プログラムの模範となったプログラムとして，米国ニューヨーク大学（以下，NYU）ラスク研究所の The Brain Injury Day Treatment Program があります．当時の部門長である Ben-Yishay が率いる臨床神経心理士による高次脳機能障害者への治療はあまりにも有名です．2004（平成16）年6月に，筆者が実際に同プログラムに参加して，肌で感じた要点を表 8-2 に示します．
　その後 2004 年 10 月から，精神科医である東京医科歯科大学難治疾患研究所中村俊規教授らとともに，当事者・家族ボランティア支援プログラム「オレンジクラブ」を開始しま

した．「オレンジクラブ」は，3時間以上にもわたる大変手間のかかった包括的プログラムであり，通常の病院診療の枠のなかでの実践は困難と判断し，あくまでも高次脳機能障害の当事者とその家族によるボランティア支援プログラムとしての活動と位置づけました．

NYUによる洗練されたプログラムから受けた強烈なインスピレーションを，いかに日本の風土・文化・価値観に合った形で表現し，進化させていくことができるかが一番の課題でした．

プログラムの論理的基盤

NYUのBen-Yishayらのプログラムは，Kurt Goldsteinの全体論的リハプロセスについての考え方を具体化したものです．NYUで実践されている脳損傷通院治療プログラムにおける治療環境を要約すると，下記の3つの要素があります．

①患者への治療介入には，優先順位と時系列を注意深く設定するべきである．
②治療共同体(therapeutic community)は，患者個人と，同種の障害をもつ患者グループ(supportive peer group)によって構成される．
③治療的環境(therapeutic milieu)は，プログラムで経験したことを順次家庭でも行えるようにすることを助ける．

中村らは，2003年に，従来のゴール指向型のリハモデルから脱却し，問題指向から過程指向への変換を重視したプロセス指向型認知リハビリテーション(process orientated cognitive rehabilitation；POCR)を提唱しました．POCRの考え方は，Ben-Yishayらの全体論的行動主義の影響を受けています．POCRの基本的な考え方は，脳損傷が原因で「できないこと」を嘆き悲しむのではなく，脳損傷後の現在の能力で「できること」に着目し，それを生活レベルでいかに伸ばしていけるかを追い求めるプロセスを重視することです．

「治療環境」という考え方

通常，高次脳機能障害者の環境調整というと，混乱することの少ないわかりやすい環境を整えることを目指します．いわゆる環境の構造化です．しかし，これだけでは，障害への気づきや，社会参加へのモチベーションといったことにはつながらない可能性があります．したがって，支援者が提供すべきなのは，必ずしも当事者にとって居心地のよい環境という側面ばかりではなく，当事者と家族が，そこにいるだけで，元気ややる気が出てくる，前を向いて歩もうとする意志を引き出す，そんな「治療環境」です．

では，適切な「治療環境」とは何か．「このグループなら絶対うまくいく」と感じることができる小さな社会(グループ)を形成させることであると筆者は考えています．高次脳

機能障害のグループ訓練を行う場合，障害の種類，重症度が同じようなレベルの患者を集めて行う手法が一般的であり，言語聴覚士による失語症者に対するグループ訓練などは，その一例です．しかしながら，前頭葉機能障害を基盤とした多彩な障害像を呈する高次脳機能障害者の場合，必ずしも，同様の障害をもった患者同士のグループでは，うまくいかないこともあります．たとえば脱抑制の患者同士がグループ内に居合わせたとすると，当然のことながら，お互いに刺激し合い，喧嘩になってしまうことが予想されます．意欲・発動性の低下のある患者同士では，やはり雰囲気が停滞してしまうことが起こります．

　時に，意図的にさまざまな障害像を呈した患者をグループに混ぜる．年齢，性別，重症度，障害の種類など，あえてレベルの違う患者を織り交ぜることで，そこに小さな社会を形成させるようにするのです．

　脱抑制のある患者が発動性の低下のある患者をみて，よくおとなしく我慢していられるなと思い，発動性の低下のある患者が脱抑制の患者をみて，元気でいいな，エネルギーがもらえるなと思う．神経疲労のある患者をみて，以前は自分もああだったなと振り返り，神経疲労のある患者は，それがない患者を見て，自分もあのようになりたいと思う，そのようなイメージです．

　家族についても同様です．高次脳機能障害について理解の深い家族もいれば，まだまだ混乱期にある家族もいます．お互いに歩んできた道やこれから歩む道を，前向きに相談し合える環境，当事者，家族にかかわらず，そこにいるだけで心地がよい，前向きに物事を考えられる環境，それこそが高次脳機能障害者に適した「治療環境」といえます．

神経心理循環

　さまざまな神経心理学的機能（高次脳機能）はそれぞれ単体で存在しているわけではなく相互に影響を及ぼし合い，最終的にひとつの表現形である具体的な認知行動として表出されます．たとえば，「新しいことを覚えられない」という記憶に関する問題行動が起こったとき，この問題行動の原因は必ずしも記憶機能によるものだけではありません．易疲労性や覚醒の低下の結果，自発性や意欲が低下し，注意・集中力も低下し，結果として情報獲得がままならず覚えられないといったプロセスが十分予想されます．そう考えると，高次脳機能障害に対するリハは一つひとつの症状や機能障害に対して，単一的に，また要素的にアプローチすることは困難です．また，高次脳機能以外の要素，呼吸・循環機能，運動機能や感覚刺激，摂食・嚥下機能などのより基本的な機能との関係も無視できません．高次脳機能を高めるにはこれらの基本的な機能も含めて身体全体としてアプローチすることが望まれます．

　図 8-1 に示した「神経心理循環」という考え方は，そのような全人的リハの在り方をシェーマにしたものです．

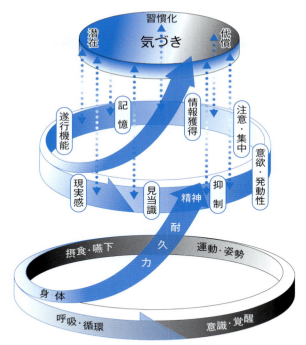

図 8-1 神経心理循環
〔橋本圭司:高次脳機能を鍛える. p.20, 全日本病院出版会, 2008 より一部改変〕

基本的なルール

　通常,集団でリハを行う際には,見学者も含めて,プログラムの参加者全員に対して,最低限守るべきルールを説明しています.それは以下の3つです.
　①時間を守ろう.
　②ポジティブ・フィードバック(親しみのある感じのよい受け答え)をしよう.
　③この時間を楽しく過ごそう.
　1つめの「時間を守ること」は,プログラムに明確な見通しをもたせ,当事者にとって最も苦手な「予定外の変更」を極力防ぐことにつながり,グループ内の信頼関係の向上にも役立ちます.
　2つめの「ポジティブ・フィードバック」とはソーシャルスキルトレーニング(SST)などで用いられる手法で,基本的に本人が嫌がるような行動や発言はしない,つまり,他人のことを非難したり否定したりしないということを意味します.
　当事者・家族ボランティア支援プログラム「オレンジクラブ」では,純粋に高次脳機能障害への包括的アプローチを実践するために,プログラムの参加条件を以下の3つとしています.

表 8-3 当事者・家族ボランティア支援プログラム「オレンジクラブ」の特徴

①当事者だけでなく，家族のみにフォーカスを当てたセッションも用意されている．
②医療の枠の外で行うボランティアグループとして実践可能である（施設の事情に合わせて，診療報酬制度の枠のなかで行う場合もある）．
③集団で訓練することで，「人の振り見て我が振り直せ」が実現しやすい．
④見学者もセッションに参加することで，訓練生および家族の緊張感が維持される．

〔橋本圭司：脳外傷による高次脳機能障害者への包括的リハビリテーションの実践．臨床リハ 18：52-57，2009 より〕

表 8-4 プログラムのスケジュールの例

毎週金曜日	東京慈恵会医科大学附属病院
13：00～13：20	はじまりの会
13：20～14：20	認知訓練／家族訓練
14：30～16：00	集団訓練（羅心版）

①後天性脳損傷による高次脳機能障害者である．
②日常生活動作がほぼ自立している．
③家族がプログラムに必ず参加することが可能である．
また，プログラムの特徴を表 8-3 に示しました．

1 はじまりの会

集合した参加者は，まずはじめに全員が自己紹介をします．何時からどこで何のプログラムを行うのかの見通しをしっかりと与えます．東京慈恵会医科大学附属病院で行われていたオレンジクラブのプログラムのスケジュールの例を表 8-4 に示しました．そして，前述の基本的ルールについて，参加者全員に説明します．

2 認知訓練

家族とは別の部屋で高次脳機能障害の当事者のみで認知訓練を行います．訓練の内容は以下の4つです．

Ⓐ 記憶の想起訓練

グループで行う認知訓練の最初に，ピアカウンセラー（プログラムの卒業生）が司会を務め，「1人ずつ，この1週間に起こった出来事を1分間以内で説明してください」という

指示を出し，ストップウォッチで1分間を計っている間に，この1週間の身の回りの起こった出来事について発表してもらうトレーニングを行います．見当識や記憶，遂行機能にかかわる訓練といえます．

認知リハのはじめに，当事者が自分の置かれている状況を整理することが有用です．どこまでが過去に起こった出来事で，今がいつか，そして，これから起きる出来事は何なのか，今置かれている時間を整理することは，あらゆる認知訓練を行う足場を固めてくれるものです．

Ⓑ 計算・漢字ドリル

神経疲労の改善を目的として，「計算ドリル」や「漢字ドリル」を行います．その際，難しく歯が立たない問題ではなく，比較的すらすらできる簡単な問題のほうが，明らかに患者の課題に向かう姿勢，耐久力が養われるようです．

Ⓒ 新聞抹消課題

注意・集中訓練の1例として，新聞抹消課題があります．あらゆるコンパクトな(400字程度の)新聞記事を抜粋し，その中にある「は」「が」といった助詞をすべて蛍光ペンで塗りつぶしたり，鉛筆で×印をつけたりして，どれだけ迅速に，取りこぼしなく対応できるかを，課題達成時間と正答率を記録して評価します．新聞抹消課題は，どんな新聞や雑誌の切り抜きなどの文章でもよいので，どこでも行うことができ，視覚性の注意・集中力を養うことができる訓練です．

Ⓓ すうじ盤

「すうじ盤」は遂行機能の向上を目的として，1から50までの数字が書かれた盤に，1から50までの数字の書いてあるマグネットを，1から順番に置き終えるまでの時間を計る訓練です．

3 家族訓練

当事者が認知訓練をしている間，その家族は，高次脳機能障害の症状，対応法などについて学習をします．この訓練の目的は，当事者の抱えている高次脳機能障害による問題の理解とその克服に向けた支援です．当事者と別々の部屋で分かれて訓練を行うことで，当事者の前では言えない本音を知ることができ，心からほかの家族との共感を得ることができます．そして，当事者の高次脳機能障害についてより冷静に考え，それを抱えながらどのように生活したらよいかという姿勢を養うことができます．

4 羅心版

　当事者，家族，見学者全員で行う集団リハプログラム「羅心版」について紹介します．まず，参加者全員が自己紹介をします．その際，参加者１人ひとりの人柄を表現するために，「今，ハマっていること」「好きな食べ物」なども紹介します．

　その後，主役自身が現在やってみたいこと，今後の希望など，頭に浮かんだものを具体的に３つ列挙します．この３つの希望は，なるべく具体的で実行可能なものを挙げてもらうように司会が誘導します．

　具体的な「やってみたいこと」が３つ挙がったところで，主役と司会以外の参加者全員から主役に対して，やってみたいことを実現するために，今日，明日からできることをアドバイスします．このアドバイスも，なるべく当事者が今日，明日から実行可能なものとします．

■羅心版の１例

　39歳男性，頭部外傷受傷後15年経過，高次脳機能障害と右片麻痺がある．

〈やりたいこと〉
① 普通になりたい，しっかり歩きたい．
② もっとマンガを読みたい．
③ 友達と夜遅くまで飲みながら遊びたい．

〈アドバイス〉
- 姿勢が崩れてきたと思ったら，おへそを前に出して座り直す．
- マンガをレンタルしてくれる店を探し，マンガを借りる．
- 飲みに行ってくれる友達を探すために，LINEなどで連絡を取り合う．
- マンガ喫茶に行ってみる．
- ひげの手入れをする．
- 盛装をして，出かけてみる．

　羅心版が完成したら，参加者全員からセッションに参加した感想や，当事者への励ましの言葉などをかけます．そして，最後に当事者や家族から，参加者全員に言葉を返すという手順で集団リハを終えます．

　最後には必ず全員が発言し，しっかりと会を閉じることが重要です．

包括的リハビリテーションに求められること

大橋は，高次脳機能障害者支援のポイントとして，以下の7つを提唱しています．
①損傷リハについて明確な方針をもつこと
②家族と環境への対応を工夫すること
③長期間寄り添う態勢を整えること
④市民への啓発と地域での居場所作りをすること
⑤社会環境の変化に対応しながら個別支援を的確に行えるシステムを作ること
⑥地域に高次脳機能障害者支援を行える人材や利用できるサービスを増やすこと
⑦当事者とともに生活する人々が地域の専門職と一緒に，問題を共通に理解し，科学的・民主的に解決方法を考えること

そして，当事者や支援者による組織化された支援は，高次脳機能障害に限らず，さまざまな問題を前向きに解決するために必要であると結論づけています．

人間は一度心や身体に障害を抱えると，自信を失い，ふさぎこみがちになってしまいます．しかし，自分に障害がある人も，同じ障害に苦しんでいる人を助けることができます．むしろ，同じ障害だからこそ，助けることができるのです．高次脳機能障害者の支援は，医療制度の枠のなかで維持することが難しい現状があります．しかし，当事者と人として向き合い，人として行動を起こすマインドがあれば，どのような制度のなかでも，どんな環境であっても，よいリハができると筆者は信じています．

[参考文献]
1) 大橋正洋，安藤徳彦，千葉康洋，他：頭部外傷患者のリハビリテーション―リハビリテーション病院における90症例の治療経験．整・災外 24：1327-1332, 1981
2) 渡邉 修，大橋正洋，橋本圭司，他：脳外傷者に対する通院リハビリテーションプログラムの試み．総合リハ 31：669-675, 2003
3) Yehuda Ben-Yishay, 大橋正洋(監修)，立神粧子(著)：前頭葉機能不全 その先の戦略―Rusk通院プログラムと神経心理ピラミッド．医学書院，2010
4) 橋本圭司：脳外傷による高次脳機能障害者への包括的リハビリテーションの実践．臨床リハ 18：52-57, 2009
5) Ben-Yishay, 大橋正洋(訳)：米国における神経心理学的リハビリテーション．千野直一，安藤徳彦(編集主幹)：高次脳機能障害とリハビリテーション．リハビリテーションMOOK4, pp 1-7, 金原出版，2001
6) 中村俊規，橋本圭司，野路井未穂：頭部外傷者の認知機能予後―認知リハビリテーションの新しい潮流．Jpn J Neurosurg 15：505-516, 2006
7) 橋本圭司：高次脳機能を鍛える．全日本病院出版会，2008
8) 橋本圭司：生活を支える高次脳機能リハビリテーション．三輪書店，2008
9) 橋本圭司，大塚由美子，大野好之，他：後天性脳損傷者に対する教科学習訓練の試み．認知神経科学 6：20-207, 2004
10) 大橋正洋：高次脳機能障害者支援―その始まりを知って考えたこと．第13・14回奈良高次脳機能障害リハビリテーション講習会報告書，2015.

(橋本圭司)

9 高次脳機能障害者の自動車運転

はじめに

　自動車運転に関するリハビリテーション(以下, リハ)として, 脊髄損傷者に対する手動アクセル・ブレーキ装置や右下肢麻痺者用の左下肢操作用アクセル・ブレーキなど, さまざまな取り組みがなされています. 一方, 2001(平成13)年に高次脳機能障害支援モデル事業, 2006(平成18)年より高次脳機能障害支援普及事業が行われ, 高次脳機能障害の自動車運転再開が新たなリハ課題として注目されるようになりました. そこでこれまでのわれわれの取組みと指針および判断基準案を紹介します.

自動車運転再開の取り組み

　脳卒中や外傷性脳損傷(traumatic brain injury；TBI)後の自動車運転の報告は1990(平成2)年頃から散見され, 2000(平成12)年頃になると多くの報告があります. 一方, わが国でも2008(平成20)年に「運動と認知機能研究会」「障害者自動車運転研究会」, 2013(平成25)年に「高次脳機能障害者の自動車運転再開とリハビリテーション研究会」が発足し, 活発な取組みがなされるようになりました.

　筆者が自動車運転再開リハの重要性を痛感した最初の症例は, 1990(平成2)年に担当した脳出血後の患者です. 左片麻痺で半側空間無視があり運転禁止と説明していましたが, 1994(平成6)年に自損事故を起こしました(図9-1). 事故後に家族に詳しく質問すると, これまでも公道で運転をしており, 右方へ進路が偏位して対向車線に入ることがあったそうです. なお, 患者は自宅退院後に自動車運転試験場で運転適性検査(表9-1)を受けて免許更新をしており, 両眼で中心視野の視力が0.7以上あったため視野検査は要せず, 半側空間無視や同名半盲は指摘されませんでした. この経験から, 客観的な臨床データをもとに患者家族に運転再開の助言をする必要性を痛感し, 1996(平成8)年に「自動車運転適性と技術評価プログラム」を定め, 身体機能評価と神経心理学的検査を組み合わせ, さらに自動車教習所の運転シミュレーションと実車教習を取り入れました.

　次の症例はTBIですが, 2001(平成13)年に高次脳機能障害の精査目的で受診しました. 神経心理学的検査ではTrail Making Testがやや延長し, ウェクスラー(Wechsler)記憶検査の遅延再生がごく軽度低下している程度であり, リハ評価と訓練の後, 販売員とし

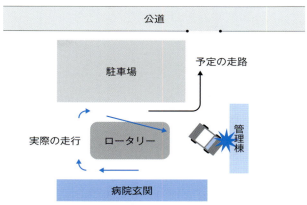

図 9-1 事故現場の見取り図
〔蜂須賀研二:高次脳機能障害者の自動車運転と社会参加.蜂須賀研二(編著):高次脳機能障害者の自動車運転再開とリハビリテーション〈1〉,pp 26-35,金芳堂,2014 より〕

表 9-1 普通免許の適性検査基準

視力	・両眼で 0.7 以上,片眼で 0.3 以上 ・片眼で 0.3 未満の場合は,他眼視力が 0.7 以上で視野が左右 150 度以上
色彩識別能力	・赤,青,黄が識別できる
聴力	・10 m の距離で 90 dB の警音器の音が聞こえる (上記の聴力はないが,後写鏡を用いて後方から進行してくる自動車を確認できれば可とする)
運動能力	・安全な運転に必要な認知および操作の能力がある ・補助手段を用いてよい

〔道路交通法施行規則(平成 26 年 10 月 8 日改正)より抜粋,改変〕

て現職復帰しました.その後,自動車運転再開を希望し,「自動車運転適性と技術評価プログラム」に基づき対処し,医学的にはおおむね可と考え,自動車教習所に運転シミュレーションと実車教習(構内,公道)を依頼しました.教習所は健常者と同等あるいは健常下限程度と判定し,「家族が助手席に同乗する試運転を 6 か月程度実施し,本人と家族が同意して安全と判断できれば運転を再開してよい」と指導しました.そこで家族同乗のもとで試運転を開始し,1 年後からひとりで運転しましたが,半年後に自損事故を起こしました.

この事例は,①医療機関で実施する検査は運転技能に関連深いものを選択し,特に注意機能は重視すべきであり,②実車教習を行っても境界域の事例は教習所単独では判定困難であり,医療機関と教習所の密接な連携と情報共有を行う重要性を示しています.そこで神経心理学的検査を再検討して標準範囲を定め,2006(平成 18)年より KM 式安全運転助言検査,2009(平成 21)年より簡易運転シミュレーター(simple driving simulator;SiDS)を導入しました.

自損事故 7 年後,事故原因を探るため SiDS を含め再検査を実施しました.標準注意検

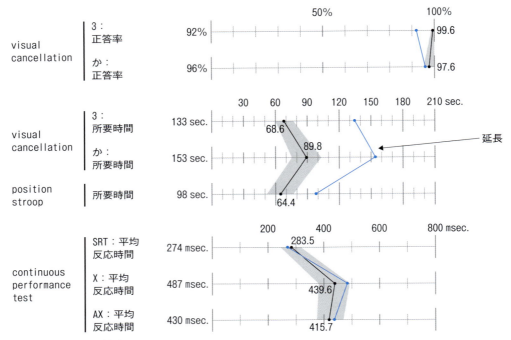

図 9-2 標準注意検査法
評価用紙の一部を抜粋．青：事例，黒：正常値．
〔蜂須賀研二：高次脳機能障害者の自動車運転と社会参加．蜂須賀研二（編著）：高次脳機能障害者の自動車運転再開とリハビリテーション〈1〉，pp 26-35，金芳堂，2014 より〕

査法はほぼ標準域内でしたが，visual cancellation と position stroop の所要時間は延長しており，continuous performance test は正常でした（図 9-2）．SiDS では，ディスプレイ中央に刺激を提示する認知反応時間検査は正常でしたが，ハンドルで追従操作をしながら左右中央に出現する刺激に反応する注意配分検査では，左側に反応遅延または見落としが出現しました（図 9-3）．即ち，固視した状態では注意検査に問題はないが，二重課題で注意を配分する操作が加わると注意障害が顕在化しました．

これらの試行錯誤の末，医療機関の評価として神経心理学的検査と SiDS，教習所の実車教習を組み合わせた包括的評価法を定め，2013（平成 25）年より「高次脳機能障害者の自動車運転再開とリハビリテーション」研究班を結成して，多施設共同研究を開始しました．

自動車運転に関する法制度

高次脳機能障害者の多くは受傷前に運転適性検査を合格し自動車免許を取得しているとはいえ，少なくとも運転再開時には適性検査基準を満たしており，免許取り消しや停止に該当する症状や疾患がないことが大前提です．これらの疾患は，道路交通法第 103 条によ

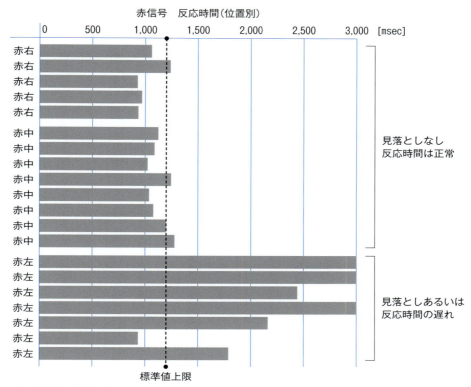

図 9-3 簡易自動車運転シミュレーションの注意配分検査
〔蜂須賀研二:高次脳機能障害者の自動車運転と社会参加. 蜂須賀研二(編著):高次脳機能障害者の自動車運転再開とリハビリテーション〈1〉. pp 26-35, 金芳堂, 2014 より〕

れば，一．(イ)幻覚を伴う精神病，(ロ)発作により意識障害または運動障害をもたらす病気，(ハ)自動車等の安全運転に支障を及ぼすおそれのある病気，一の二．認知症，二．目の見えないことその他自動車等の安全な運転に支障を及ぼすおそれがある病気として政令で定めるもの，三．アルコール，麻薬，大麻，あへんまたは覚せい剤の中毒が判明，と規定されています．具体的な病名やその程度は道路交通法施行令第33条に示されています（**表 9-2**）．なお，半側空間無視という記載はありませんが，**表 9-2** の第7項目の「自動車等の安全な運転に必要な認知，予測，判断又は操作のいずれかに係る能力を欠くこととなるおそれがある症状を呈する病気」に相当すると解釈できます．高次脳機能障害に関しては，警察庁運転免許課長通達(平成26年4月10日)では頭部外傷後遺症と記載があり，「その他の認知症」に含まれます．この通達の運転可否運用基準によれば，その他の認知症(＝高次脳機能障害)が6か月以内に回復する見込みがないと診断されると，免許は拒否または取り消しになります．しかし，高次脳機能障害の回復は全か無かの法則に従うわけではなく，極めて軽症例を除くと症状が完全に消失して「回復」した状態にはなりません．リハ医学の立場からは，「高次脳機能障害が消失した状態または運転に支障のない程度まで改善した状態」であれば，運転可否運用基準上の「回復」に相当すると考えます．

表 9-2 免許の取り消し，停止等（道路交通法施行令より抜粋）

第 33 条の 2 の 3（免許の拒否又は保留の事由となる病気等）

統合失調症
　自動車等の安全な運転に必要な認知，予測，判断又は操作のいずれかに係る能力を欠くこととなるおそれがある症状を呈しないものを除く．

てんかん
　発作が再発するおそれがないもの，発作が再発しても意識障害及び運動障害がもたらされないもの並びに発作が睡眠中に限り再発するものを除く．

再発性の失神
　脳全体の虚血により一過性の意識障害をもたらす病気であって，発作が再発するおそれがあるものをいう．

無自覚性の低血糖症
　人為的に血糖を調節することができるものを除く．

そううつ病
　そう病及びうつ病を含み，自動車等の安全な運転に必要な認知，予測，判断又は操作のいずれかに係る能力を欠くこととなるおそれがある症状を呈しないものを除く．

重度の眠気の症状を呈する睡眠障害
その他，自動車等の安全な運転に必要な認知，予測，判断又は操作のいずれかに係る能力を欠くこととなるおそれがある症状を呈する病気

　2013（平成 25）年 5 月に重要な道路交通法改正があり 2014（平成 26）年 6 月 1 日から施行されました．特記すべき点は，①免許を受けようとする者が病状（高次脳機能障害も含める）に関して虚偽の自己申告をすると処罰されることになり，②一定の病気等に該当する者を診断した医師は任意に届け出ることができるようになりました．また，一定の病気等を理由に免許を取り消されても，免許再取得の負担を軽減する規定が整備されました．

自動車運転再開の指針と判断基準案

基本的立場

　運転免許証の交付・更新，一定の病気に罹患した者の運転適性相談・臨時適性検査は公安委員会の専権事項であり，業務は警視庁および都道府県警察本部交通部に委任されます．医療機関では，医師や作業療法士・臨床心理士らが自動車運転再開の評価や助言を行いますが，あくまでも医療の範囲内であり，運転再開可否を決定するものではありません．自動車教習所は，道路交通法と国家公安委員会規則に準拠して，高次脳機能障害者の運転操縦，安全の保持，目的地への到達，環境認識と情報処理などを指導します．
　自動車運転再開の包括的評価には，医療機関と自動車教習所が連携する必要がありま

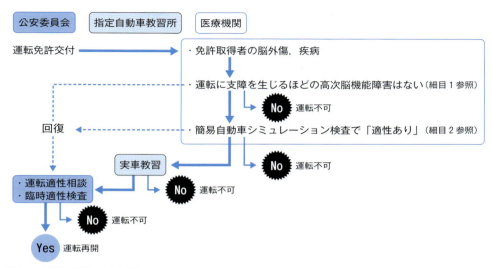

図 9-4 運転再開の流れ図
〔蜂須賀研二, 佐伯 覚, 松永勝也, 他：自動車運転再開の指針と判断基準案. 蜂須賀研二（編著）：高次脳機能障害者の自動車運転再開とリハビリテーション〈2〉, pp 98-108, 金芳堂, 2015 より〕

す. 教習所の実車教習は保険診療外であり費用負担があるので，リハ医学的に適性ありと判断された患者にのみに実車教習を勧めます．医療機関と教習所の評価を合わせた包括的評価にて運転再開が可能と判断できれば，公安委員会の運転適性相談と臨時適性検査を受けるように指導します（図 9-4）．公安委員会で最終的に合格すれば運転再開となります．なお，臨時適性検査を受けないと路上教習が実施できない地域もあるので，その実施は地域の公安委員会の方針を優先します．

2 自動車運転再開の指針

　高次脳機能障害者の自動車運転再開の指針（ver.2）は，前述した研究班が作成したものであり，リハ医学的手順を示します（表 9-3）．対象者は運転適性検査基準（表 9-1）を満たしており，免許取り消しまたは停止となる病気がないことが大前提です．高次脳機能障害の場合，適性検査基準を満たしても運転適性を保証できませんが，少なくともこの基準に満たない者は運転再開対象とはなりません．なお，臨床現場では認知症の取り扱いが問題ですが，認知症と診断されれば道路交通法上は運転禁止であり，この指針の対象外です．一方，軽度認知障害や認知症疑い患者では運転能力が保たれていることがあり，運転禁止ばかりではなく総合的な対応が必要となります．

　対象となる高次脳機能障害は，軽度あるいは回復した状態であり，日常生活や社会生活に介助や助言を要するほどの明らかな支障があれば，運転再開対象とはなりません．どの程度が軽度かあるいは回復したかを定めるのは容易ではありませんが，多くの施設で運転再開の評価が実施されることを想定して，比較的簡易に実施できる神経心理学的検査を選

表9-3 高次脳機能障害者の自動車運転再開の指針（ver.2）

1. 普通免許取得者が脳外傷や疾病後に運転再開する際，患者・家族または公安委員会より医学的判断または診断書を求められたことを想定し，リハビリテーションの手順を定める．
2. 必須の前提条件として，公安委員会の運転免許適性検査基準を満たしており，かつ免許取り消し又は停止となる病気，認知症，アルコール・麻薬・覚醒剤中毒ではないことを確認する．
3. 高次脳機能障害は軽度または回復し，日常生活や社会生活に明らかな支障を生じていないことを確認する（細目1）．
4. 簡易自動車運転シミュレーター検査を実施し，「適性あり」と判定されること．
5. 条件2〜4の全てを満たし，リハビリテーション医学的に自動車運転再開が可能と判断できる場合，経験豊富な指定自動車教習所に依頼し，構内および路上教習を受け，「安全運転可能」と判定されること．
6. 条件2〜5の全てを満たす場合，公安委員会の運転適性相談および臨時適性検査を受けることを勧め，合格すれば運転を再開してもよい．

〔蜂須賀研二，佐伯 覚，松永勝也，他：自動車運転再開の指針と判断基準案．蜂須賀研二（編著）：高次脳機能障害者の自動車運転再開とリハビリテーション〈2〉，pp 98-108，金芳堂，2015 より〕

表9-4 細目1（高次脳機能障害の判断と程度）

1. 病歴，画像所見，神経学的所見，神経心理学的検査所見，日常生活や社会生活の情報や観察をもとに，器質的病変があり記憶障害，注意障害，遂行機能障害，社会的行動障害などの認知障害があることを総合的に判断する．
2. 知的機能がおおむね保たれている．
   Mini-Mental State Examination：若年（15-30歳）25点以上，中高年 24点以上
3. 注意機能がおおむね保たれている．
   Trail Making Test A：若年 42秒以内，中高年 63秒以内
   Trail Making Test B：若年 82秒以内，中高年 159秒以内
4. 視空間構成能力がおおむね保たれている．
   Rey-Osterrieth の複雑図形：34点以上
5. 記憶がおおむね保たれている．
   三宅式記銘力検査 無関係対語3回目施行：4点以上
6. 遂行機能がおおむね保たれている．
   Frontal Assessment Battery：若年 15点以上，中高年 12点以上

〈補足〉
2〜6に簡易的な神経心理学的検査法を示すが，より詳細な評価法を用いてもよい（WAIS-Ⅲ，CAT，BIT，WMS-R，BADS など）．「おおむね保たれている」ことの目安を示すが，数値のみではなく総合的に判断すること．ただし，半側空間無視や同名半盲がある場合は特に注意して判定すること．

〔蜂須賀研二，佐伯 覚，松永勝也，他：自動車運転再開の指針と判断基準案．蜂須賀研二（編著）：高次脳機能障害者の自動車運転再開とリハビリテーション〈2〉，pp 98-108，金芳堂，2015 より〕

択し（表9-4），Mini-Mental State Examination（MMSE）では若年健常者の平均値±3SD，ほかの4検査は±2SDを「おおむね保たれている」目安としました．中高年のMMSEの目安は一般的な標準値を用いました．なお，これらの基準値は自動車運転再開の観点から適切であるか否かを引き続き検討する必要があります．

SiDSは自動的に総合判定が表示されます．9項目すべてに障害域がなければ「適性あり」，1〜2個 and/or 走行検査時に「逸脱，衝突，信号無視」があれば「適性なし」です

が，希望があれば後日再検査を行い，問題所見が消失すれば「適性あり」とします．障害域が3項目以上であれば「適性なし」で，医学的には運転は勧められないが，希望があれば訓練を実施し3～6か月後に再検査を行ってもよいとします．

　神経心理学的検査とSiDSにより医学的に運転再開が可能と判断されれば，自動車教習所で実車教習を受けることを勧めます．構内および公道での実車教習で，「3：良好と思われる．安全運転に努めてください．」あるいは「2：条件付きで安全運転可能と思われる．」と判定された場合は，公安委員会の運転適性相談および臨時適性検査を受けるように勧め，合格すれば運転を再開してもよいこととなります．なお，路上教習の前に臨時適性検査実施を義務づける地域もあるので，実際の運用は地域の公安委員会の指示に従います．

まとめ

　高次脳機能障害者の自動車運転再開は，医療機関では神経心理学的検査と運転シミュレーター，自動車教習所では実車教習を行い，これらを合わせて包括的に評価し，運転再開可能と判断できれば，公安委員会の運転適性相談および臨時適性検査を受けることを勧めます．自動車運転再開は，公安委員会，自動車教習所，医療機関が協同して取り組むべき重要な課題であり，今後も検証が必要です．

［参考文献］
1) 中島八十一，寺島彰(編)：高次脳機能障害ハンドブック―診断・評価から自立支援まで．医学書院，2006
2) 蜂須賀研二：高次脳機能障害者の自動車運転と社会参加．蜂須賀研二(編著)：高次脳機能障害者の自動車運転再開とリハビリテーション〈1〉，pp 26-35，金芳堂，2014
3) Nouri FM, Lincoln NB: Predicting driving performance after stroke. BMJ 307: 482-483, 1993
4) Korteling JE, Kaptein NA: Neuropsychological driving fitness tests for brain-damaged subjects. Arch Phys Med Rehabil 77: 138-146, 1996
5) Heikkilä VM, Korpelainen J, Turkka J, et al: Clinical evaluation of the driving ability in stroke patients. Acta Neurol Scand 99: 349-355, 1999
6) 蜂須賀研二：高次脳機能障害と自動車運転．認知神経科学 9：269-273，2007
7) 塚本高弘：わが国の自動車運転免許制度．蜂須賀研二(編著)：高次脳機能障害者の自動車運転再開とリハビリテーション〈1〉，pp 10-17，金芳堂，2014
8) 蜂須賀研二，佐伯覚，松永勝也，他：自動車運転再開の指針と判断基準案．蜂須賀研二(編著)：高次脳機能障害者の自動車運転再開とリハビリテーション〈2〉，pp 98-108，金芳堂，2015
9) 岡﨑哲也，佐伯覚，蜂須賀研二：高次脳機能障害に使用される簡易な神経心理学的検査の青年標準値― Mini-Mental State Examination, Trail Making Test, Wisconsin Card Sorting Test パソコン版，三宅式記銘力検査．Jpn J Rehabil Med 50：962-970，2013
10) Ishiai S, Koyama Y, Seki K, et al: Unilateral spatial neglect in AD: significance of line bisection performance. Neurology 55: 364-370, 2000
11) 寺田達弘，小尾智一，杉浦明，他：Frontal Assessment Battery(FAB)の年齢による効果．神経心理学 25：51-56，2009
12) 森悦朗：神経疾患患者における日本語版Mini-Mental Stateテストの有用性．神経心理学 1：82-90，1985
13) 吉野修，加藤徳明：机上課題と実車評価．蜂須賀研二(編著)：高次脳機能障害者の自動車運転再開とリハビリテーション〈2〉，pp 93-97，金芳堂，2015

（蜂須賀研二）

10 高次脳機能障害者を支える諸制度

　高次脳機能障害は，多様な疾病が原因となります．また，小児から高齢者まで幅広い年齢層に発生するため高次脳機能障害者の支援には幅広い社会制度が関与します．

　高次脳機能障害者の中には，傷病発症から2～3年の間にケアから就労へと支援内容が移行する例もあります．高次脳機能障害者には，障害の回復や適応力の向上および本人の障害認識などに応じた支援が必要であり，支援に対応する制度活用が大切です．

　本章では，傷病発生から3年ほどの間に高次脳機能障害者や家族の生活に関連する社会制度や社会資源の概要について架空事例を交えて解説します(本章の年金額等は2014年時点のものとなります)．

社会制度の枠組

社会制度の概要

　表10-1は社会制度を便宜的に分類したものです．高次脳機能障害者の医療やケア，自立支援や経済保障などを支える制度は以下の4分野が主になります．①自動車事故のように加害者がいる第三者行為による広義の「賠償責任保険」，②労働災害などある条件下での災害による「災害補償保険」，③健康保険・介護保険・年金保険など被保険者が受益権を有する「社会保険」，④税を財源に法律を根拠に行政サービスとして行われる「障害者福祉」です．

　ほかに障害者雇用促進法や民法の成年後見制度，自治体が条例により独自に障害者の生活支援を行う制度や，民間事業者が障害者手帳取得者を対象に独自に行っている割引などの支援があります．

表10-1 高次脳機能障害者に関連する諸制度

広義の賠償責任保険		自動車損害賠償責任保険（自賠責） 自動車任意保険 など	↑ 制度上の優先
社会保障	災害補償保険	労働者災害補償保険（労災保険・社会保険） 学校災害（災害共済給付） など	
	社会保険	健康保険制度 厚生・国民年金制度 介護保険制度 雇用保険 など	
	社会福祉 障害者福祉 など	障害者総合支援法制度 精神保健福祉法 各種手当（特別児童扶養，特別障害者，自治体独自手当） など	
	社会福祉 最低生活保障	生活保護法	
上記以外の法・条例による障害者支援制度		障害者雇用促進（雇用率制度，納付金制度） 税減免・控除（所得・自動車税等） 重度障害者医療費助成 公共料金割引 自動車事故対策機構（NASVA）介護料 など	
民間事業者などによる支援事業		携帯電話料金・タクシー運賃割引 など	
民間保険		生命保険 など	
権利擁護		成年後見制度　障害者差別解消法　障害者虐待防止法 など	

架空事例から社会制度を知る

1 架空事例　Aさんの概要

Aさんは33歳男性，食品製造会社に勤務．社会保険加入．月額平均賃金は約30万円．会社よりバイクで帰宅中に信号無視の自動車と衝突し受傷．加害者は自動車保険加入．家族は専業主婦の妻と5歳の長男，3歳次男（ともに幼稚園）の4人構成．

外傷性脳損傷．肢体不自由はなく高次脳機能障害が残存．歩行や日常生活動作は自立．失禁はなし．注意・記憶・遂行機能障害などあり．感情抑制の困難さがありイライラしやすい．適切な衣類の選択や薬・金銭の自己管理が困難．目的地への往復など外出には付添者が必要．順番や時間を待てない．物事を善悪で極端に解釈し他罰的な傾向あり．

A Aさんの経済生活に関する制度

図10-1はAさんの経済生活に関連する制度です．

経済的制度では，交通事故による賠償，労災事故による補償，障害厚生年金などが該当します．Aさんは日常生活に介護が必要な状態であり相応の等級になります．制度間の併給調整や自動車保険金の受け取りに伴う公的年金の一定期間の支給停止はありますが，将

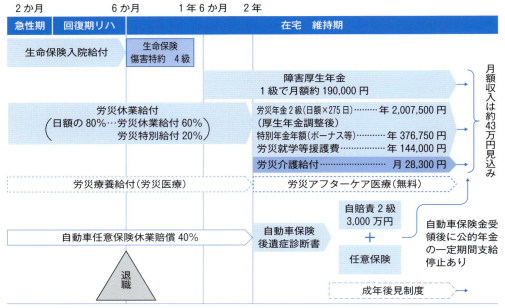

図10-1 Aさんの経済生活に関連する制度

来的な年金等による月収は43万円程度が見込まれます．ほかに自動車保険による賠償や個人加入の民間生命保険があり，経済的な不安は回避できると予測されます．なお，労災年金および障害厚生年金には所得税がかかりません．

B Aさんのケアや社会参加に関する社会制度

図10-2はAさんのケアや社会参加に関連する制度です．

入院中に病院の医療ソーシャルワーカーが高次脳機能障害支援拠点施設の高次脳機能障害相談支援コーディネーター(以下，コーディネーター)に退院後の支援を相談しました．コーディネーターは，精神保健福祉手帳の取得前に障害者総合支援法の介護給付が利用できるように同法の自立支援医療(精神通院費助成)の申請を助言し，家族が市に自立支援医療と障害支援区分認定の申請を行いました．医療ソーシャルワーカーは病院リハビリテーション(以下，リハ)スタッフ，家族，コーディネーター，障害者相談支援事業所の相談支援専門員による支援会議の開催調整をしました．相談支援専門員がヘルパー利用や日中活動の支援を盛り込んだ「サービス等利用計画案」を作成し，市よりAさんの障害支援区分3が出た後に計画案にそったサービス支給が決定されました．退院後に介護給付(居宅介護：妻が子どもの幼稚園迎えと買物のために外出する2時間の見守り)が開始され，生活が安定してきた退院2か月後より送迎付きの地域活動支援センター(地域作業所)への通所を週3回開始しました．Aさんは当初，同じことを何度も尋ねイライラするなどの課題がありましたが，受傷1年後頃より情動面は安定してきました．Aさんは他者とのかかわ

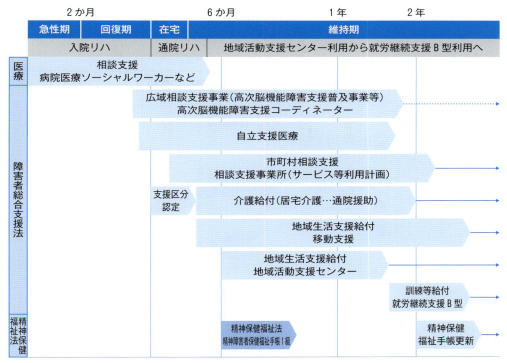

図 10-2 Aさんのケアや社会参加に関連する制度

りを受け入れる適応力が高まり，ヘルパーと外出が可能となり，週1回は移動支援サービスを利用してバスで買い物等に出かけ，決まった区間であればバス利用が自立しました．Aさんは仕事をしたいと思い続けており，相談支援専門員は，Aさんの職歴も踏まえてパンの製造販売を行っている就労継続支援B型事業所の利用を提案しました．就労継続支援B型事業所のスタッフが参加した支援会議が開催され，受傷から2年を経て就労継続支援B型事業所への通所が開始されました．

2 架空事例Bさんの概要

Bさんは45歳男性．建築会社に勤務．社会保険に加入．月額平均賃金は40万円．家族は妻と高校3年の長女，中学2年の長男．

くも膜下出血．肢体不自由はなく高次脳機能障害が残存．歩行は可能．ADLは自立，失禁なし．発動性の低下，注意・記憶障害などあり．知的能力や人柄・礼節などは保持．記憶障害が主であり，薬の飲み忘れや物の置き忘れなどが頻回．メモや手順書があれば，外出や買い物は可能であるがメモ等を確認しないことあり．繰り返して覚えた作業はミスが少ない．

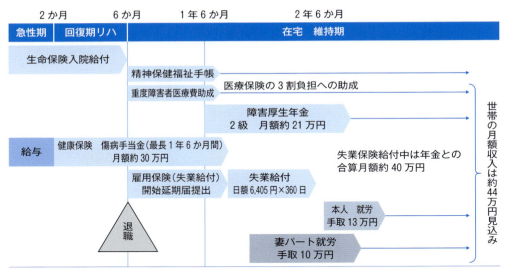

図10-3 Bさんの経済生活に関連する制度

Ⓐ Bさんの経済生活に関する制度

図10-3はBさんに関連する経済生活に関する社会制度です．

発症2か月後より健康保険から傷病手当金（最長1年6か月）が支給されました．休職6か月後に退職となり，すぐに働くことは困難なため雇用保険の失業給付の延期申請（最長3年間）を行いました．発症1年6か月後で障害厚生年金の申請を行い2級の認定がなされました．発症6か月で精神障害者保健福祉手帳の申請を行い，障害者手帳を取得し就労困難者扱いのため一般者より失業給付の支給期間が長くなり（最長360日）焦らずに求職活動ができました．発症1年8か月後で就労が可能な状態となり失業給付が開始されました．また，Bさんの市は精神障害者保健福祉手帳1・2級者を重度障害者医療費助成の対象としているため，医療保険適用医療費の自己負担額の助成が受けられます．

Bさんは依然内服などの健康管理や不規則な出来事への対応には家族のサポートが必要ですが，簡易作業であれば就労が可能となり，発症後2年6か月後に特定子会社に就職ができ，賃金と障害厚生年金から収入を得ています．妻のパート収入と併せ，Bさん世帯の月収は約44万円となり生計の維持が可能になりました．

仮にBさんが障害状態から働けず，妻がBさんへのケアなどのために働けない場合には，障害厚生年金だけでは生活保護基準を下回る可能性があるため，資産の状況により生活保護の検討が必要です．

Ⓑ Bさんのケアや社会参加に関する制度

図10-4はBさんのケアや社会参加に関連する制度です．

病院の医療ソーシャルワーカーは院内支援会議に介護保険の居宅介護支援事業所ケアマ

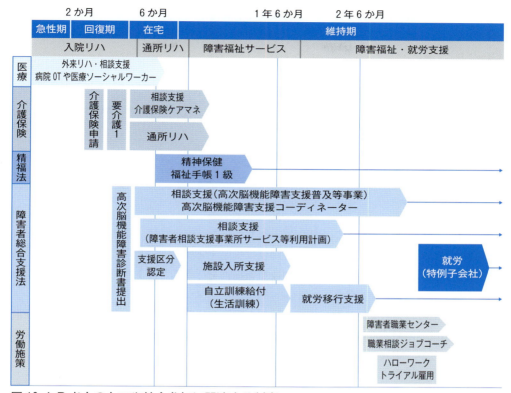

図10-4 Bさんのケアや社会参加に関連する制度

ネジャーと高次脳機能障害支援拠点施設のコーディネーターの参加を要請しました．支援会議では新規就労が本人・家族と支援者の共通目標となり，以下のステップが確認されました．①第1ステップ：日中は自宅外で過ごし，日課と記憶障害への気づきを深める，②第2ステップ：記憶障害の代償方法の習得や一般交通機関の利用など社会生活力を高める，③第3ステップ：作業耐性の向上や作業遂行に役立つ代償方法の練習などの職業的リハを受ける，④第4ステップ：職場探しと職場内での支援を受ける．

①のために退院後に介護保険のデイサービスの利用を開始しました．②のために障害者相談支援事業所の相談支援専門員が障害者総合支援法の生活訓練給付と施設入所支援給付のための「サービス等利用計画案」を作成し，高次脳機能障害であるという診断書を添えて市にサービス利用の申請をしました．発症後8か月で障害者総合支援法のサービスである生活訓練施設に入所し，易疲労性の軽減や薬などの生活管理力の向上，決まったコースのバス・電車の利用が自立しました．また，Bさんは就労には支援が必要であると実感しました．

家庭復帰後は，近隣の就労移行支援施設に通所し，発症2年6か月後に障害者職業センターが支援に加わり，ハローワークと連携して，特例子会社へのトライアル雇用を行いました．高次脳機能障害者の受け入れが初めての会社であるため，障害者職業センターの

ジョブコーチが職場内支援を行い，分別作業の手順書作成や同僚への障害理解の働きかけを行いました．週25時間の契約社員となり，就労状態が安定して1年後に週40時間の契約になりました．

各制度の概要

1 経済保障制度

　生計中心者や配偶者が高次脳機能障害となり働けない場合には，経済課題が本人や家族の大きな不安要素になります．経済保障制度は受傷・発症原因により関連する制度が多岐にわたります．経済的な見通しなど適切な情報提供を行うことにより，本人や家族が安心してリハを受けられます．

　高次脳機能障害は，家庭や職場内で具体的な障害の状態がわかることがあります．経済的な保障制度への対応では，家族など身近な者が障害による実際のエピソードなどを医師に伝えることや，家族が自賠責保険の日常生活状況報告書や公的年金の申立書などに具体的な状態を記載することが大切です．

Ⓐ 自動車保険

　自動車保険には自動車損害賠償責任保険(以下，自賠責保険)と自動車任意保険制度(以下，任意保険)があります．自動車保険の後遺障害等級とは自賠責保険の1～14級の後遺障害等級を指し，任意保険は原則的に自賠責保険の等級に応じて対応をします．

　自賠責保険は，被害者救済の特徴があり被害者に重大な過失がない限りは，被害者の過失による減額(相殺)を行いません．自賠責保険では脳損傷や脊髄損傷の場合，1級の支払上限額は4,000万円です．任意保険は自賠責保険で不足する賠償額を補います．

　任意保険には，人身傷害保険や加害者が自賠責保険のみの加入の場合などに対応する無保険者保険を備えている場合があるため契約内容を確認することが大切です．

Ⓑ 労働者災害補償保険制度

　労働者災害補償保険制度(以下，労災保険)は，アルバイトなどを含め雇用関係にある労働者が業務中および通勤中に被災した場合に適用されます．近年では長時間残業などに伴う脳血管障害が労災認定される例があります．

　労災保険では，療養中は医療費への療養(補償)給付や休業(補償)給付が行われ，症状固定後には，後遺障害等級1～7級は労災(補償)年金の支給，8～14級は障害(補償)一時金の支給です．また，労災保険制度には，事例Aさんの図10-1に示した脳損傷等による

1，2級者への介護給付や，定期的な通院医療費が無料になる「脳の器質性障害に係るアフターケア」，「労災就学等援護費」支給などの社会復帰促進等事業があります．

❸ 公的年金

公的年金は，2階建て構造であり1階が国民年金，2階が厚生（共済）年金です．厚生（共済）年金加入者は同時に国民年金に加入しています．

国民年金には障害基礎年金があり，障害基礎年金は障害認定基準の1級，2級が受給対象者です．20歳前の障害では20歳時に1，2級に該当する状態であれば支給されます．

厚生（共済）年金には，障害厚生（共済）年金があり，1級，2級，3級，障害一時金の4段階です．1級，2級者は1階部分の障害基礎年金と2階部分の障害厚生（共済）年金が支給され，3級者は障害厚生年金部分のみです．障害一時金は一時金支給（最低保障額約115万円）で終了です．

障害基礎年金および障害厚生（共済）年金を受給するためには，障害程度以外に加入期間などの受給資格を満たすことが必要です．

高次脳機能障害は，「精神障害」用の診断書を用い，精神科以外の脳神経外科やリハ科などの医師も記載ができます．

❹ 健康保険の傷病手当金

健康保険（組合や共済を含む）には，療養のために働けない場合に傷病手当金を支給する制度があります．標準報酬日額の3分の2に相当する額が支給され，1年以上の加入期間がある場合には退職のいかんによらず最長1年6か月間支給されます．なお，同一の傷病による障害厚生（共済）年金を受給する場合は，年金との併給調整があります．失業給付とは併給できません．

❺ 雇用保険の失業給付

雇用保険の加入者が離職した場合に離職以前の1年間に6か月以上の加入期間があり，かつ働ける状態にある場合には失業給付が支給されます．

疾病や障害の状況により離職後すぐに働くことが難しい場合には，「受給期間延長申請書」をハローワークに提出すると最長3年間は支給開始を延期できます．また，失業給付開始前に精神障害者保健福祉手帳などの障害者手帳を取得した場合には，就労困難者として受給日数が一般退職者より長くなります．

❻ 特別児童扶養手当について

特別児童扶養手当は20歳未満の障害児者が対象になる国の手当制度です．高次脳機能障害の程度が障害基礎年金の1級，2級の場合，手当額は1級が月額50,050円，2級が月

額33,330円です．

2 障害者福祉サービス

Ⓐ 障害者手帳制度

　障害者手帳には福祉サービスや税金の控除，料金割引など生活に関連する幅広い諸支援を利用するためのパスポート的な機能があります．申請の窓口は市区町村です．

■ 身体障害者手帳

　身体障害者福祉法の身体障害者障害程度等級表の6級以上に該当する者が対象です．失語症は言語障害として身体障害者手帳の対象です．脳損傷者には高次脳機能障害以外に平衡機能障害や視野障害などを合併する者がおり，手帳基準を確認することが必要です．

■ 精神障害者保健福祉手帳

　高次脳機能障害（失語症を除く）は精神障害者保健福祉手帳の対象障害です．精神保健福祉法の障害等級判定基準の1級から3級に該当する者が対象です．精神障害者保健福祉手帳は公的年金（障害基礎・障害厚生・共済）と同じ基準です．そのため，年金証書により精神障害者保健福祉手帳の申請を行うことができます．精神保健福祉手帳は2年ごとに更新が必要です．

■ 療育手帳

　療育手帳は18歳未満の発達段階において知能指数がおおむね70～75未満程度の者が対象です．18歳未満の脳損傷者で知能指数が基準に該当する場合は療育手帳の対象になる可能性があります．療育手帳は4段階で程度を区分する都道府県が多く，手帳の名称は全国一律ではありません．

Ⓑ 障害者総合支援法

　障害者総合支援法の対象は，身体障害手帳所持児者，精神障害児者（高次脳機能障害や発達障害を含む），知的障害児者，難病児者です．サービス内容は介護，機能訓練・生活訓練，就労支援，補装具，相談支援など幅広い領域を含みます．サービスの実施主体は一部の都道府県事業を除き市区町村です．

　障害者総合支援法には全国一律の基準で提供される「自立支援給付」と市区町村および都道府県が基準を設けて行う「地域生活支援事業」があります（図10-5）．

　高次脳機能障害者が障害者総合支援法の利用申請を行う場合には，精神保健福祉手帳の取得，自立支援医療の申請，高次脳機能障害の診断書を市へ提出するという3つの方法があります．

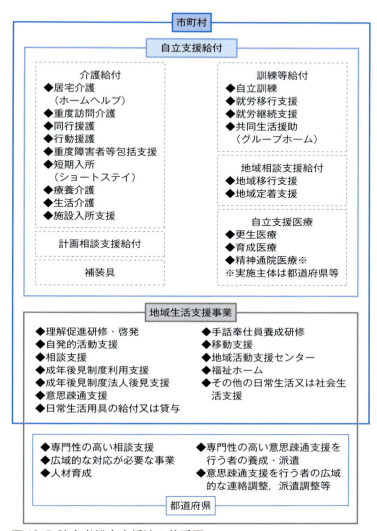

図 10-5 障害者総合支援法の体系図
〔障害福祉サービスかながわ：障害者総合支援法について(http://www.rakuraku.or.jp/shienhi/guide/about/002.htm/#a002)より〕

■自立支援給付

　全国一律の自立支援給付は，介護給付と訓練等給付などからなります．訪問介護や外出時の行動援護，通所の生活介護(デイサービスなど)や施設入所支援などの介護給付を利用する場合には，介護保険の要介護認定の方法に類似した障害支援区分の申請を市区町村に行います．区分認定の後に障害者相談支援事業所などが作成した「サービス等利用計画案」を市区町村に提出して支給決定を受けます．

　訓練等給付は生活訓練や機能訓練，就労移行支援，就労継続支援，グループホームなどです．また，高次脳機能障害に対する通院治療やてんかん治療は自立支援医療(精神通院医療費助成)の対象になる場合があります．

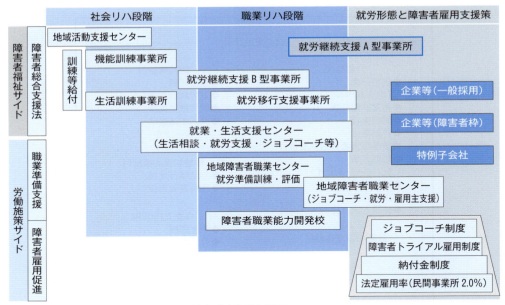

図10-6 復職や新規就労のための就労支援関連機関

■地域生活支援事業

地域生活支援事業には，地域活動支援センターや移動支援，日常生活用具支給などの市区町村が行う事業と，広域的・専門的相談事業や人材育成などの都道府県が行う事業があります．「高次脳機能障害及びその関連障害に対する支援普及事業」は専門性が高い相談支援として都道府県が行う地域生活支援事業です．各都道府県には高次脳機能障害者の支援拠点施設が設置されています．

3 就労関連制度(11章参照，▶p.307)

Ⓐ 障害者福祉による就労支援施策

障害者の就労支援は，障害者福祉行政で実施される施策と，労働行政で実施される施策があります(図10-6)．障害者総合支援法では訓練等給付として就労移行支援や就労継続支援A型・B型があります．

Ⓑ 労働行政による就労支援施策

労働施策の制度では，障害者雇用率制度(法定雇用率)や障害者雇用納付金制度が代表的です．ほかに障害者トライアル雇用制度や，職場内で適応支援などを行う職場適応援助者

(ジョブコーチ)制度などがあります．なお，ジョブコーチは地域障害者職業センター以外に就労移行支援事業所や企業などに配置することができます．

4 介護保険制度

A 対象者

介護保険のサービス対象は，65歳以上(1号被保険者)で介護(支援)を要する者か，40歳以上64歳以下(2号被保険者)で16特定疾病により介護(支援)を要する者です．40歳以上の脳血管疾患による高次脳機能障害者は介護保険の対象です．

B 介護保険サービス

介護保険サービスは要介護・要支援者を対象に20種類以上のサービスがあります．

脳血管疾患による高次脳機能障害者が復職を目指す場合には，障害総合支援法のサービスは支給決定に時間を要する場合があるため，架空事例Bさんのように介護保険サービスを活用して生活リズムを整えるなどの対応を行う場合があります．

なお，2015(平成27)年4月より要支援者の訪問介護と通所介護が介護予防給付から要介護認定が不要である市区町村の地域支援事業に移行されるなどの変更がありました．

5 成年後見制度

A 法定後見制度

成年後見制度には法定後見制度と任意後見制度があり，ここではすでに契約行為や財産管理等を行う上で判断能力が不十分な人の権利を守るための法定後見制度について触れます．高次脳機能障害により積極的に法定後見制度を利用する方や，自動車保険金の受け取り人が本人となるために手続きを行う方もいます．

成年後見制度は家庭裁判所が申請の窓口です．

B 法定後見の3類型

法定後見の程度は，事理を弁識する能力の程度により「後見」「保佐」「補助」に分類されます．「後見」は，判断能力がなく日常の買い物行為が困難な場合などです．「保佐」は，判断能力が著しく低下し日常の買い物程度はできるが一定の財産管理が困難な場合などです．「補助」は，判断能力が不十分で高額な買い物や契約など重要な財産管理を単独で行うことが困難な場合などです．

❸ 後見人の役割

　家庭裁判所は後見類型と後見人，保佐人，補助人の選任を審判します．選任された後見人等は，財産管理を行うことや本人の生活状況への配慮（身上監護），本人の権利の代弁や見守りなどの役割を担います．

［参考文献］
1) 神奈川県高次脳機能障害者地域支援推進検討会議：高次脳機能障害相談支援の手引き．神奈川県リハビリテーション支援センター，神奈川県保健福祉部障害福祉課，2006
2) NPO法人日本外傷友の会（編）：Q&A脳外傷─高次脳機能障害を生きる人と家族のために．第3版，pp 59-121，明石書店，2010
3) 生方克之：高次脳機能障害者に対する社会資源─社会保険制度と障害者福祉制度の活用．MB Med Reha 70：213-221，2006

〔生方克之〕

11 関係諸機関

高次脳機能障害支援拠点施設

1 高次脳機能障害情報・支援センター

　障害者総合支援法の都道府県の地域生活支援事業に基づく「高次脳機能障害及びその関連障害に対する支援普及事業」(以下，支援普及事業)では，国立障害者リハビリテーションセンターが全国の高次脳機能障害情報・支援センターとして位置づけられています．国立障害者リハビリテーションセンターでは支援者養成研修や行政的診断基準や支援の手引きなどの情報を提供しています．

2 高次脳機能障害支援普及事業による支援拠点機関

　支援普及事業により各都道府県には高次脳機能障害支援普及事業の支援拠点機関が設置されています．支援拠点機関は病院，総合リハビリテーションセンター，都道府県設置の精神保健福祉センター，障害者福祉施設など，都道府県によりさまざまです．複数の機関に委託している都道府県もあり，2014(平成26)年時点で全国に約100の支援拠点施設があります．専門的な相談支援，支援者養成研修，障害の啓発，ネットワークづくりなどを行っています．
　全国の支援拠点機関(拠点機関)は国立障害者リハビリテーションセンターのホームページ(http://www.rehab.go.jp/ri/brain_fukyu/kyoten_list.pdf)に掲載されています．
　なお，政令指定都市等では市の単独事業で支援事業を行っている地域があります．

3 高次脳機能障害支援コーディネーター

　拠点施設には高次脳機能障害支援コーディネーター(以下，コーディネーター)が配置されています．職種は社会福祉士や臨床心理士など拠点施設によります．コーディネーターの活動は地域により異なりますが，個別支援，診断・評価や通所資源などにかかわる情報提供，地域の事業所への後方支援，家族支援などの役割を行っています．

障害者福祉関連の機関

1 障害者総合支援法による支援機関

　障害者福祉関連の機関は，主に障害者総合支援法による介護給付（施設入所支援を含む），訓練等給付，相談支援給付などの各サービスに応じて多様な支援機関があります．

　高次脳機能障害者の支援では，年齢，障害認識，状態の変化などから架空事例（10章参照，▶p.293）のように複数の障害者支援機関を活用する場合があります．高次脳機能障害者への適切な支援を提供できる事業所が不足しているため，支援拠点施設などによる資源の開拓や後方支援のための連携が必要です．

2 高次脳機能障害者中心の障害者支援施設

　2015（平成27）年時点で約20の都道府県に高次脳機能障害者を主な利用者としている地域活動支援センター（地域作業所を含む）や就労継続支援B型事業所などがあります．当事者団体が運営している事業所が多く，これら事業所は高次脳機能障害者の支援経験や情報が豊富なために初めて高次脳機能障害者を受け入れる事業所が助言を求めるなど地域内の貴重な資源です．

地域内の相談支援機関

1 地域包括支援センター

　介護保険法で定められた機関であり，社会福祉士，保健師，主任ケアマネジャーが配置されており，高次脳機能障害がある要支援者などの地域内の相談窓口のひとつです

2 居宅介護支援事業所

　ケアプラン作成などのケアマネジメントを行う事業所です．介護保険サービスを利用する高次脳機能障害者の相談支援は，主に居宅介護支援事業所のケアマネジャーが担います．

3
障害者相談支援事業所

　障害者相談支援事業所は障害者総合支援法に基づき原則として身体・知的・精神の3障害を対象者とする相談機関です．障害者相談支援事業所には相談支援専門員が配置され，一般相談や「サービス等利用計画」の作成やサービス調整などを行います．障害者の相談支援体制の整備状況には市区町村により違いがあります．

4
市区町村障害福祉課

　市区町村の障害福祉担当部署には，ケースワーカーが配置されています．市区町村は障害福祉サービスの支給決定などが主な役割になってきていますが，市区町村のケースワーカーが個別の相談支援を行う地域もあります．

5
医療機関（医療ソーシャルワーカー）

　急性期医療や回復期リハ医療を行う病院には通常医療ソーシャルワーカーがおり，高次脳機能障害者や家族がはじめに出会う相談支援者は医療ソーシャルワーカーです．医療ソーシャルワーカーは比較的幅広い制度情報を有しており，傷病発生の早期段階から高次脳機能障害者支援に関する情報資源になります．

就労支援関連機関（▶p.302）

1
地域障害者職業センター

　独立行政法人高齢・障害・求職者雇用支援機構が運営する障害者の就労支援機関である地域障害者職業センターは，全都道府県に設置されています．
　職業相談や就労準備訓練，ジョブコーチ派遣事業，事業主支援などをハローワークと連携して行います．同機構が運営する国立職業リハビリテーションセンターや障害者職業総合センターには高次脳機能障害者を主な対象にした就労支援プログラムがあります．

2
障害者就業・生活支援センター

　障害者が身近な地域で，就業面・生活面双方の一体的な支援を受けられるように障害者

雇用促進法により設置されている就労支援機関です．地域内の企業での実習支援や家庭・職場訪問などを行います．

3 障害者就労支援事業所

障害者総合支援法の就労関連サービスには，就労移行支援事業所，就労継続支援A型・B型事業所があります．就労移行支援事業所は一般就労を目標にした支援を行います．就労継続支援A型事業所は一般事業所への就労が困難な利用者と雇用契約を結び最低賃金を支払う事業所です．就労継続支援B型事業所は工賃の支払いを行い授産的な作業活動を行う事業所です．

4 特例子会社

特例子会社は障害者の雇用の促進および安定を図るため事業主が障害者の雇用に特別に配慮して設立した会社であり，特例子会社で雇用した障害者を親会社の法定雇用率に換算できます．特例子会社に障害者が行いやすい職務を集積して雇用を創出している企業もあります．

5 ハローワーク（公共職業安定所）

ハローワークは職業紹介や失業給付などの役割を担う機関です．ハローワークの職業紹介では障害者の専門相談を担当する職員が配置されています．

当事者団体

高次脳機能障害者の当事者団体は，全国に複数あります．全国的規模の組織としては，NPO法人日本脳外傷友の会があります．各地の脳外傷友の会や高次脳機能障害者関連の当事者団体では，通所事業所の設置やピアサポートなどを行う団体もあり，高次脳機能障害者の貴重な社会資源です．

その他

1 交通事故関連

　日弁連交通事故相談センターでは高次脳機能障害の面接相談を設けている地域があります．ほかにも営利を目的にしない交通事故の相談機関や無料で和解斡旋調整を行う交通事故紛争処理センターなどがあります．

2 法テラス（日本司法支援センター）

　法テラスでは中途障害により債務返済が困難な場合の自己破産や，高次脳機能障害による社会的問題行動などによるトラブル，犯罪被害による受傷など法的な対応が必要な問題への無料法律相談を行います．また，自己破産手続きや裁判費用の準備が難しい者には弁護士・司法書士費用の立替えを行う場合があります．

3 権利擁護関連

Ⓐ 市区町村の社会福祉協議会

　市区町村社会福祉協議会では生活費などの金銭管理に課題がある高次脳機能障害者などに対して，支援員が1週間ごとの生活費を渡すなどの金銭管理などの支援を行う地域福祉権利擁護事業を行っています．

Ⓑ 市町村障害者虐待防止センター・都道府県障害者権利擁護センター

　市町村虐待防止センターは養護者・障害者福祉施設従事者等による障害者虐待の通報・届出の窓口です．都道府県障害者権利擁護センターは企業等の使用者による障害者虐待の通報・届出の窓口です．

[参考文献]
1) 公益社団法人 日本医療社会福祉協会（編）：交通事故被害者の生活支援．―医療ソーシャルワーカーのための基礎知識．pp 90-100，晃洋書房，2012

（生方克之）

「高次脳機能障害」を正しく理解するために

―― 患者様・ご家族様へ ――

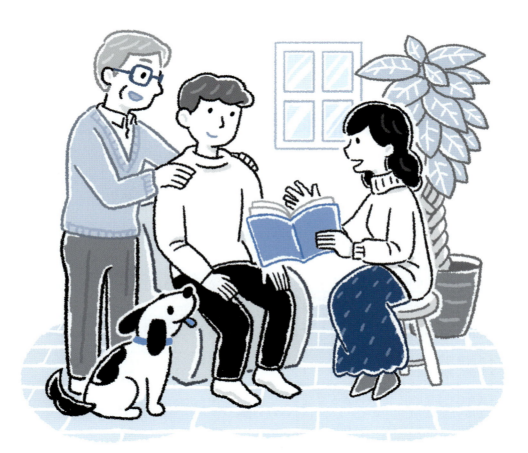

　高次脳機能障害は，病気や交通事故などの様々な原因で脳の一部が損傷を受けた結果，**言語や記憶など知的な機能に障害が起きている状態**で，これにより日常生活に様々な支障が生じるものです．この障害は**外見上は分かりにくく，周囲の理解を得にくい**ため，**ご本人やご家族の負担は大きい**ものとなっています．

　このパンフレットでは，ご本人やご家族にもできるだけ理解しやすいように，高次脳機能障害の特徴をまとめてみました．

高次脳機能障害を引き起こす主な疾患

頭部外傷：硬膜外血腫，硬膜下血腫，脳挫傷，脳内出血，びまん性軸索損傷
脳血管障害：脳内出血，脳梗塞，クモ膜下出血，もやもや病
感 染 症：脳炎，エイズ脳症
自己免疫疾患：全身性エリテマトーデス，神経ベーチェット病
中 毒 疾 患：アルコール中毒，一酸化炭素中毒，薬物中毒
そ の 他：多発性硬化症，正常圧水頭症，ビタミン欠乏症，脳腫瘍，低酸素脳症

- 原因疾患の80％が脳血管障害，次いで頭部外傷が10％といわれています．
- 脳の損傷部位によって，様々な症状や障害が出現します．

高次脳機能障害が疑われるとき

主な症状 → **分類**

- 滑らかにしゃべれない．
- 相手の話を理解できない．
- 字の読み書きができない．

→ 失語症

- 作業にミスが多い．
- 気が散りやすい．

→ 注意障害

- 物の置き場所を忘れる．
- 何度も同じことを話したり質問する．

→ 記憶障害

- 気持ちが沈みがちだ．
- 突然興奮したり，怒り出す．
- 気持ちが動揺する．

→ 行動と感情の障害

- 片側を見落としやすい．
- 片側にあるものにぶつかりやすい．

→ 半側空間無視

- 麻痺した手足がないよう振る舞う．
- 麻痺がないように振る舞う．
- 麻痺がなくても片側の身体を使わない．

→ 半側身体失認

- 行き当たりばったりの行動をする．
- 一つ一つ指示されないと行動できない．
- やる気がない．

→ 遂行機能障害・アパシー

- 道具がうまく使えない．
- 動作がぎこちなく，うまくできない．

→ 失行症

- 自宅でトイレに迷う．
- 近所で道に迷う．

→ 地誌的障害

- 物の形（色）が分からない．
- 人の顔が分からない，見分けられない．

→ 失認症

- 動かない手足を動くと思い込む．
- できないことを気にとめない．

→ 障害の無自覚

高次脳機能障害にみられる特徴的な症状の分類

1　失語症 ―コミュニケーションの困難

　話す，聞く，読む，書くなどの障害です．他の人に意志を伝えたり，他の人が伝えてきたことを理解したりすることが難しくなります．

2　注意障害 ―注意力・集中力の低下

　一つのことに注意を集中したり，多数の中から注意して必要なことを選んだりすることなどが難しくなります．気が散り，疲れやすいため，数分しか課題が行えないこともあります．

3　記憶障害（健忘症候群） ―記憶と学習の困難

　比較的昔の記憶は保たれているのに，新しいことを覚えるのが難しくなります．約束したことを忘れたり，日時を間違えたり，場所が分からなくなり目的地へ着くことができずに迷子になることがあります．日々の暮らしで，覚えておくべきことを忘れてしまうので，生活するのが難しくなります．また，勉学や仕事の上では新しいことを学び，覚えていくことが必要ですが，このようなことも難しくなります．

4　行動と感情の障害

　ちょっとした困難でも著しい不安を示したり，逆に興奮して衝動的になったり，一種のパニックのような状態に陥ってしまうことがあります．反対に，自発性が低下して自分からは動こうとしない状態を示すこともあります．これらの状態が混在していることがあり，状況によっては反対の行動を起こすこともあります．

　また，感情的になり，攻撃的な態度を示す場合があります．記憶力，空間の認識力などが低下した場合は，つじつまを合わせるように話を作るなどの言動も見られます．

　さらに，障害を受け止めきれないで，抑うつ的になり，引きこもってしまうこともあります．

　しばしば無気力にもなります．

5　半側空間無視

　自分が意識して見ている空間の片側（多くの人は左側）を見落とす障害です．今まで見ていた領域の中にある部分を見ようとすると，その部分の半側をもまた見落とします．（図1，2）．具体的には，左半側無視では，食事の際に左側の食べ物を食べ残す，ドアを通ろうとして左側にぶつかる，車椅子や歩いて廊下を移動していてだんだん右側に寄っていくなどの状態が見られます．

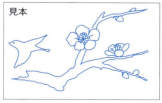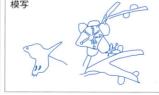

（図1　左半側無視のある人の図の模写）

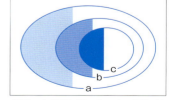

（図2　左半側無視のある人の見え方）

6 半側身体失認（身体の認識の障害）

自分自身の身体像（イメージ）をゆがんだり，身体の一部を自分のものでないように思っていたり，麻痺があるのを認めないなどの症状があります．麻痺側がないように振る舞ったり，麻痺が軽いのに使わないなどの状態も見られます．

7 遂行機能障害（前頭葉障害）・アパシー

生活する上で必要な情報を整理し，計画し，処理していく一連の作業（目標を決める→計画する→手順を考える→実施する→結果を確認する）が難しくなります．その結果，生活上起こる様々な問題を解決していくのが困難になります．しばしば，動作を始めるのが難しかったり，中断するのが難しくなることがあります（遂行機能障害）．

何ごとにも関心がなくなり，自発的な行動や物ごとに打ち込むことがなくなります（アパシー）．

8 失行症（動作と行為の障害）

手足は動かすことはできるのに，意図した動作や指示された動作を行うことができない症状です．具体的には，歯を磨こうとして，歯ブラシをどう扱ったらよいか分からず，歯磨きのチューブを口に持っていく，食事のときにスプーンやフォークをどう扱って食べたらよいか分からないなどの状態です．軽い人は，単に動作が拙劣であったりします．

9 地誌的障害（場所の認識の障害）

地理や場所についての障害です．よく知っている場所で道が分からなくなって迷ったり，自宅の見取り図や，近所の地図が書けないなどの状態が見られます．

10 失認症

視覚についての認知障害では，目は見えているのに，色，物の形，物の用途や名称が分からない，絵を見て全体のまとまりが分からない，よく知っている人の顔を見てだれなのか分からないという症状があります．この場合，手で触れてみたり，音を聞くなどすれば分かります．また，聴覚や触覚についても同じような症状が見られることがあります．

11 障害の無自覚

動かない手足を動くと思い込んだり，話が理解できない，覚えられない，思い出せない，などの症状を自覚せず御本人は気にとめません．指摘されても修正せず，否定したり，言い逃れ（「作話」）することもあります．

なお，これらの症状は，**慣れた環境や作業においては軽減し，疲労してくると増大する**など，時間や状況により著しく変化します．置かれている環境を考え合わせながら，症状をとらえることが必要です．

これまで述べてきた様々な**症状は重複していることが多く**，症状の重なり方によって障害のある人の状態は一人ひとり異なっています．

また，**本人も自分の障害を十分に認識できていない**ことがあるのがこの障害の特徴であり，この点にも理解が必要です．

（東京都福祉保健局医療政策部医療政策課：高次脳機能障害の理解のために．東京都を参考に作成）

欧文索引

¹²³I-MIBG 心筋シンチグラフィー　230

activation 症候群　251
age-associated memory impairment（AAMI）
　　　　　　　　　　　　　　　222
Aggression に対する投薬　256
akinetic mutism　147
Alternating attention　66
amnestic syndrome　95
anosognosia　131，208
anterograde amnesia　95
apathy　144
apraxia　169
Arousal　64
Attention Process Training（APT）　83

behavioral and psychological symptoms of
　dementia（BPSD）　223
Behavioral Assessment for Attentional
　Disturbance（BAAD）　70
Behavioural Inattention Test（BIT）　133
Birmingham Object Recognition Battery
　（BORB）　201
Bisiach の評価法　131，213
Bottom-up アプローチ　136
buccofacial apraxia　170
BZP 系薬剤　255

Catherine Bergego Scale（CBS）　135
CO 中毒　16
confabulation　95
constructional apraxia　171
constructional disorder　171
counterfactual thinking　119
Creutzfeldt-Jakob disease（CJD）　231
CT 検査　26

declarative memory　97
dementia　222
dementia with Lewy bodies（DLB）　231
denial of illness　208
disorientation　95

Divided attention　66
dressing apraxia　171
dressing disorder　171
DSM-5　227
dysexecutive syndrome　144
dysphoria　154

e ZIS　27
episodic memory　97
explicit memory　98
extrapyramidal symptom（EPS）　253

focused attention　64，65
frontotemporal dementia（FTD）　231

hypometria　201

ideational apraxia　170
ideomotor apraxia　170
immediate memory　224
impaired self-awareness　208
impaired self-consciousness　208
implicit memory　98
instrumental activities of daily living（IADL）　18

lack of insight　208
lacunar dementia　230
lacunar state　230
limb apraxia　169
limb-kinetic apraxia　169
long-term memory　96

major neurocognitive disorder　227
Maslow の欲求の階層性　159
memory disorder　95
metamemory　99
mild cognitive impairment（MCI）　222
mild neurocognitive disorder　227
Mini Mental State Examination（MMSE）　225
moral dilemma　118
Moss Attention Rating Scale（MARS）　69
MRI 検査　26
myopia for the future　117

non-verbal or visual memory　98

paramnesia　100
Parkinson disease with dementia(PDD)　230
periodic synchronous discharge(PSD)　232
periventricular hyperintensity(PVH)　230
periventricular lucency(PVL)　230
phasic arousal　64
Pick disease　231
post-stroke depression　122
preference judgment　118
Prism Adaptation(PA)　137
procedural memory　98
process orientated cognitive rehabilitation(POCR)　277
progressive non-fluent aphasia(PA)　231
Promoting Aphasics' Communicative Effectiveness(PACE)　50
prospective memory　99
pseudodementia　234
Psycholinguistic Assessments of Language Processing in Aphasia(PALPA)　49
psychopathy　119

Rating Scale of Attentional Behavior(RSAB)　68
Raven 色彩マトリックス検査　227
reality orientation training(ROT)　233
recent memory　224
remote memory　224
research literacy　3
retrograde amnesia　95
reversal learning　118

Scale for contraversive pushing(SCP)　132
Schuell の訓練法　49

Selection　64
Selective attention　66
semantic dementia　231
semantic memory　97
sensory memory　96
serial 7's　225
short-term memory　96
simple driving simulator(SiDS)　285
somatic marker 仮説　117
SPECT　27
Speed of information processing　64
Strategic control of attention　64
Stroke Impairment Assessment Set(SIAS)　129
Sustained attention　66
syndromes of impaired awareness　208

The Brain Injury Day Treatment Program　276
tonic arousal　64
Top-down アプローチ　136
treatable dementia　231

unawareness　208

vascular dementia　230
verbal memory　98
Visual Action Therapy(VAT)　50
Visual Perception Test for Agnosia(VPTA)　201

WAB 失語症検査　198
Wechsler Adult Intelligence Scale, third edition(WAIS-Ⅲ)　225
Wechsler 記憶検査　79
Wechsler 成人知能検査　199
working memory　97

和文索引　(太字は主要説明箇所を示す)

アゴニスト　247
アパシー　38, 144
　　——と意識障害との鑑別　155
　　——とうつ病との鑑別　154
　　——と認知症との鑑別　154
アマンタジン塩酸塩　260, 262
アモバン®　263
アルツハイマー型認知症　229
アンタゴニスト　247
悪性症候群　253

インデラル®　258, 262
医療ソーシャルワーカー　307
意識障害，アパシーとの鑑別　155
意味記憶　97
意味性認知症　231
一酸化炭素(CO)中毒　16

う
ウェクスラー(Wechsler)記憶検査　79
ウェクスラー成人知能検査　199
ウェルニッケ失語　43
ウェルニッケ脳症　16
うつ
　　——とアパシーとの鑑別　154
　　——と注意障害との鑑別　74
　　——と認知症との鑑別　234
　　——，脳卒中後の　122
　　——に対する投薬　260
運動失語　43

え
エスゾピクロン　263
エピソード記憶　97
塩酸セルトラリン　260
遠隔記憶　96, 224

オセロ症候群　124
オランザピン　263
オレンジクラブ　276
大磯二重課題　79

カルバマゼピン　254, 258

仮性認知症　234
仮名ひろいテスト　79
画像診断　26
介護保険制度　303
回想法　233
回復期リハビリテーション病棟でのプログラム
　　　　　　　　　　　　　　　　236
改訂長谷川式簡易知能評価スケール(HDS-R)
　　　　　　　　　　　　　　　　225
外傷性脳内出血　14
外泊時チェックリスト　237
核医学検査　27
覚醒　64
喚語障害　43
間欠型CO中毒　16
間脳性健忘　99
感覚記憶　96
感覚失語　43
感情失禁に対する投薬　262
簡易運転シミュレーター　285
観念運動失行　36, **170**, 173
観念失行　36, **170**, 173
眼球運動　201

気分安定薬　254
記憶錯誤　100
記憶障害　38, **95**, 223
　　——と遂行機能障害との鑑別　153
　　——の脳画像　31
記銘障害　96, **100**, 102
逆行性健忘　95
逆転学習　118
急性硬膜外血腫　14
急性硬膜下血腫　14
居宅介護支援事業所　306
局所性脳損傷　14
局所性の無自覚　210
近時記憶　96, 224

クエチアピンフマル塩酸　256, 258
クロイツフェルト・ヤコブ病　231
くも膜下出血　13
　　——の脳画像　32

けいれん誘発作用　253
軽度意識障害
　　——と障害の無自覚との鑑別　212

―― と注意障害との鑑別　74
軽度外傷性脳損傷　15
軽度認知障害　222
　―― の診断基準　228
血管性認知症　230
見当識訓練　238
見当識障害　223
健康保険　299
健忘症候群　95, 222
健忘症
　―― と失語症との鑑別　103
　―― と認知症との鑑別　104
顕在性記憶　98
言語性記憶　98
現実見当識訓練法　233

コグニサイズ　233
口部顔面失行　36, **170**, 173
公共職業安定所　308
公的年金　299
向精神薬　247
行動性無視検査　133
行動と感情の障害　36, 116
行動変容アプローチ　86
抗うつ薬　248, 251
抗精神病薬　248, 252
抗不安薬　255
厚生(共済)年金　299
高次脳機能障害　1
　―― の診断　35
　―― のリハビリテーション　38
高次脳機能障害及びその関連障害に対する支援普
　及事業　305
高次脳機能障害学会調査　7
高次脳機能障害支援拠点病院　3
高次脳機能障害支援コーディネーター　305
高次脳機能障害支援モデル事業　1, 6
高次脳機能障害者の生活実態　18
構音障害　46
構成失行(構成障害)　37, **171**, 174, 179-181
興奮に対する投薬　256
国民年金　299

サッケード　201, 202
作動記憶　97
作話　95, 103, 212
酸素欠乏性脳症　16

シェーピング法　180
シナプス　247
シンメトレル®　260
ジェイゾロフト®　260
ジプレキサ®　263
ジョブコーチ制度　303
刺激法　83
肢節運動失行　169, 172
肢節性失行　**169**, 178-181
視覚失語と視覚失認との鑑別　200
視覚失認　37, 196
　―― と視覚失語との鑑別　200
　―― と視野障害との鑑別　200
　―― と視力障害との鑑別　200
　―― と失語症との鑑別　200
視覚消去現象　129
視覚探索の訓練　202
視空間認知検査　129
視野障害と視覚失認との鑑別　200
視力障害と視覚失認との鑑別　200
自己意識の障害　208
自己教示法　86, 158
自己洞察の障害　208
自動車運転　284
自動車運転再開の指針，高次脳機能障害者の　289
自動車保険　298
自立支援給付　300, 301
持続性注意　66
時隔的検索法　107
時間的傾斜　225
失業給付　299
失見当識　95, 100
失語症　42
　―― と健忘症との鑑別　103
　―― と視覚失認との鑑別　200
　―― と失行症との鑑別　175
　―― と障害の無自覚との鑑別　213
　―― の脳画像　29
失認症(視覚失認)　196
　―― の脳画像　31
失行症　169
　―― と失語症との鑑別　175
　―― と半側空間無視との鑑別　175
　―― の脳画像　29
失名詞失語　43
疾病の否認　208
嫉妬妄想　124, 223
社会制度　292

社会福祉協議会　309
若年痴呆実態調査　3
若年脳外傷者への包括的リハビリテーション　275
手段的日常生活活動　18
周期性同期性放電　232
就労継続支援Ａ型・Ｂ型事業所　308
就労支援　265
就労支援施策　302
将来に対する近視眼　117
焦点性注意　65
障害基礎年金　299
障害厚生(共済)年金　299
障害者虐待防止センター　309
障害者権利擁護センター　309
障害者就業・生活支援センター　307
障害者就労支援事業所　308
障害者総合支援法　300
障害者相談支援事業所　307
障害者手帳制度　300
障害の無自覚　37, 208
　──と軽度意識障害との鑑別　212
　──と失語症との鑑別　213
　──と認知症との鑑別　213
衝動性眼球運動　202
情報処理速度　64
職場訪問指導　271
身体障害者手帳　300
神経心理循環　278
進行性非流暢性失語　231
新オレンジプラン　223

スケジュール・ノート　159
遂行機能障害　37, 144
　──と記憶障害との鑑別　153
　──と注意障害との鑑別　153
　──と認知症との鑑別　154
遂行制御　146
睡眠薬　255
錐体外路症状　253

セーフティネット，家族や地域共同体の　244
セレネース®　256
セロクエル®　256, 258
セロトニン症候群　251
せん妄　256
　──，認知症との鑑別　234
正常圧水頭症　67
成年後見制度　303

精神障害者保健福祉手帳　300
精神発育遅滞　222
精神病質　118
宣言記憶　97
潜在性記憶　98
線分二等分試験　129
線分抹消試験　129
選好判断　118
選択性　64
選択性注意　66
全般性の無自覚　211
前向性健忘　95
前頭側頭型認知症　231
前頭葉関連障害　67
前頭葉性健忘　100

ソマティック・マーカー仮説　117
ゾピクロン　263
ゾルピデム酒石酸塩　263
蘇生後脳症の脳画像　34
相貌失認　38
想起障害　96, 101, 102
躁転　251
即時記憶　224
側頭葉性健忘　99

多発性脳梗塞性認知症　230
脱抑制　116
脱抑制症候群　37
炭酸リチウム　255, 258
短期記憶　96

チームアプローチ，回復期リハビリテーション病棟における　236
地域障害者職業センター　307
地域生活支援事業　300, 302
地域包括支援センター　306
地誌的障害　37, 192
　──と認知症との鑑別　193
　──と半側空間無視との鑑別　193
　──の脳画像　31
治療環境　277
着衣失行(着衣障害)　**171**, 174, 179-181
抽象性訓練　158
注意　64
　──の集中性　64
　──の戦略的制御　64

注意コンポーネント　65
注意障害　37, 64
　　―― とうつ病との鑑別　74
　　―― と軽度意識障害との鑑別　74
　　―― と遂行機能障害との鑑別　153
注意制御　146
長期記憶　96
超皮質性感覚失語　43
聴覚的把持力　44

 つ・て

通過症候群　256

テグレトール® 　254, 258
デジレル® 　260
デパケン® 　254, 258
手がかり漸減法　107, 180
手続記憶　98
展望記憶　99
展望記憶障害　101, 103
転換性注意　66
伝導失語　43

 と

トラゾドン塩酸塩　260
トレイルメイキングテスト　77
ドネペジル塩酸塩　232
ドパストン® 　262
ドパミン仮説，統合失調症での　252
東京都高次脳機能障害者実態調査　5, 7
統覚型視覚失認　196, 197
同名半盲　130
洞察の欠如　208
特別児童扶養手当　299
特例子会社　308

 に

日本脳外傷友の会　308
日弁連交通事故相談センター　309
認知症　47, 67, **222**
　　―― とアパシーとの鑑別　154
　　―― とうつ病との鑑別　234
　　―― と健忘症との鑑別　104
　　―― と障害の無自覚との鑑別　213
　　―― と遂行機能障害との鑑別　154
　　―― とせん妄との鑑別　234
　　―― と地誌的障害との鑑別　193
　　―― の診断基準　228
　　―― を伴うパーキンソン病　230
認知障害に対する投薬　263

認知リハビリテーション　82

 の

ノリトレン® 　260
ノルトリプチリン塩酸塩　260
脳アミロイドアンギオパチー　12
脳外傷の脳画像　33
脳画像　30
脳血管障害　11
脳梗塞　11
脳室周囲高信号域　230
脳室周囲低吸収域　230
脳出血　12
脳卒中後うつ病　122
脳損傷　14
脳損傷通院治療プログラム　277
脳動脈瘤　13

 は

ハローワーク（公共職業安定所）　308
ハロペリドール　256
バルプロ酸ナトリウム　254, 258
パーキンソン病　231
パーソナリティ障害　119
パキシル® 　262
パロキセチン塩酸塩水和物　262
破局反応　124
背向的連鎖化法　180
半側空間無視　37, 127
　　――，失行症との鑑別　175
　　――，地誌的障害との鑑別　193
　　―― の脳画像　30
半側身体失認　37, 127
半盲　127

 ひ

ビンスワンガー病　230
ピック病　231
びまん性軸索損傷　14
皮質下出血　12
非言語（視覚）性記憶　98
非流暢性失語　36
被害妄想　223
標準高次視知覚検査　201
標準注意検査法（CAT）　76
病態失認　131, 208
病態無関心　131

 ふ

ブローカ失語　43

プッシャー症候群　132
プリズム適応療法　137
プリズムレンズ　138
プロセス指向型認知リハビリテーション　277
プロプラノロール塩酸塩　258, 262
不快気分　154
部分アゴニスト・アンタゴニスト　248
復唱　225
物質中毒性せん妄　234
物質離脱性せん妄　234
分配性注意　66

ヘルペス脳炎　17
ベンゾジアゼピン系薬剤　255

保持障害　96
包括的リハビリテーション，若年脳外傷者への　275
法定後見制度　303
法テラス　309

マイスリー®　263
マズローの欲求の階層性　159
まだら認知症　230
街並失認　192

道順障害　192
無意識性　208
無誤謬学習法　107, 180
無酸素性脳症　16
無動無言症　147

メタ記憶　99

メタ記憶障害　101, 103

モラルジレンマ　118
物盗られ妄想　223
問題解決訓練　157

薬物療法　**246**, 256, 260

ラクナ梗塞　11
ラクナ状態　230
ラスク研究所　276

リーマス®　255, 258
リサーチ・リテラシー　3
リスパダール®　256, 258
リスペリドン　256, 258
離脱症状　251
流暢性訓練　157
流暢性失語　36
療育手帳　300

ルネスタ®　263

レビー小体型認知症　230
レボトミン®　256
レボドパ　262
レボメプロマジン　256
連合型視覚失認　197, 198

ロゴジェン・モデル　49
労働者災害補償保険制度　298